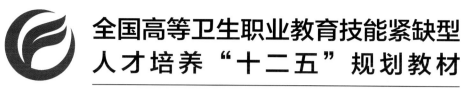

全国高等卫生职业教育技能紧缺型
人才培养"十二五"规划教材

适合护理、助产、临床医学等专业使用

病理学与病理生理学

主　编　方义湖　孙景洲　王江琼
副主编　吴绍新　韩丽华　汪　炜　郭红丽
编　者　(以姓氏笔画为序)
　　　　王江琼　清远职业技术学院
　　　　方义湖　江西医学高等专科学校
　　　　刘　文　安徽中医药高等专科学校
　　　　孙景洲　皖西卫生职业学院
　　　　杨　鑫　辽宁卫生职业技术学院
　　　　吴绍新　荆楚理工学院医学院
　　　　汪　炜　江西医学高等专科学校
　　　　张　磊　皖西卫生职业学院
　　　　张可丽　江西医学高等专科学校
　　　　徐雪冬　清远职业技术学院
　　　　郭红丽　滨州职业学院
　　　　彭发全　江西医学高等专科学校第二附属医院
　　　　韩丽华　铁岭卫生职业学院

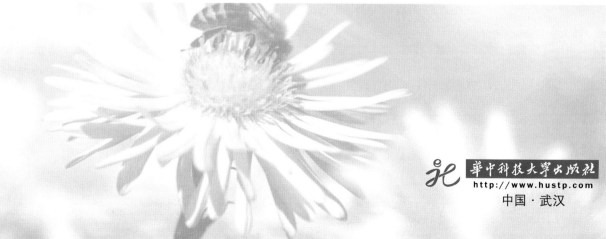

华中科技大学出版社
http://www.hustp.com
中国·武汉

内 容 简 介

本书是全国高等卫生职业教育技能紧缺型人才培养"十二五"规划教材。

本书共分二十章,主要立足于病理学基础理论知识,以常见病、多发病为主要内容,编排合理,内容丰富,图文并茂。文中精心设计了与内容相关的案例,加强了病理学与病理生理学理论知识与临床实践的结合,旨在培养学生分析问题和解决问题的能力。章前设有"学习目标",便于学生课前预习,章后设计了"要点总结和考点提示",对知识点加以归纳和梳理,同时结合章节中的重点和难点设计了"思考题",便于学生进行复习、巩固和提高,为今后临床课程的学习奠定坚实的基础。

本书适合高职高专护理、助产、临床医学等专业学生使用,也可作为临床工作者和相关专业人员的参考书。

图书在版编目(CIP)数据

病理学与病理生理学/方义湖,孙景洲,王江琼主编.—武汉:华中科技大学出版社,2014.5
ISBN 978-7-5680-0136-6

Ⅰ.①病… Ⅱ.①方… ②孙… ③王… Ⅲ.①病理学-高等职业教育-教材 ②病理心理学-高等职业教育-教材
Ⅳ.①R36 ②R395.2

中国版本图书馆 CIP 数据核字(2014)第 100096 号

病理学与病理生理学   方义湖   孙景洲   王江琼   主编

策划编辑:荣 静
责任编辑:程 芳
封面设计:范翠璇
责任校对:马燕红
责任监印:周治超
出版发行:华中科技大学出版社(中国·武汉)
         武昌喻家山   邮编:430074   电话:(027)81321913
录　排:华中科技大学惠友文印中心
印　刷:武汉科源印刷设计有限公司
开　本:880mm×1230mm　1/16
印　张:15
字　数:480 千字
版　次:2019 年 1 月第 1 版第 3 次印刷
定　价:59.80 元

全国高等卫生职业教育技能紧缺型
人才培养"十二五"规划教材编委会

总 序

随着我国经济的持续发展和教育体系、结构的重大调整,职业教育办学思想、培养目标随之发生了重大变化,人们对职业教育的认识也发生了本质性的转变。我国已将发展职业教育作为重要的国家战略之一,高等职业教育成为高等教育的重要组成部分。作为高等职业教育重要组成部分的高等卫生职业教育也取得了长足的发展,为国家输送了大批高素质技能型、应用型医疗卫生人才。

我国的护理教育有着百余年的历史,积累了丰富的经验,为培养护理人才做出了历史性的贡献,但在当今的新形势下也暴露出一些问题,急需符合中国国情又具有先进水平的护理人才体系。为了更好地服务于医学职业教育,《"十二五"期间深化医药卫生体制改革规划暨实施方案》中强调:加大护士、养老护理员、药师、儿科医师,以及精神卫生、院前急救、卫生应急、卫生监督、医院和医保管理人员等急需紧缺专门人才和高层次人才的培养。护理专业被教育部、卫生部等六部委列入国家紧缺人才专业,予以重点扶持。根据卫生部的统计,到 2015 年我国的护士数量将增加到 232.3 万人,平均年净增加 11.5 万人,这为护理专业的毕业生提供了广阔的就业空间,也对卫生职业教育如何进行高素质技能型护理人才的培养提出了新的要求。

为了顺应高等卫生职业教育教学改革的新形势和新要求,在认真、细致调研的基础上,在全国卫生职业教育教学指导委员会副主任委员文历阳教授及沈彬教授等专家的指导下,在部分示范院校的引领下,我们组织了全国 20 多所高等卫生职业院校的 200 多位老师编写了符合各院校教学特色的全国高等卫生职业教育技能紧缺型人才培养"十二五"规划教材,并得到参编院校的大力支持。

本套教材充分体现新一轮教学计划的特色,强调以就业为导向,以能力为本位,紧密围绕现代护理岗位人才培养目标,根据整体性、综合性原则,根据护理专业的特点将原有的课程进行有机重组,使之成为具有 21 世纪职业技术人才培养特色,并与护理专业相适应的课程体系。本套教材着重突出以下特点。

1. 突出技能,引导就业 以就业为导向,注重实用性,核心课程围绕技能紧缺型人才的培养目标,设计"基本执业能力+特色特长"的人才培养模式。构建以护理技术应用能力为主线、相对独立的实践教学体系。

2. 紧扣大纲,直通护考 紧扣教育部制定的高等卫生职业教育教学大纲和护士执业资格考试大纲,按照我国现行护理操作技术规范,辅以系统流程图、必要的解剖图谱和关键操作要点。

3. 创新模式,理念先进 创新教材编写体例和内容编写模式,参照职业资格标准,体现"工学结合"特色。教材的编写突出课程的综合性,淡化学科界限,同时结合各学科特点,适当增加人文科学相关知识,强化专业与人文科学的有机融合。

教材是体现教学内容和教学方法的知识载体,是把教学理念、宗旨等转化为具体教学现实的媒介,是实现专业培养目标和培养模式的重要工具,也是教学改革成果的结晶。本套教材在编写安排上,坚持以"必需、够用"为度,坚持体现教材的思想性、科学性、先进性、启发性和适用性原则,坚持以培养技术应用能力为主线设计教材的结构和内容。在医学基础课程的设置中,重视专业岗位对相关知识、技能的需求,淡化传统的学科体系,以多学科的综合为主,强调整体性和综合性,对不同学科的相关内容进行了融合与精简,使医学基础课程真正成为专业课程学习的先导。在专业课程的设置中,以培养解决临床问题的思路与技能为重点,教学内容力求体现先进性和前瞻性,并充分反映专业领域的新知识、新技术、新方法。在文字的表达上,避免教材的学术著作化倾向,注重循序渐进、深入浅出、图文并茂,以利于学生的学习和发展,使之既与我国的国情相适应,又逐步与国际医学教育相接轨。我们衷心希望这套教材能在相关课程的教学中发挥积极作用,并深受读者的喜爱。我们也相信这套教材在使用过程中,通过教学实践的检验和实际问题的解决,能不断得到改进、完善和提高。

全国高等卫生职业教育技能紧缺型人才培养

"十二五"规划教材编写委员会

前 言

本教材是全国高等卫生职业教育技能紧缺型人才培养"十二五"规划教材。本教材围绕技能紧缺型人才的培养目标,以教育部制定的高等职业教育的教学计划和教学大纲为依据,树立以全面素质教育为基础,以能力为本位的指导思想,结合临床,精选案例,突出教材的实用性、科学性。

本教材共分二十章,主要立足于病理学与病理生理学基础理论知识,以常见病、多发病为主要内容,编排合理,内容丰富,图文并茂,精心设计了与相关教学内容吻合的临床案例,以精选临床案例为重点将病理学与病理生理学知识进行拓展,加强理论知识与临床实践的结合,锻炼和培养学生的分析问题、解决问题的能力。章前设有"学习目标",便于学生课前预习,章后设计了"要点总结和考点提示",对知识点加以归纳和梳理,同时结合章节中的重点和难点设计了"思考题",便于学生课后复习、巩固和提高,利于培养学生的统筹、概括、总结、思维能力,从而通过病理学与病理生理学课程的学习,为今后临床课程的学习奠定坚实的基础。

在本教材的编写过程中,得到了华中科技大学出版社的鼎力相助和各参编兄弟院校的大力支持,在此表示衷心的感谢!本书的全体编写人员均是各医学院校长期从事病理学教学、科研、临床和病理尸检工作的一线教师和医师,他们在时间紧、任务重、压力大的情况下克服重重困难完成了本教材的编写,在此表示由衷的谢意!由于水平和能力有限,加之时间仓促,本教材不妥之处在所难免,敬请读者予以批评指正。

主　编

目 录

绪　　论

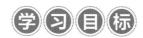

1. 掌握病理学的概念。
2. 熟悉病理学的研究方法。
3. 了解病理学的任务、作用、内容和历史。

一、病理学的任务

病理学(pathology)是研究疾病的病因、发病机制、形态结构、功能和代谢等方面的改变,揭示疾病的发生、发展规律,从而阐明疾病本质的医学科学。病理学既是医学基础学科,又是一门实践性很强的具有临床性质的学科。学习病理学的目的是认识和掌握疾病本质和发生、发展的规律,为疾病的诊治和预防提供理论基础。

病理学的主要任务是研究和阐明病因,疾病发生、发展过程中的一般规律和共同机制,病理变化(在疾病发生、发展过程中,机体的功能、代谢和形态结构变化),临床病理联系,疾病的转归和结局等。

二、病理学在医学中的作用

病理学在医学中,特别是在医学教育、临床医学和医学研究中具有重要作用。

(一)在医学教育中的作用

病理学在医学教育中占有极其重要的地位。在现代医学教育中,病理学属于主干课程,是基础医学和临床医学之间的桥梁学科,起着承上启下的作用。它是在人体解剖学、组织胚胎学、细胞生物学、生理学和生物化学等基础上,讲述疾病状态下机体形态结构、机能及代谢的变化规律和特点。病理学将要阐述疾病状态下的形态结构、机能代谢的改变,这些改变与临床上出现的症状、体征之间的关系,疾病的诊断、转归和结局这些临床医学中的种种问题。为进一步学习临床医学知识奠定基础。

(二)在医学实践中的作用

在医学实践工作中,病理学可通过尸体解剖检查(autopsy)、活体组织检查(biopsy)和细胞学检查(cytology)对疾病做出最后诊断,是判断疾病种类、性质、进展状态及治疗效果等的重要证据,回答临床医生不能做出的确切诊断和死亡原因等问题,国外将病理医生称为"doctor's doctor"。当然,病理诊断也不是万通的,与其他学科一样,有其固有的主观和客观的局限性。

(三)在医学研究中的作用

在医学科学研究方面,病理学提供重要的支撑点。在疾病的临床研究和动物模型研究中需要以正确的病理学诊断为基础,病理检查所收集的数据、标本、图片等是疾病临床研究的重要资料。

三、病理学的教学内容

病理学包括病理解剖学和病理生理学两部分。前者是从形态和结构的角度阐述疾病的本质,后者则是从功能和代谢的层面揭示疾病的本质。两者均分为总论和各论两部分。总论是阐述疾病共同的基本病变、发生和发展规律,即基本病理过程,如炎症、肿瘤等。各论是分系统具体阐述各种疾病的特殊性。例如:肺炎和肝炎,虽然都是炎症,但除所发生的器官不一样外,其病因、发病机制、病变特点、转归和临床表现以及防治措施都有所不同。总论的普遍规律,有利于对各论具体疾病的理解,而各论具体疾病的特殊性,又加深了对总论普遍规律的认识。要学好病理学,必须总论与各论相结合、理论与观察标本相结合、病理改变与临床表现相结合,掌握疾病的特殊与一般、局部与整体、镜下与大体、结构与机能的辩证关系。

四、病理学的研究对象

(一)人体病理学研究对象

1. 尸体解剖检查 简称尸检(autopsy),是病理学基本研究方法之一。其目的在于:①确定诊断、查明死因,协助临床医生总结在诊断和治疗过程中的经验和教训,有利于提高医疗质量和诊治水平;②接受和完成有关医疗事故鉴定,明确责任;③及时发现和确诊某些传染病、地方病和新发生的疾病,为防疫部门采取防治措施提供依据;④积累各种疾病的人体病理材料,作为深入研究和防治这些疾病的基础;⑤收集各种疾病的病理标本,供医学和病理学教学使用。

2. 活体组织检查 简称活检(biopsy),是指从患者病变处获取病变组织进行病理诊断的方法,即用钳取、穿刺、局部切取或治疗性手术摘除器官、组织等。目的在于:①及时、准确做出诊断,指导治疗,估计预后;②必要时,可在手术进行中作冷冻切片快速诊断,为术者选择术式提供依据;③定期活检可动态了解病变的发展和判断疗效;④采用新方法对疾病进行更深入的研究。因此,活检是目前诊断疾病广为采用的方法,特别是对肿瘤良、恶性的鉴别具有十分重要的意义。但活检病理学诊断的准确性受到取材的准确性和可行性的限制。

3. 细胞学(cytology)检查 细胞学检查是通过采集病变处的细胞,经涂片、染色后进行诊断。细胞的来源可以是运用各种采集器在病变部位直接采集的脱落的细胞,可以是自然分泌物、体液及排泄物中的细胞,也可以通过内窥镜或刷检或刮检取得的细胞,也可用细针直接穿刺病变部位采集细胞(细针穿刺细胞)。细胞学检查除用于患者外,还可用于健康普查。此外,细胞学检查可用于对激素水平的测定(如阴道脱落细胞涂片)。优点是方法简单、患者痛苦小,可重复;适合大样本人群普查;为细胞培养和 DNA 提取等提供标本。缺点是没有组织结构,最后确定是否为恶性病变尚需进一步做活检证实;细胞分散且常有变性,可能会出现假阴性结果。

(二)实验病理学研究对象

1. 动物实验 运用动物实验(animal experiment)的方法,在动物体内复制出某些人类疾病的模型。通过疾病复制过程可以研究疾病的病因学、发病学、病理学改变及疾病的转归。其优点在于可根据需要,进行任何方式的观察研究。可进行一些不能用于人体的研究,如致癌剂的致癌作用和癌变过程的研究及某些生物因子的致病作用等,这种方法可弥补人体病理学研究的不足。但是,动物和人体之间存在物种上的差异,不能把动物实验结果直接套用于人体,仅可用为研究人体疾病的参考。

2. 组织和细胞培养 组织和细胞培养是指从人体或动物体内采取的组织或细胞用适宜的培养基在体外培养(culture)。可研究在各种因子作用下细胞、细胞病变的发生和发展。例如在致癌因素的作用下,细胞如何发生恶性转化,发生哪些分子生物学和细胞遗传学改变,在不同因素作用下能否阻断恶性转化的发生或使其逆转,免疫因子、射线和抗癌药物等对细胞生长的影响等,这些都是对肿瘤研究十分重要的课题。这种研究方法的优点是周期短、见效快、体外因素单纯,而且容易控制,可以避免体内复杂因素的干扰。缺点是孤立的体外环境与复杂的体内环境有很大的差别,故不能将体外研究结果与体内过程简单地等同看待。

五、病理学的研究和观察方法

病理学的研究方法包括尸检、活检、细胞学检查、动物实验及组织和细胞培养等方法,也包括了病理学常用新技术。肉眼和光镜的形态学观察是病理学的传统观察方法,也是病理学基本的观察方法。尽管近年来病理学的新技术快速发展,可以从更加微观的水平研究疾病的本质,但尚不能代替大体和镜下的观察和研究,只有相互结合、综合分析,才能得出更切合实际的结论。

(一)大体观察

大体观察也称肉眼观察。主要是用肉眼或辅之以放大镜、尺、秤等工具,对大体标本及其病变性状(大小、形状、重量、色泽、质地、界限、表面和切面状态、位于器官什么部位及其与周围组织的器官的关系等)进行细致的剖检、观察、测量、取材和记录。

实质性器官的检查顺序是自外向内逐一进行,即被膜→实质→腔道及血管→其他附属装置等。而空腔器官的检查顺序常常是自内向外逐一进行。

(二)组织学和细胞学观察

取病变组织制成切片或细胞学涂片,染色,用光学显微镜观察,通过分析、综合病变特点,可做出疾病的病理诊断。组织切片最常用的苏木素伊红染色(HE 染色)法是迄今为止最常用的基本方法。如仍不能做出诊断,需要辅以特殊染色和新技术。在观察组织切片时,常先以肉眼观察切片上的组织密度、颜色等是否一致,然后用低倍镜全面观察,从而判断是何器官或组织,是否有包膜,病变位于何处,病变的大致性质以及与周围组织的关系等。进一步观察细胞的形态特点可换为高倍镜。

(三)组织化学和细胞化学观察

一般称为特殊染色。应用某些能与组织或细胞内化学成分进行特异性结合的显色试剂,显示组织细胞内某些化学成分(如蛋白质、酶类、核酸、糖原、脂肪等)的变化。如用 PAS 染色法显示细胞内糖原的变化,用苏丹Ⅲ染色法显示脂肪或细胞内脂肪滴等。

(四)临床观察

在不损害人体健康的前提下,通过周密细致的临床观察以及实验室检查,研究疾病的功能和代谢变化,能够为揭示疾病发生、发展规律提供直接的证据。

(五)其他方法

免疫组织(细胞)化学技术、电子显微镜技术、核酸杂交技术、原位杂交、PCR 技术、显微切割技术、激光共聚焦显微技术、流式细胞技术、FISH 技术、生物芯片技术、图像分析技术等均可应用于病理学研究。

六、病理学的发展历史

病理学是一门古老的学科,早在古希腊时期,现代医学之父 Hippocrates 就创立了体液病理学(humoral pathology),历经 2000 多年。直到 1761 年,意大利医学家 Morgagni 通过尸体解剖,详细记录了病变器官的肉眼变化之后,认为不同的疾病是由相应器官的形态改变引起的,建立了器官病理学(organ pathology)。19 世纪中叶,由于显微镜的发明,人们能够观察细胞的结构。在 1854 年,德国病理学家 Vichow 创立了细胞病理学(cellular pathology),细胞病理学的理论和技术对医学科学的发展产生了巨大影响,做出了划时代的贡献。20 世纪 60 年代,电子显微镜技术的建立,使病理形态学研究深入到亚细胞水平,建立了超微结构病理学(ultrastructural pathology)。近 50 年来,由于科学的进步,新的研究技术方法的不断问世,以及一些新兴学科和边缘学科的快速发展、互相渗透,病理学出现了一些新的分支,如免疫病理学(immunopathology)、分子病理学(molecular pathology)、遗传病理学(genetic pathology)和定量病理学(quantitative pathology)。这标志着病理学研究进入了一个形态结构(器官、组织、细胞、亚细胞)与机能和代谢(蛋白质、基因等)相结合的崭新历史时期。使得对疾病的研究从器官、组织、细胞和亚细胞水平深入到分子水平;并使形态学观察结果从定位、定性走向定量,更具客观性、可重复性和可比性。不仅如此,对疾病的观察和研究也从个体向群体和社会发展,并且与环境结合,出现了地理病理学、社会病理学等新分支。随着人类基因组计划的完成,从分子水平和基因水平认识疾病已成为可能,这些发展大大加深了对疾病本质的认识,同时也为许多疾病的防治带来了光明的前景。

我国战国及秦汉时期的《黄帝内经》,隋唐时代的《诸病源候论》对疾病进行了描述和比较深入的探讨,南宋时期的《洗冤集录》详细记述了尸体解剖检验、伤痕病变和中毒鉴定,提出了一整套祖国医学理论,充分反映了祖国医学在病理学发展中的贡献。我国现代病理学始建于 20 世纪初,一大批病理学的先驱者和老一辈病理学家呕心沥血、艰苦创业,为我国病理学的建立和发展做出了巨大贡献。今天,我们新一代的医学学生们,要以老一辈病理工作者为榜样,奋发学习,努力创新,与时俱进,为医学事业的发展和人类的健康做出应有的贡献。

要点总结与考点提示

1.病理学的概念。

2.病理学的研究对象和方法。

思考题

1.病理学的主要任务有哪些?

2.病理学的主要研究方法有哪些?

3.何为活检?与细胞学检查有何不同?

（方义湖）

第一章 疾病概论

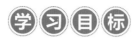

1. 掌握健康和疾病的概念。
2. 掌握脑死亡的概念和判定标准。
3. 熟悉疾病发生的原因和条件。
4. 了解疾病发生的规律与转归。

第一节 健康与疾病的概念

一、健康

世界卫生组织(WHO)指出:健康不仅是没有疾病和病痛,而且是躯体上、精神上和社会适应能力处于完好状态。换而言之,健康的人不仅是身体健康,心理也要健康,而且对社会具有良好的适应能力,能进行有效地活动和工作。长期以来,人们认为"不生病"就是健康,显然这种观点是不全面的。

二、疾病

疾病是指机体在一定的病因作用下,因机体自稳调节紊乱而发生的异常生命活动过程。疾病的发生常可引起体内生理功能、代谢和形态的改变,临床上患者有各种表现,也就是医学上所说的症状和体征。

 知识链接

亚健康状态

亚健康状态是介于健康和疾病之间的一种中间状态。该概念由前苏联学者布赫曼提出,后来由许多学者研究证实,也是近年来医学研究的热点之一。它既可发展成为各种疾病,也可以恢复到健康状态,这主要取决于机体与环境之间的作用。

亚健康形成原因有遗传因素的影响、环境污染致人体质下降、紧张的生活节奏、心理压力过大、不良的生活习惯、工作和生活过度疲劳、久病大病或手术后。

亚健康状态的表现错综复杂,可有下述多种表现形式:①躯体性亚健康状态,主要表现为疲乏无力,精神不振;②心理性亚健康状态,主要表现为焦虑、烦躁、易怒、睡眠不佳等,这些问题的持续存在可诱发心血管疾病及肿瘤的发生;③人际交往性亚健康状态,主要表现为与社会成员的关系不稳定,心理距离变大,产生被社会抛弃和遗忘的孤独感。

第二节　疾病发生的原因

疾病发生的原因称为致病因素,简称病因,是指作用于机体引起疾病并决定该疾病特征的因素。引起疾病的因素很多,大致可分为以下几类。

一、生物因素

生物因素是最常见的致病因素。主要包括病原微生物(如细菌、病毒、真菌、支原体、立克次体、螺旋体)和寄生虫。病原体侵入机体后是否致病,主要取决于其数量、侵袭力、毒力以及机体的免疫状态。

二、物理因素

物理因素主要有机械性创伤、高温、低温、电流、电离辐射、噪声、气压等。是否致病主要取决于其作用强度、部位、持续时间等,与机体的反应性关系不大。

三、化学因素

化学因素主要包括无机毒物(如强酸、强碱、一氧化碳等)、有机毒物(如甲醇、四氯化碳等)、生物性毒物(如蛇毒、蜂毒等)。这类因素对机体的组织、器官有一定的选择性毒性作用,如四氯化碳主要损害肝,强酸、强碱引起接触部位组织变性、坏死和炎症等。

四、营养因素

营养缺乏和营养过剩都可以引起疾病,如蛋白质缺乏可以引起营养不良、缺碘可以引起甲状腺肿、钙缺乏可以引起佝偻病等;长期过量摄入高热量、高脂肪等物质可引起肥胖症、高脂血症和动脉粥样硬化等。

五、遗传因素

遗传因素引起疾病主要表现有两个方面。①遗传性疾病:即通过基因的突变或染色体畸变直接引起子代发生的疾病,如血友病、先天愚型、白化病等;②遗传易感性:即某些家庭成员由于遗传上的缺陷,具有易患某些疾病的倾向,如原发性高血压、糖尿病、精神分裂症等。

六、先天因素

先天因素是指能够影响胎儿发育的有害因素。由先天性因素引起的疾病称为先天性疾病,如妇女在怀孕早期患风疹,风疹病毒可损害胎儿而引起先天性心脏病。某些药物、X射线亦可引起胎儿的先天性损害等。

七、免疫因素

某些机体的免疫系统对一些抗原刺激发生异常反应,导致组织、细胞的功能损害和功能障碍,可见于以下疾病。①变态反应性疾病:如支气管哮喘、荨麻疹、使用青霉素引起的过敏休克等;②自身免疫性疾病:如全身性系统性红斑狼疮,类风湿性关节炎等;③免疫功能低下或免疫缺陷病:如肿瘤、感染及艾滋病等。

八、社会、心理因素

随着医学模式的转变,社会、心理因素在疾病发生、发展中的作用日益得到重视。例如应激性疾病、变态人格、心身疾病的发生就与心理、社会因素密切相关。心理因素与某些疾病的发生、发展和转归有密切的关系,长期不良心理状态(紧张、焦虑、悲伤)可引起人体的多种功能失调,引发心身疾病(偏头痛、高血压、神经官能症等)。社会因素包括社会、环境、生活、劳动和卫生条件等,对人类的健康和疾病的发生有着不可忽视的影响。

综上所述,疾病发生的原因是多种多样的,可以由一种病因引起,也可以由多种病因同时作用或先后作用。没有病因不可能发生相关的疾病。然而,目前还有不少疾病的病因不甚明了,随着医学科学的发展,这些疾病的病因终将得以探明。

 知识链接

疾病发生的条件和诱因

疾病发生的条件是指能影响(促进或减缓)疾病发生的某种机体状态或自然环境。条件对于疾病并不是必不可少的,但它的存在可影响病因对机体的作用。如结核杆菌是结核病的病因,但并非与结核杆菌有接触者都患结核病,只有在营养不良、抵抗力下降等条件存在的情况下,才会促进结核病的发生、发展。需要强调的是,同一因素对某一疾病的发生、发展来说是条件,而对另一种疾病却是原因,例如寒冷是冻伤的原因,但也是感冒、肺炎等疾病发生的条件。因此,原因和条件是相对于某一特定疾病而言,实际工作中,应当根据疾病的具体情况加以分析和区别对待。

诱因是指能加强病因作用而促进疾病发生、发展的因素,如昏迷患者容易吸入带菌分泌物而诱发肺炎;肝硬化食管静脉曲张破裂,使血氨突然升高而诱发肝性脑病等。

第三节 疾病发展过程中的共同规律

不同的疾病,在其发展过程中既有其本身的特点,又有共同的一般规律。主要体现在以下三个方面。

一、疾病时稳态的紊乱

正常状态下,机体内环境是通过自稳调节机制来维持各系统功能和代谢活动的相对稳定状态,称为稳态。疾病时,由于致病因素对机体的损害作用,使稳态调节的某一些方面发生紊乱,引起相应的功能障碍,进一步通过连锁反应,使稳态调节的其他方面相继发生紊乱,从而引起更为严重的生命活动障碍。例如,某些原因所致的胰岛素分泌不足,使血糖升高,可引起糖尿病,出现糖代谢紊乱。进一步发展,又可导致脂肪代谢、蛋白质代谢及水、电解质代谢紊乱等。

二、疾病过程中的因果转化

因果转化是指疾病过程中,原始致病因素(因)作用于机体后产生一定的损伤性变化(果),在一定条件影响下,这些损伤性变化又可以作为发病原因再引起一些新的变化。如此原因与结果间互相转化,相互交替,推动疾病的发展。如不及时有效地加以阻断,病情就会进一步恶化,形成恶性循环。

三、疾病过程中的损伤与抗损伤

致病因素作用于机体,可引起细胞、组织损伤,同时机体通过各种防御、代偿机制对抗致病因素所引起的损伤。损伤与抗损伤自始至终贯穿于疾病过程中,两者的强弱决定着疾病的发展。当损伤占优势时,则病情恶化,甚至死亡;而抗损伤占优势时,则病情好转,直至痊愈。应注意的是损伤与抗损伤也可互相转化。例如,休克早期小动脉、微动脉收缩有助于动脉压维持,保证心、脑等重要生命器官的血液供应等,具有抗损伤意义;但血管收缩时间过长,则引起组织缺血、缺氧等损伤性变化。因此,在临床工作中,应正确区别疾病过程中的损伤与抗损伤变化,尽力排除或减轻损伤性变化,保护和增强抗损伤反应,促使病情好转。

第四节 疾病的经过和转归

一、疾病的经过

任何疾病都有一个发展过程,疾病的经过一般可分为四期,即潜伏期、前驱期、症状明显期和转归期。

1.潜伏期 潜伏期是指从致病因素作用于机体到出现最初症状前的一段时期。不同疾病潜伏期长短不一,可数天、数月甚至更长。通常传染病的潜伏期比较明显,但有些疾病没有潜伏期,如创伤等。正确认识疾病的潜伏期对传染病的预防具有重要的意义。

2.前驱期 前驱期是指最初症状出现到典型症状出现之前的一段时期,此期主要出现一些非特异性症状,如全身不适、食欲不振、乏力、低热等临床表现。前驱期时及时就诊,有利于疾病的早期诊断和早期治疗,使致病因素受到控制,疾病不再发展,否则,疾病就进一步发展。

3.症状明显期 症状明显期是指疾病典型症状出现的时期。临床上可根据这个时期的特殊症状和体征做出疾病的诊断,及时治疗和护理。

4.转归期 转归期是指疾病过程的发展趋向和结局,也是疾病的最后阶段。不同或相同疾病都可有相同或不同的转归。主要取决于致病因素作用于机体后发生的损伤与抗损伤反应以及是否正确、及时、有效的治疗。

二、疾病的转归

(一)康复

康复可分为完全康复和不完全康复,见表 2-1。

表 2-1 完全康复和不完全康复的比较

	完 全 康 复	不 完 全 康 复
致病因素	消除	控制
功能代谢障碍	完全消失	未完全恢复,通过代偿维持相对正常生命活动
形态结构损伤	完全消失	留下病理状态
劳动力、适应能力	完全恢复	不完全恢复

(二)死亡

死亡是指个体生命活动的终止,是生命的必然规律。医学上将死亡分为生理性死亡和病理性死亡两种。前者是由于机体各器官的自然老化所致,又称老死,但极为罕见,绝大多数属于病理性死亡。

1.死亡过程 长期以来,一直把心跳、呼吸的永久性停止作为死亡的标志。传统的死亡概念认为死亡是一个渐进的发展过程。可分为三个阶段,即濒死期、临床死亡期、生物学死亡期。

(1)濒死期:又称临终状态,本期的重要特点是脑干以上的神经中枢处于深度抑制,而脑干以下的功能犹存,但由于失去上位中枢的控制而处于紊乱状态。主要表现为意识模糊或丧失,反应迟钝或减弱,呼吸和循环功能进行性下降等。

(2)临床死亡期:本期主要特点是延髓处于深度抑制和功能丧失状态,表现为各种反射消失,呼吸和心跳停止,但是组织、器官仍在进行着微弱的代谢活动,如能采取紧急抢救措施,有可能复苏成功。

(3)生物学死亡期:本期是死亡过程的最后阶段。机体各重要器官的新陈代谢相继停止,并发生不可逆的功能和形态改变,机体变为尸体。尸体相继出现尸冷、尸僵、尸斑,最后尸体腐败分解。

2.脑死亡 脑死亡是指全脑功能不可逆的永久性丧失以及机体作为一个整体功能的永久停止。判断脑死亡的标准如下:自主呼吸停止;不可逆性深昏迷;脑神经反射消失,瞳孔散大或固定;脑电波消失;脑血液循环完全停止。

　　脑死亡概念的提出在理论上和临床上都具有重要意义,有助于判断死亡的时间和确定终止复苏抢救的界线。脑死亡后患者借助于人工呼吸等措施,在一定时间内仍可维持血液循环,是器官移植的良好供体。因此,脑死亡作为死亡的标准是社会发展的需要,也是对死者的尊重,但宣告脑死亡一定要慎重。

要点总结与考点提示

1.健康和疾病的概念。
2.脑死亡的概念和判定标准

思考题

1.名词解释:健康、疾病、脑死亡。
2.简述常见的致病因素。
3.试述脑死亡的意义。

(孙景洲)

第二章

细胞和组织的适应、损伤与修复

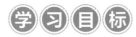

学习目标

1. 掌握适应、化生、萎缩、变性、再生、肉芽组织、机化、溃疡的概念。
2. 熟悉肥大、增生的概念和分类，了解肥大和增生的区别与联系。
3. 掌握各种变性的形态特点及坏死的类型和结局。
4. 掌握肉芽组织的形态特点、功能和影响再生修复的因素。
5. 熟悉坏死与凋亡的概念、形态特点及区别。

机体内的细胞和组织不断地接受体内外各种环境因素的刺激，并通过自身的反应和调节机制对刺激作出形态、功能及代谢的反应性调整和适应，从而维持细胞和组织的正常功能乃至整个机体的生存。若上述刺激超过了细胞和组织的耐受与适应能力，可引起细胞、组织的损伤。细胞的轻度损伤大部分是可逆的，严重者可导致不可逆性损伤，最终引起细胞死亡。正常细胞、适应细胞、可逆性损伤细胞和不可逆性损伤细胞呈代谢、功能和结构上的连续性变化过程（图2-1）。一种具体的刺激引起的是适应还是可逆性损伤或不可逆性损伤，不仅由刺激的性质和强度决定，还与细胞本身的易感性、血供、营养及以往的状态等有关。适应性变化与损伤性变化是大多数疾病发生、发展过程中的基础性病理变化。

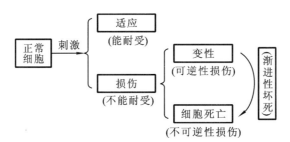

图 2-1 正常细胞、适应细胞与损伤细胞间的关系

第一节 组织和细胞的适应

适应（adaptation）是指细胞和由其构成的组织、器官对于各种有害因子的刺激作用而产生的非损伤性应答反应。其在形态学上主要表现为萎缩、肥大、增生和化生。

一、萎缩

已发育正常的实质细胞、组织或器官的体积缩小称为萎缩（atrophy）。组织与器官的萎缩除了其自身实质细胞体积缩小外，往往伴有实质细胞数量的减少。它是细胞、组织或器官维持在较低代谢水平上的表现。萎缩和发育不全及未发育不同，后两者是未曾发育到正常大小的状态而致体积小于正常。

萎缩可分为生理性萎缩和病理性萎缩。青春期胸腺的变小和更年期后卵巢、子宫的变化、老年人的各器官萎缩等，都是生理性萎缩。常见的病理性萎缩按其发生原因可分为以下几种类型。

（一）营养不良性萎缩

营养不良性萎缩可因蛋白质摄入不足、消耗过多和血液供应不足引起，如慢性消耗性疾病的全身肌肉萎缩和动脉粥样硬化引起的心、脑、肾等器官的萎缩。

（二）废用性萎缩

废用性萎缩是因组织、器官长期功能和代谢低下所致，如久病卧床患者由于四肢肌肉长期不活动导致的肌肉萎缩。

（三）去神经性萎缩

去神经性萎缩是因神经损伤使组织、细胞的神经营养调节功能障碍，代谢降低而发生的萎缩。如脊髓灰质炎患者的脊髓前角运动神经元受损，它所支配的肌肉发生萎缩。

（四）压迫性萎缩

压迫性萎缩是因组织、器官长期受压所致，如输尿管阻塞时引起的肾盂积水压迫肾实质所致的肾萎缩（图 2-2）。引起压迫性萎缩的压力不需要太大，关键在于压迫持续的时间。

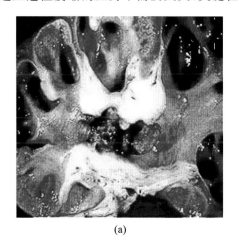
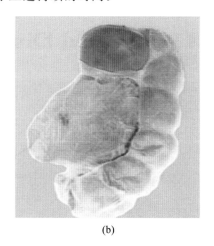

(a)　　　　　　　　　　　　(b)

图 2-2　肾压迫性萎缩（肉眼观）

(a)肾脏体积增大，切面见肾盂、肾盏扩张呈囊状，肾实质受压高度萎缩；
(b)整个肾脏变成一个水囊，肾实质受压萎缩变薄如纸

（五）内分泌性萎缩

因内分泌腺功能下降引起相应靶器官的萎缩，如垂体损伤引起促肾上腺激素释放减少所致的肾上腺萎缩。

萎缩是一种适应反应，当损伤因素消除后，萎缩的细胞、组织可以恢复正常。若病变持续发展，萎缩的细胞最终可死亡。

二、肥大

细胞、组织或器官的体积增大称为肥大（hypertrophy），是由于细胞器数量增多，实质细胞体积增大所致。肥大可分为生理性肥大和病理性肥大两种类型。

1. 生理性肥大　由于局部组织的功能与代谢增强而发生的生理范围内的肥大。如妊娠时子宫的增大，体力劳动者和运动员的肌肉肥大等属于生理性肥大。

2. 病理性肥大　由各种病理原因引起的肥大。如高血压患者左心室的心肌发生的代偿性肥大（图2-3）；一侧肾切除后，对侧肾的代偿性肥大。代偿性肥大是有限的，负荷超过一定极限就会使器官功能发生衰竭，如心功能衰竭、肾功能衰竭等。由激素的作用引起的肥大称内分泌性肥大，如肢端肥大症等。

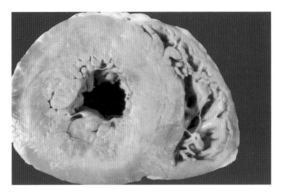

图 2-3　高血压患者的左心室肥大

心脏体积增大,心室壁增厚,重量增加,乳头肌及肉柱增粗变扁平

三、增生

组织或器官内实质细胞数量增多称增生(hyperplasia),常导致组织或器官的体积增大。根据其原因或性质,增生亦可分为生理性增生和病理性增生两种。

1.生理性增生　因适应生理的需要而发生的增生,如青春期女性乳腺上皮细胞和妊娠期子宫平滑肌的增生。

2.病理性增生　病理性增生最常见的原因是激素过多或生长因子过多。如过量雌激素引起的子宫内膜腺体增生过长导致功能性子宫出血;二氢睾酮使前列腺腺上皮和间质的增生导致排尿困难等(图 2-4)。

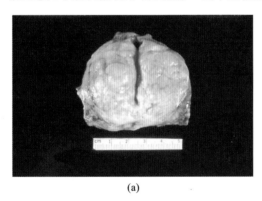
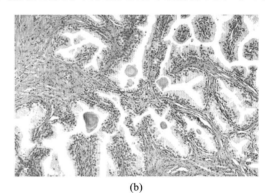

(a)　　　　　　　　　　　　　　　　　　　(b)

图 2-4　前列腺内分泌性增生

左:肉眼观呈结节状增生;右:镜下观腺细胞外观正常,数目增多

引起细胞、组织和器官的增生与肥大的原因往往非常相似甚至相同,因此两者常相伴存在。对于细胞分裂增殖能力活跃的组织、器官如子宫、乳腺等,其肥大可以是细胞体积增大(肥大)和细胞数量增多(增生)的共同结果;但对于细胞分裂增殖能力较低的心肌、骨骼肌等,其组织、器官的肥大仅因细胞肥大所致。

四、化生

化生(metaplasia)是指一种分化成熟的细胞类型被另一种分化成熟的细胞类型所取代的过程。化生并不是由原来的成熟细胞直接转变而来,而是由具有分化潜能的细胞增生分化而来(图 2-5)。化生通常发生在同源性细胞之间,即上皮细胞之间或间叶细胞之间。如慢性支气管炎或支气管扩张时,支气管壁的假复层纤毛柱状上皮常转变成鳞状上皮,称为鳞状上皮化生(图 2-6)。慢性萎缩性胃炎时,胃黏膜上皮可化生为含有潘氏细胞或杯状细胞的肠型黏膜上皮,称为肠上皮化生。间叶组织中幼稚的成纤维细胞在损伤后,可转变为成骨细胞或成软骨细胞,称为骨或软骨化生。

化生是机体对不利环境和有害因素的一种适应性反应,能增加局部对某些刺激的抵抗力,但同时化生的组织丧失了原有组织的功能,若引起化生的因素持续存在,则可能引起细胞恶变。如支气管鳞状上皮化生可发展成肺鳞状细胞癌;胃黏膜肠上皮化生可发展成胃腺癌。

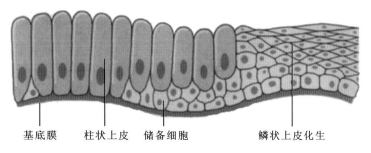

基底膜　柱状上皮　储备细胞　鳞状上皮化生

图 2-5　柱状上皮的鳞状上皮化生模式图

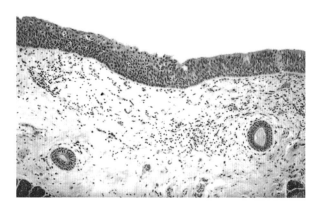

图 2-6　支气管黏膜的鳞状上皮化生
支气管黏膜被覆的柱状上皮细胞被鳞状上皮细胞取代

第二节　细胞和组织的损伤

细胞和组织遭到不能耐受的有害因子刺激后,可引起细胞及其间质在代谢、功能、结构和形态等方面的异常变化,称为损伤(injury)。损伤的方式和结果不仅取决于引起损伤因素的种类、持续时间和强度,也取决于受损细胞的种类、所处状态、适应性和遗传性。根据损伤的程度可分为可逆性损伤和不可逆性损伤。

一、可逆性损伤——变性

变性(degeneration)大多是可逆的,故又称为可逆性损伤(reversible injury),是指局部组织受损伤后,由于代谢障碍,而使细胞内或细胞间质中出现异常物质或正常物质异常蓄积的现象。变性的组织、细胞功能往往降低,在病因消除后可恢复正常形态及功能,而严重的变性则可发展为坏死。变性常见的类型有以下几种。

(一)水变性

水变性(hydropic degeneration)或称为细胞水肿,即细胞内水、钠的过多积聚,是细胞损伤后的早期表现,主要见于线粒体丰富、代谢活跃的心、肝、肾等器官的实质细胞。

原因及机制:缺氧、感染和中毒等因素导致细胞的线粒体受损,ATP 生成减少,使细胞膜的钠泵功能障碍,导致细胞内水、钠离子的聚积。

病理变化:肉眼观,器官体积增大,包膜紧张,颜色苍白失去光泽,切面隆起,边缘外翻。镜下观,细胞肿大,胞质内出现许多细小的淡红色颗粒状物。若细胞水肿进一步发展,胞质淡染、透亮,核也可稍增大。重度水肿时细胞膨大如气球,又称为气球样变(图 2-7)。病因去除后,水肿的细胞可恢复正常。但较严重的细胞水肿使细胞的功能降低,若病因持续发展,可使细胞发生坏死。

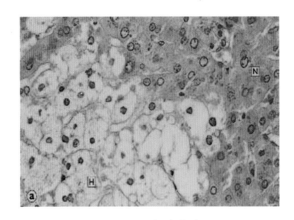

图 2-7 肝细胞水肿

肝细胞(左下)胞质疏松,肿胀明显,体积膨大如气球

(二)脂肪变性

脂肪变性(fatty degeneration)即中性脂肪(甘油三酯)蓄积于非脂肪细胞的细胞质中称脂肪变性或脂肪变。一般情况下,除脂肪细胞外,其他细胞内一般不见或仅少见脂肪滴,只有在脂肪代谢出现障碍时才会出现脂肪变性。好发于肝、心、肾等器官,其中以肝最为常见。

原因及机制:脂肪变性是由于严重感染、长期贫血、缺氧,四氯化碳、磷中毒及营养不良等致病因素干扰或破坏细胞脂肪代谢的结果。以肝细胞为例,其脂肪变性的原因有以下三种。①脂蛋白合成障碍:由于化学毒物或其他毒素破坏内质网的结构或抑制某些酶的活性,或由于合成脂蛋白的原料缺乏使脂蛋白合成障碍,因而导致肝细胞不能将甘油三酯正常地合成脂蛋白运出肝细胞外而聚积于胞质内。②脂肪酸氧化障碍:缺氧、感染、中毒均可使肝细胞受损,影响脂肪酸氧化及脂蛋白的合成,使细胞内脂肪含量增多。③进入肝的脂肪酸过多:在饥饿状态或糖尿病患者糖利用障碍时,从脂肪库中动员出大量脂肪,其中大部分以脂肪酸的形式入肝,使肝合成脂肪增加,超过了肝将其氧化、利用和合成脂蛋白分泌入血液的能力,造成脂肪在肝细胞内蓄积。

病理变化:肉眼观,脂肪变性的器官体积肿大,包膜紧张,淡黄色,切面触之有油腻感,边缘钝。镜下观,脂肪变的细胞体积变大,胞质内出现大小不等的球形脂滴,大者可充满整个细胞而将胞核挤向一侧,形似脂肪细胞。在石蜡切片中,因脂滴在制片过程中被有机溶剂溶解,故脂滴呈空泡状(图 2-8)。肝细胞是脂肪代谢的重要场所,最常发生脂肪变。轻度的肝脂肪变通常不引起肝功能障碍,显著弥漫性的肝脂肪变性称脂肪肝(fatty liver)。

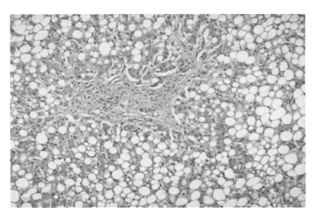

图 2-8 肝细胞脂肪变性

肝细胞胞质中见大小不等的空泡,为脂滴,部分细胞核被推向一边

(三)透明变性

透明变性(hyaline degeneration)是指细胞内或间质中出现均质、红染的玻璃样半透明状的蛋白质蓄

积,称为透明变性或玻璃样变性。常见的类型有以下三种。

1. 细动脉壁的透明变性 又称细动脉硬化,常见于缓进型高血压和糖尿病患者的肾、脑、脾和视网膜等处的细动脉壁。因血浆蛋白渗入使管壁明显增厚、变硬、管腔狭窄甚至闭塞(图2-9)。透明变性的细动脉壁弹性减弱、脆性增加,易继发扩张、破裂和出血。

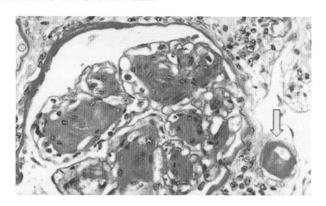

图 2-9 肾小球细动脉壁透明变性

细动脉壁增厚,管腔狭窄,动脉壁内见红染、均匀的玻璃样物质

2. 细胞内透明变性 通常为均质红染的圆形小体,位于细胞质内。如有些肾疾病时肾小管上皮细胞内的玻璃样小体;慢性炎症灶内的浆细胞胞质粗面内质网中蓄积的免疫球蛋白亦可形成红染、圆形的玻璃样小体(Rusell 小体)。

3. 纤维结缔组织透明变性 多见于纤维结缔组织的生理性增生和病理性增生。病变处纤维细胞明显减少,胶原纤维增粗、融合,形成均质性的玻璃样物质。肉眼呈灰白色,质韧半透明。常见于萎缩的子宫和乳腺间质、瘢痕组织、动脉粥样硬化斑块及各种机化的坏死组织等。

(四)病理性色素沉着

细胞内、外有色物质(色素)的过量聚积称病理性色素沉着。沉着的色素包括:内源性色素,如含铁血黄素、脂褐素、胆红素、黑色素等;外源性色素,如炭尘、煤尘、文身色素等。

1. 含铁血黄素 含铁血黄素是血红蛋白代谢的衍生物。红细胞被巨噬细胞吞噬后通过溶酶体酶的消化,来自血红蛋白的铁离子与蛋白结合形成具有折光性的棕黄色颗粒,称为含铁血黄素。在生理状态下,肝、脾内可有少量含铁血黄素形成。病理情况下,如陈旧性出血、溶血性疾病时,肝、脾、淋巴结和骨髓等组织可见含铁血黄素蓄积。

2. 脂褐素 脂褐素是细胞自噬溶酶体内未被消化的细胞器碎片残体,其成分是脂质和蛋白质的混合体。常见于老年人及一些慢性消耗性疾病患者,萎缩的心肌细胞、肝细胞等的细胞核周围有大量黄褐色微细颗粒状脂褐素沉着,又称为消耗性色素或老年性色素(图2-10)。

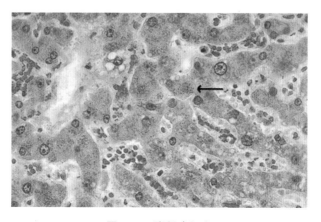

图 2-10 脂褐素沉积

肝细胞胞质中的黄褐色微细颗粒状脂褐素沉着(←)

3. 黑色素　黑色素是黑色素细胞内的酪氨酸在酪氨酸酶的作用下，氧化、聚合而成的深褐色颗粒。局部性黑色素增多见于色素痣、恶性黑色素瘤等。肾上腺皮质功能低下的艾迪生（Addison）病患者可出现全身性皮肤、黏膜的黑色素沉着。

（五）病理性钙化

在骨和牙齿以外的组织内有固态钙盐沉积称为病理性钙化。沉积的钙盐主要是磷酸钙和碳酸钙。镜下观，钙盐呈蓝色颗粒状至片块状。肉眼观，钙化处为灰白色颗粒状和团块状的质块。机体不易吸收而长期存在，并刺激周围纤维组织增生而将其包裹，X线检查显示不透光的高密度阴影。钙盐沉积于坏死或玻璃样变性的纤维组织中称营养不良性钙化，此时体内钙磷代谢正常，见于结核病、血栓、动脉粥样硬化斑块、老年性主动脉病变及瘢痕组织等。由于全身钙磷代谢失调（高血钙）而致钙盐沉积于正常组织内，称转移性钙化，主要见于甲状旁腺功能亢进、维生素D摄入过多、肾功能衰竭及某些骨肿瘤，常发生于血管及肾、肺和胃的间质组织。钙磷代谢失调可加重营养不良性钙化。

二、不可逆性损伤——细胞死亡

当细胞发生不可逆性代谢、结构和功能障碍时，引起细胞死亡。细胞死亡分为坏死和凋亡两种类型。

（一）坏死

活体局部细胞、组织的死亡称为坏死（necrosis）。死亡细胞的质膜崩解、结构自溶并引发急性炎症反应。炎症时渗出的中性粒细胞释放溶酶体酶，可促进坏死的发生和局部实质细胞溶解，并出现一系列形态改变。除了少数强烈的致病因素直接导致细胞坏死外，细胞坏死常由可逆性损伤（如细胞水肿、脂肪变性）发展而来，因此，大多数坏死的过程是个渐进过程。

1. 基本病变　细胞坏死若干小时后，镜下观才能见到坏死细胞的形态学变化。细胞核的改变是细胞坏死的主要标志，核的改变主要有三种形式：①核固缩（pyknosis）：表现为核染色质DNA浓聚、皱缩，嗜碱性增加，核体积缩小，提示DNA停止转录。②核碎裂（karyorrhexis）：表现为核染色质崩解和核膜破裂而发生碎裂，散在于胞质中；③核溶解（karyolysis）：核DNA、核蛋白被DNA酶和蛋白酶分解，核淡染，只能见到核的轮廓，继而核完全消失（图2-11）。坏死细胞的胞质在初期出现蛋白颗粒和脂肪滴，进而发生凝固或溶解。由于胞质内嗜碱性核蛋白体的减少或消失，对嗜碱性染料的亲和力降低，而对嗜酸性染料的亲和力增强，使胞质红染呈嗜酸性。间质基质和胶原纤维逐渐崩解、液化，最后坏死的细胞和崩解的间质融合成一片模糊无结构的颗粒状红染物质。

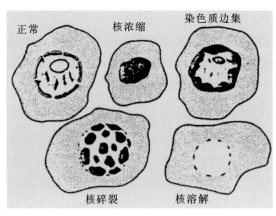

图2-11　细胞坏死时核的变化模式图

2. 坏死的类型　由于酶的分解作用或蛋白质变性所占的地位不同，坏死组织会出现不同的形态学变化，总体上可分为凝固性坏死、液化性坏死和纤维素样坏死三个基本类型，此外，还有坏疽等一些特殊类型。

（1）凝固性坏死：某些情况下的细胞和组织坏死后，以蛋白质变性凝固为主，而溶酶体酶的水解作用相对较弱，则坏死组织呈灰白或淡黄、质实而干燥的状态，称为凝固性坏死（图2-12）。好发于心、肝、脾、肾等器官。干酪样坏死是凝固性坏死的一个特殊类型，是结核病的特征性病变，是一种更为彻底的凝固性坏

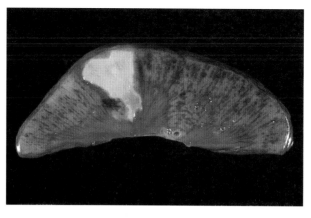

图 2-12 肾皮质苍白色的楔形凝固性坏死灶(梗死灶)

死,由于结核杆菌含脂质较多,肉眼呈淡黄色,质较松软,细腻,犹如干酪,故称干酪样坏死。镜下观,原有的组织结构完全崩解破坏,呈现一片无定形、颗粒状的红染物(图 2-13)。

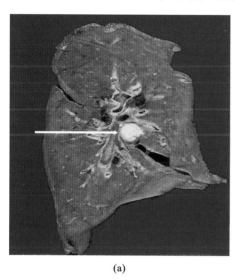
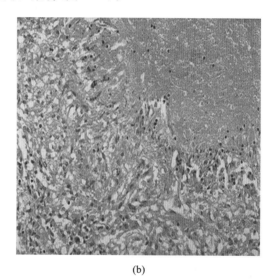

(a)　　　　　　　　　　　　　　　　　(b)

图 2-13 肺结核病灶

(a)肉眼观坏死灶如干酪;(b)右上方坏死灶呈无结构的颗粒状红染物

(2)液化性坏死:组织坏死后若酶性消化、水解占优势,则坏死组织因酶性水解而呈液态称液化性坏死。常见于化脓性炎症时,坏死局部有多量中性粒白细胞渗出,中性粒白细胞释出水解酶将坏死组织溶解,成为液化性坏死(图 2-14)。脑组织的坏死为液化性坏死,与该处水分和脂质多及可凝固的蛋白质少

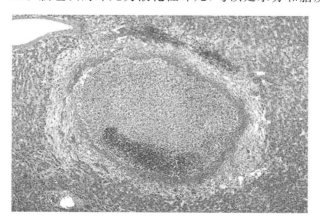

图 2-14 小脓肿(液化性坏死)

中央为伴有大量中性白细胞的小脓肿灶

17

有关。急性胰腺炎时,胰脂肪酶外溢引起胰周脂肪组织形成液化性坏死,释出的脂肪酸与血清中的钙离子结合,形成肉眼可见的灰白色钙皂。

（3）纤维素样坏死：旧称为纤维素样变性,常发生于结缔组织和血管壁。见于某些变态反应性疾病如风湿病、结节性多动脉炎、新月体性肾小球肾炎,以及急进性高血压、胃溃疡等。镜下观,坏死组织呈细丝状、颗粒状或小条块状的红染的无结构物质,与纤维素染色性质相似。

（4）坏疽：指组织坏死并继发腐败菌感染。坏疽可分为干性、湿性和气性三种。肉眼观,坏死组织呈黑色,并有臭味,是由于细菌分解坏死组织而产生硫化氢,与红细胞破坏后游离出来的铁离子结合产生的硫化铁呈黑色所致。

①干性坏疽：多为凝固性坏死,常发生在四肢末端,因动脉阻塞而静脉血液回流仍通畅,故坏死处组织水分少,加上坏死处水分蒸发,局部干燥而皱缩,呈黑色。病变区与正常组织分界清楚（图2-15）,腐败变化较轻。

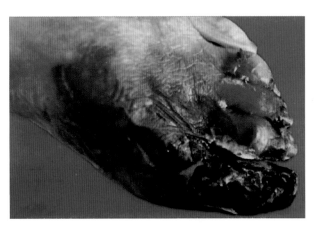

图 2-15 足干性坏疽

②湿性坏疽：可为凝固性坏死和液化性坏死的混合物,多见于与外界相通的内脏如肺、肠、阑尾、子宫、胆囊等,也可见于淤血、水肿的四肢（如下肢动、静脉均有阻塞时）。因局部水分较多,适宜细菌繁殖,因而感染严重。病变组织肿胀,病变发展快,与正常组织分界不清。坏死处呈污黑色或蓝绿色,有恶臭。由于坏死组织被腐败菌分解产生大量的毒性物质被机体吸收,患者可出现明显毒血症。

③气性坏疽：主要见于深部肌肉的开放性创伤伴有厌氧菌感染（如产气荚膜杆菌）时,细菌分解坏死组织,产生大量气体,使坏死区组织肿胀、含气呈蜂窝状,棕褐色,有恶臭,按之有捻发感。病变发展迅速,中毒症状严重。

3.坏死的结局

（1）溶解吸收：较小范围的组织坏死后,来自其自身和周围浸润的中性粒细胞释放水解酶使组织溶解液化,经淋巴管、血管吸收,或被巨噬细胞吞噬清除。较大范围的坏死液化可被纤维组织包裹形成囊腔。

（2）分离排出：坏死灶较大不易被完全溶解吸收时,其周围发生炎症反应,中性粒细胞释放蛋白水解酶,加速坏死灶边缘坏死组织的溶解吸收,使坏死组织与健康组织发生分离而排出体外。发生在皮肤黏膜的坏死组织可被分离而形成组织缺损,浅者称为糜烂；深者称为溃疡（图2-16）。肾、肺等处的坏死组织液化后,可通过自然管道排出,残留的空腔称空洞。

（3）机化：坏死物若不能完全溶解吸收或分离排出,则由新生的肉芽组织长入并取代坏死物,最终形成瘢痕组织。这种由肉芽组织取代坏死组织或其他异物的过程,称为机化（organization）。

（4）包裹或钙化：若病灶较大,肉芽组织难以长入或吸收,则由肉芽组织加以包裹,称为包裹。坏死细胞和细胞碎片若未被及时清除,则日后易发生钙盐和其他矿物质沉积,引起营养不良性钙化。

4.坏死对机体的影响 坏死对机体的影响,与下列因素有关。

（1）坏死细胞的生理重要性,如心肌、脑组织的坏死后果严重。

（2）坏死细胞的数量,如肝细胞的广泛性坏死可致机体死亡。

（3）坏死细胞周围同类细胞的再生能力,如肝细胞易于再生,坏死组织的结构和功能容易恢复。

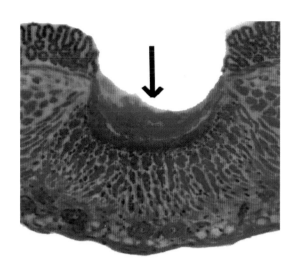

图 2-16 胃溃疡模式图

(4)坏死器官的储备代偿能力,如肾、肺为成对器官,储备代谢能力强。

(二)凋亡

凋亡是活体内单个细胞或小团细胞发生的由基因调控的主动而有序的自我消亡过程,也称为程序性细胞死亡(programmed cell death,PCD),它是一种连续的不伴有炎症反应的细胞形态变化。凋亡是细胞自然死亡的一种主要形式,在某些生理和病理情况下均可发生,它不同于坏死。凋亡在生物胚胎发生、器官形成、发育、成熟细胞新旧交替、激素依赖性生理退化以及自身免疫性疾病和肿瘤发生和发展中,都发挥着不可替代的重要作用。细胞坏死与细胞凋亡的区别如下(图 2-17,表 2-1)。

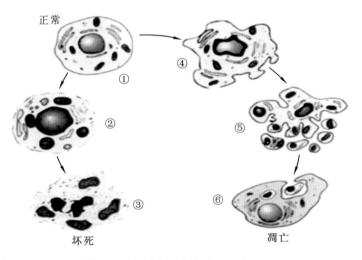

图 2-17 细胞坏死与细胞凋亡的区别

①正常细胞;②细胞和细胞器肿胀,核染色质边集;③细胞膜、细胞器膜和核膜破裂、崩解自溶;
④细胞和细胞器皱缩,胞质致密,核染色质边集;⑤胞质分叶状突起并形成多个凋亡小体,并与胞体分离;
⑥邻近巨噬细胞等包裹、吞噬凋亡小体

表 2-1 凋亡与坏死的区别

	坏 死	凋 亡
机制	意外事故性细胞死亡,被动进行(他杀性)	基因调控的程序化死亡,主动进行(自杀性)
诱导原因	病理性刺激因子诱导发生,如缺氧、感染、中毒等	生理性或轻微病理性刺激因子诱导发生,如生长因子缺乏
死亡范围	多为聚集的大片细胞	多为散在的单个细胞

续表

	坏　死	凋　亡
形态特征	细胞肿胀,核染色质絮状或边集,细胞膜及细胞器膜溶解破裂,溶酶体酶释放,细胞自溶	细胞固缩,核染色质边集,细胞膜及各细胞器膜完整,膜可发泡成芽,形成凋亡小体
周围反应	引起周围组织炎症反应和修复再生	不引起周围组织炎症反应和修复再生,凋亡小体可被邻近细胞吞噬

　　凋亡细胞的早期形态学改变,在电镜下表现为细胞缩小皱缩,细胞器密集,质膜内陷,微绒毛消失,细胞核染色质浓缩,继而形成形状大小不一的斑块聚集到核膜周边,进而细胞核裂解成数个分散的碎片,最终自行分割为多个外有质膜包绕、内含物不外溢的凋亡小体,其质膜不破裂,不引发死亡细胞的自溶,故不引起急性炎症反应。形成的凋亡小体可被邻近的上皮细胞或巨噬细胞吞噬,并在吞噬溶酶体中消化降解。如病毒性肝炎中所见的嗜酸性小体即为凋亡小体(图 2-18)。

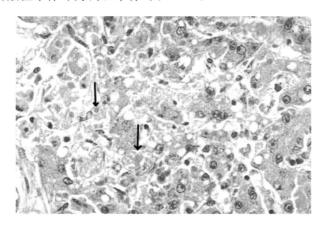

图 2-18　肝细胞的凋亡
凋亡细胞染成粉红色,细胞核消失

第三节　损伤的修复

　　损伤造成机体部分细胞和组织丧失后,机体对所形成的缺损进行修补恢复的过程,称为修复(repair),修复是通过细胞的再生来实现的。修复过程可概括为两种不同形式:一种是由损伤周围的同种细胞来修复,称为再生(regeneration);另一种是由纤维结缔组织来修复,称为纤维性修复,以后形成瘢痕,故也称为瘢痕修复。在多数情况下,由于有多种组织发生损伤,因此上述两种修复过程常同时存在。在组织损伤和修复过程中,常有炎症反应。

一、再生

(一)再生的类型

　　1. 生理性再生　生理性再生是指在生理过程中,有些细胞、组织不断衰老死亡,由新生的同种细胞不断补充,始终保持着原有的结构和功能。如表皮的表层角化细胞脱落由基底细胞不断增生、分化予以补充,消化道黏膜上皮 1～2 天就更新一次;还有血细胞的更新、子宫内膜周期性的脱落与再生等都属于生理性再生。

　　2. 病理性再生　病理情况下,组织、细胞受损后的再生,称为病理性再生。如果能完全恢复原来组织的结构和功能属于完全性再生。如果不能恢复原有组织的结构和功能,属于不完全性再生(如纤维性修复或瘢痕性修复)。

（二）各种组织的再生能力

一般来讲，低等动物的细胞或组织再生能力比高等动物强。就个体而言，幼稚组织比成熟组织再生能力强；平时易受损伤和生理过程中经常更新的组织再生能力强。依据再生能力的不同，可将人体细胞分为三类。

1. 不稳定细胞 又称持续分裂细胞。这类细胞总在不断的增殖，以代替衰亡或破坏的细胞，如表皮细胞、呼吸道和消化道黏膜被覆细胞、男性及女性生殖器官管腔及泌尿器官黏膜的被覆细胞、淋巴及造血细胞、间皮细胞等。这些细胞具有强大的再生能力。

2. 稳定细胞 又称静止细胞。在生理状态下，这些细胞增殖现象不明显，处在静止期。但受到组织损伤的刺激时则进入 DNA 合成前期，表现出较强的再生能力。见于各种腺体和腺样器官的实质细胞如肝、胰、内分泌腺、汗腺、皮脂腺及肾小管上皮细胞等；还有由原始间叶细胞及其分化而来的成纤维细胞、内皮细胞、软骨细胞及骨细胞等。

3. 永久性细胞 又称非分裂细胞。这类细胞基本上无再生能力或再生能力非常微弱。属于这一类细胞的有神经细胞、骨骼肌细胞及心肌细胞。中枢神经细胞和神经节细胞在遭受破坏之后常不能再生，由胶质细胞增生修复形成胶质瘢痕。但神经纤维受损后在与之相连的神经细胞存活的条件下可以再生。据目前的研究显示，神经组织也和其他组织一样，存在一些具有分化潜能的细胞，称为神经干细胞，在成人它们主要分布在大脑海马和脑与脊髓的室管膜下区。神经干细胞的发现，改变了人们长期以来的观点，即神经组织中自然死亡的神经元或因病、伤死亡的神经元，不能获得新的神经元补充。现在可以利用神经干细胞的特性，研究神经系统病损后的修复机制，以及治疗神经系统的退行性和创伤性疾病。心肌细胞和骨骼肌的再生能力都极弱，损伤后常由纤维组织增生修复，最后形成瘢痕。

损伤细胞能否顺利再生，除了取决于该细胞的再生能力外，还依赖于局部损伤的程度和范围。大范围细胞坏死后，不仅在数量上难以用同类细胞增殖代替，而且，坏死后细胞间的纤维支架也往往塌陷，再生的同类细胞无法在结构上保持原样，也就难以实现功能的恢复。如肝大块坏死后，有大量纤维组织增生，取代坏死组织，残留下来的肝细胞虽有强的再生能力，但再生后的肝细胞排列紊乱，伴有大量的纤维组织增生，最后形成肝硬化。

（三）各种组织的再生过程

1. 被覆上皮的再生 鳞状上皮受损时，其创缘或底部的基底层细胞（干细胞）分裂增生，向缺损中心迁移，先形成单层上皮，以后分化为复层扁平上皮并出现角化，形成典型的鳞状上皮。胃、肠黏膜的柱状上皮缺损后，同样由邻近的健康的腺颈部上皮细胞分裂增生，沿基底膜向表面推移逐渐覆盖缺损。新生的上皮细胞起初为立方形，以后增高变为柱状细胞。

2. 腺上皮的再生 腺体的上皮细胞破坏后，由残留的上皮细胞分裂补充。若腺体的基底膜没有破坏，可完全恢复原来的腺体结构；若腺体构造（包括基底膜）完全破坏，完全性再生就难以实现，常依靠纤维性修复。结构比较简单的腺体如子宫内膜腺、肠腺等可从残留部细胞再生。

3. 血管的再生 毛细血管的再生过程又称为血管形成，是以生芽方式来完成的。首先在蛋白分解酶作用下基底膜分解，该处内皮细胞分裂增生形成突起的幼芽，随着内皮细胞向血管外移动及后续细胞的增生而形成一条细胞索。在血液的冲击下，数小时后便可出现管腔，形成新生的毛细血管，进而彼此吻合构成毛细血管网（图2-19）。增生的内皮细胞分化成熟时还分泌Ⅳ型胶原、层粘连蛋白和纤维连结蛋白，形成基底膜的基板。周边的成纤维细胞分泌Ⅲ型胶原及基质，组成基底膜的网板，本身则成为血管外膜细胞，至此毛细血管的构筑遂告完成。新生的毛细血管基底膜不完整，内皮细胞间空隙较大，故通透性较高。为适应机体需要，这些毛细血管会不断改建而成为小动脉或小静脉。大的血管断离后需手术吻合，然后吻合处的内皮细胞分裂增生，互相连接，恢复原来的内膜结构。但离断的肌层不易完全再生，而由结缔组织增生连接，形成瘢痕修复。

4. 纤维组织的再生 在损伤的刺激下，受损伤的成纤维细胞进行分裂、增生。成纤维细胞由局部静止状态的纤维细胞转变而来，也可由未分化的间叶细胞分化而来。成纤维细胞质中含有大量粗面内质网和核蛋白体，有很强的制造胶原蛋白的能力，并通过胞吐作用外倾至细胞周围，形成幼稚的胶原纤维，然后

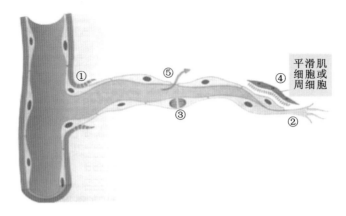

图 2-19 毛细血管的再生模式图
①基底膜溶解；②细胞移动和趋化；③细胞增生；④细胞管腔形成、成熟及生长抑制；⑤细胞间通透性增加

聚合成大量的胶原纤维。细胞本身由体积肥大、略呈椭圆形或梭形的成纤维细胞，转变为长梭形、胞质越来越少、核越来越深染、细胞和胞核逐渐变小、细长而成熟的长梭形纤维细胞。

二、纤维性修复

因各种疾病或创伤引起的组织破坏，进行再生修复时，除了损伤很小和再生能力很强的组织，可以完全性再生外，其余大都属于不完全性再生，即由肉芽组织填补缺损，在此基础上进行纤维化，并转变为瘢痕组织，这种修复过程称纤维性修复，也称瘢痕性修复。

（一）肉芽组织

1. 肉芽组织的成分及形态 肉芽组织（granulation tissue）主要由新生薄壁的毛细血管、增生的成纤维细胞和浸润的炎性细胞组成。肉眼观为鲜红色、颗粒状、柔软湿润，形似鲜嫩的肉芽，故而得名。镜下观，可见由大量内皮细胞增生形成的实性细胞条索及扩张的毛细血管，平行排列向着创面垂直生长，并以小动脉为轴心，在周围形成袢状弯曲的毛细血管网。新生毛细血管的内皮细胞核体积较大，椭圆形，向腔内突出，周围有许多新生的成纤维细胞，此外还有大量渗出液及炎性细胞。炎性细胞以中性粒细胞或巨噬细胞为主，也有多少不等的淋巴细胞和其他炎性细胞（图 2-20）。组织损伤后 2~3 天内，肉芽组织即从组织缺损的边缘和底部长出，并向缺损中央及其表面伸展，最后填补缺损。肉芽组织早期无神经纤维，故无痛觉。一周以后的肉芽组织，成纤维细胞分泌大量胶原蛋白和基质，毛细血管数量逐渐减少，最后形成瘢痕组织。

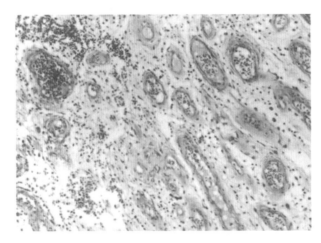

图 2-20 肉芽组织
可见大量的成纤维细胞、炎性细胞及平行排列的新生毛细血管

2. 肉芽组织的作用 肉芽组织在组织损伤修复过程中有以下重要作用：①抗感染保护创面；②机化或包裹坏死组织、血栓、炎性渗出物及其他异物；③填补创口和其他组织缺损。

3. 如何识别不良的肉芽组织 健康的肉芽组织形成是伤口愈合的重要条件,因此需要区分肉芽组织生长是否良好。健康的肉芽组织呈鲜红色,柔软、湿润、分泌物少,表面有均匀分布的颗粒,触之易出血。而不健康的肉芽组织则生长迟缓、呈苍白水肿状、松弛无弹性,表面颗粒不匀,分泌物多,甚至有脓苔。

（二）瘢痕组织

瘢痕组织（scar）是指肉芽组织经改建成熟形成的纤维结缔组织。此时的组织由大量平行或交错分布的胶原纤维束组成。颜色呈苍白或灰白半透明,质硬并缺乏弹性。镜下观,呈均质性红染的玻璃样变性,纤维细胞稀少,核细长而深染,组织内血管较少（图 2-21）。瘢痕组织对机体的作用及影响概括为两个方面。

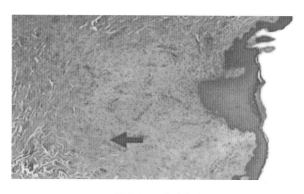

图 2-21 瘢痕组织
瘢痕组织的纤维束呈均质性红染（玻璃样变性）

1. 对机体有利的一面 ①能把损伤的创口或其他缺损长期地填补并连接起来,使组织、器官保持组织结构的完整性;②由于瘢痕组织内含大量胶原纤维,虽然没有正常组织的抗拉力强,但比肉芽组织要强得多,使组织保持其坚固性。如胶原纤维形成不足或承受力大而持久,加之瘢痕组织缺乏弹性,故可造成瘢痕膨出,在腹壁可形成疝,在心壁可形成室壁瘤。

2. 对机体不利或有害的一面 ①瘢痕收缩,特别是发生于关节附近和重要器官的瘢痕,常引起关节挛缩或活动受限。②瘢痕性粘连,特别是器官之间或器官与体腔之间发生的广泛性粘连,常影响其功能。器官内广泛纤维化玻璃样变性,可发生器官硬化。③瘢痕组织增生过度,又称为肥大性瘢痕。这种肥大性瘢痕突出于皮肤表面并向周围不规则地扩延,称为瘢痕疙瘩。

三、创伤愈合

因外力作用引起的组织缺损或断离,通过细胞再生进行修复的过程称创伤愈合（wound healing）,包括了各种组织的再生和肉芽组织增生、瘢痕形成等,表现出各种过程的协同作用。

（一）创伤愈合的基本过程

1. 急性炎症反应 创伤后第 1 天,创伤发生时均有不同程度的组织坏死和血管断裂出血,数小时内便会出现炎症反应,表现为充血、浆液渗出及白细胞游出,故局部红肿。渗出物和血凝块充满缺口,起临时充填和保护作用。

2. 创口收缩 2～3 天后,创缘的整层皮肤及皮下组织向中央收缩,创口迅速缩小,14 天左右停止,其意义主要在于缩小创面。创口收缩与创口边缘新生的肌成纤维细胞的牵拉作用有关。

3. 肉芽组织增生和瘢痕形成 创伤后第 3 天开始,从创口底部及边缘长出肉芽组织填平创口。毛细血管以每天 0.1～0.6 mm 的速度增长。第 5～6 天起成纤维细胞产生胶原纤维,其后一周胶原纤维形成甚为活跃,以后逐渐缓慢下来。随着胶原纤维越来越多,出现瘢痕形成过程,大约在伤后一个月瘢痕完全形成。由于局部张力作用,瘢痕中的胶原纤维最终与皮肤表面平行。

（二）创伤愈合的类型

根据损伤程度及有无感染,创伤愈合可分为以下两种类型。

1. 一期愈合 见于损伤范围小,创缘整齐、无感染、经粘合或缝合后创面对合严密的伤口。如皮肤的无菌手术切口愈合，就是典型的一期愈合。一期愈合炎症反应轻，愈合时间短，形成的瘢痕小，对机体一般无大的影响(图 2-22)。

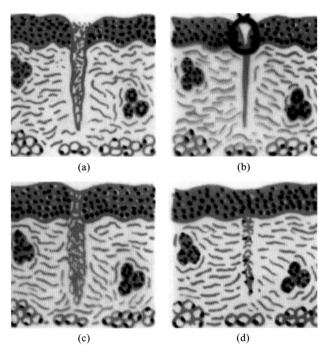

图 2-22 创伤一期愈合模式图
(a)组织缺损少；(b)创缘整齐、对合好；(c)肉芽组织生成少；(d)瘢痕小或无

2. 二期愈合 见于缺损较大，创缘不齐，无法对合或伴有感染的伤口。这种伤口的愈合和一期愈合相比有以下不同：①由于坏死组织多或感染，引起局部组织变性、坏死，炎症反应明显。只有控制感染、清除异物后，再生才能开始；②伤口大，伤口收缩明显，需再生多量肉芽组织才足以填满伤口；③愈合所需时间长，形成的瘢痕大(图 2-23)。

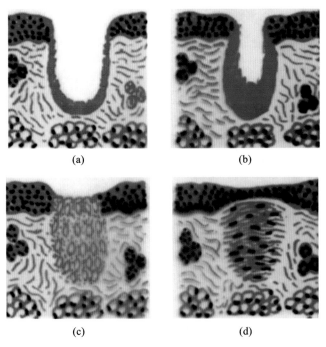

图 2-23 创伤二期愈合模式图
(a)组织缺损多；(b)创缘不整齐或伴有感染；(c)肉芽组织生成多；(d)瘢痕较大

（三）骨折愈合

骨折可分为外伤性骨折和病理性骨折两大类。骨的再生能力很强。骨折愈合的好坏、所需时间的长短与骨折的部位、性质、错位的程度、年龄以及引起骨折的原因等因素有关。骨折愈合过程可分为如下几个阶段(图2-24)。

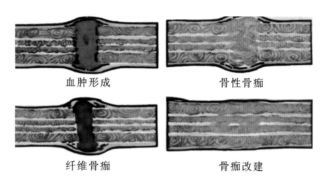

血肿形成　　　　　　　　　骨性骨痂

纤维骨痂　　　　　　　　　骨痂改建

图 2-24　骨折愈合过程模式图

1. 血肿形成　骨组织和骨髓都有丰富的血管,在骨折的两端及其周围伴有大量的出血,形成血肿,数小时后血肿发生凝固,将两断端连接起来,并出现轻度的炎症反应,外观红肿。

2. 纤维性骨痂形成　骨折后的 2～3 天,骨内、外膜处的骨膜细胞增生为成纤维细胞,伴随新生的毛细血管,组成肉芽组织,使血肿机化。上述肉芽组织逐渐填充并将骨折断端互相连接,局部形成梭形肿胀。这种局部增生的肉芽组织称临时性骨痂或纤维性骨痂,将两断端连接起来,但不牢固,此期经 2～3 周。

3. 骨性骨痂形成　纤维性骨痂中的成纤维细胞可向骨母细胞和软骨母细胞方向分化。骨母细胞分泌胶原纤维和基质,同时细胞埋入其中,变为骨细胞,形成骨样组织,经钙盐沉积后成为骨性骨痂,骨性骨痂使断骨的连接进一步加固并具有一定的支持负重功能。软骨母细胞也通过软骨内化骨过程形成骨性骨痂。此期需要 4～8 周。

4. 骨痂改建　骨性骨痂还需进一步改建成板层骨并重新恢复骨皮质和骨髓腔的正常结构,才能达到正常功能的要求。改建过程中,不需要的骨组织由破骨细胞吸收,承受应力最大部位则由骨母细胞产生更多的骨质,使骨小梁逐渐适应力学排列方向,经过一定时间,骨的正常结构和功能可以完全恢复,此时骨折愈合过程才算完成。此期需要几个月甚至更长时间。

（四）影响创伤愈合的因素

组织损伤后伤口愈合过程的长短和好坏,除与损伤的范围、性质和组织本身的再生能力有关外,还与机体的全身状况及局部因素有关。

1. 全身因素

(1)年龄:儿童和青少年的组织再生能力强,愈合快。老年人则相反,除了细胞自身再生能力降低外,还与老年人血管硬化、血流供应减少有关。

(2)营养:蛋白质和维生素在组织再生中尤为重要。严重的蛋白质缺乏,特别是含硫氨基酸(如胱氨酸、甲硫氨酸)缺乏时,肉芽组织和胶原纤维形成不良,伤口愈合缓慢。维生素 C 缺乏使胶原纤维合成过程中氨基酸的羟化作用出现障碍(维生素 C 有催化羟化酶的作用),因此影响胶原纤维的形成,愈合也会减缓。钙和磷能维持结缔组织及骨的生理代谢活动,它们在骨折愈合中起重要作用,微量元素锌的缺乏也会影响愈合。

(3)药物影响:肾上腺皮质激素和促肾上腺皮质激素能抑制炎症反应,不利于消除伤口感染,还能抑制肉芽组织生长和胶原合成,加速胶原分解。抗癌药中的细胞毒药物也可延缓愈合。

(4)某些疾病影响:糖尿病、心力衰竭、尿毒症、肝硬化、黄疸、体温过低及一些免疫缺陷病均可影响再生与修复的过程。

2. 局部因素

(1)局部血液循环:血液供应充足和血液回流通畅既能保证细胞再生所需要的营养和氧的来源,又能使坏死分解物易于吸收、排除。局部血液循环不良,如静脉曲张、动脉粥样硬化、伤口包扎过紧等均能使愈合受阻。

(2)感染:局部感染对再生修复十分不利,而且细菌感染后产生的毒素和酶能进一步引起组织坏死、胶原纤维和基质溶解,加重局部损伤。感染的伤口有大量渗出物,增加了局部张力,使伤口范围扩大,甚至裂开。只有当感染被控制后,修复才能顺利进行。

(3)异物:伤口内若存在有丝线、纱布、金属碎屑、泥沙等异物及较多坏死组织和出血时,常难以吸收、机化。因这些都是炎症刺激物,使感染不易控制。这种情况下,外科往往施行清创手术,以清除异物和坏死组织,在确定异物已被清除时,才缝合伤口缩小创面,缩短愈合时间。

(4)神经支配:局部神经损伤可导致局部受损组织神经营养不良而影响修复,所以要对有神经损伤的伤口进行缝合和处理,以保护神经纤维再生。清创时也应注意勿伤及神经。支配局部血管的自主神经损伤会影响血管的舒缩作用,使血液循环发生障碍,也对再生不利。

3. 影响骨折愈合的因素

上述影响创伤愈合的全身及局部因素对骨折愈合都起作用。此外,尚需强调以下三点。

(1)骨折断端的及时、正确的复位。完全性骨折由于肌肉的收缩,常常发生错位或有其他组织、异物的嵌塞,可使愈合延迟或不能愈合。及时、正确的复位是为以后骨折完全愈合创造必要的条件。

(2)骨折断端及时、牢靠的固定。骨折断端即便已经复位,由于肌肉活动仍可错位,因而复位后的及时、牢靠的固定(如打石膏、小夹板或髓腔钢针固定)更显重要,一般要固定到骨性骨痂形成后。

(3)早日进行全身和局部功能锻炼,保持局部良好的血液供应。由于骨折后常需复位、固定及卧床,虽然有利于局部愈合,但长期卧床,血运不良,又会延迟愈合。局部长期固定不动也会引起骨及肌肉的废用性萎缩、关节强直等不利后果。因此,在不影响局部固定的情况下,应尽早离床活动。

骨折愈合障碍者,有时新骨形成过多,形成赘生骨痂,愈合后有明显的骨变形,影响功能的恢复;有时纤维性骨痂不能变成骨性骨痂并出现裂隙,骨折两端仍能活动,形成假关节。

 要点总结与考点提示

1.适应在形态上的四种表现类型及各自发生的主要原因、病理变化特点及影响。
2.变性的概念及细胞水肿、脂肪变性、透明变性等几种常见变性的病变特点、好发器官和部位。
3.坏死的基本病理变化、类型及结局。
4.肉芽组织的结构与功能以及对机体的影响。
5.创伤愈合的类型及影响因素。

案例分析

患者,男,62岁。四年前患者自觉右小腿麻木、发凉、疼痛、易疲劳。继而症状加重,走路时被迫停步休息。后疼痛明显加重,夜间尤甚。经内科治疗症状无缓解,近半年来右足趾开始出现溃烂。患者自述有重度吸烟史。查体:患者右侧小腿肌肉萎缩,皮肤干燥,颜色苍白,足背动脉搏动微弱,足趾皮肤灰褐色、干枯,足趾坏死区与足背正常皮肤分界清楚,可见暗红色分界带。右下肢血流图波形呈峰值下降,动脉造影见足背动脉呈节段性阻塞。

思考题:

(1)患者右下肢为什么会由麻木、发凉、疼痛发展到足趾坏死?

(2)该患者行截肢治疗后送检的坏死足趾可有哪些病理变化?

思考题

1.名词解释:适应、萎缩、化生、变性、坏疽、机化、再生、肉芽组织。

2.萎缩的原因和病理变化。

3.坏死的类型和结局有哪些?

4.何谓肉芽组织?有何形态特点及功能?

5.何谓创伤愈合?各类愈合有何特征?

(吴绍新)

第三章

局部血液循环障碍

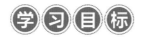

1. 掌握充血、淤血、血栓、血栓形成、栓塞、梗死的概念,慢性肺淤血、慢性肝淤血的病理变化和结局,血栓形成的基本环节和条件,栓子运行的途径。

2. 熟悉淤血的原因、病理变化和结局,血栓形成的过程及形态,血栓的结局和对机体的影响,栓塞的类型及对机体的影响,梗死的原因和病理变化。

3. 了解充血的原因和结局,梗死对机体的影响。

正常血液循环是保证机体内环境的相对稳定和各组织、器官功能代谢正常进行的基本条件。一旦血液循环发生障碍,就会导致相应组织、器官的功能代谢异常和形态结构改变,并出现各种临床表现,严重者甚至导致机体死亡。血液循环障碍可分为全身性和局部性两种,它们之间既有区别又有联系。本章主要叙述局部血液循环障碍。

局部血液循环障碍表现为:①局部组织或器官血管内血液含量的异常,包括血液含量的增多或减少,即充血、淤血或缺血;②局部血管壁通透性和完整性的异常,导致血管内成分逸出血管外,包括水肿和出血;③血液性状和血管内容物的异常,包括血栓形成、栓塞和梗死。

第一节 充 血

充血(hyperemia)和淤血(congestion)都是指局部组织血管内血液含量的增多。分为动脉性充血和静脉性充血。

一、动脉性充血

局部组织或器官的动脉输入血量增多,称为动脉性充血(arterial hyperemia),简称为充血。充血是一个主动的过程,发生快,易于消退,表现为局部组织或器官小动脉和毛细血管扩张,血液输入量增加。

(一)原因和类型

能引起细小动脉扩张的任何原因,都可引起局部组织和器官的充血。各种原因通过神经、体液因素作用下,血管舒张神经兴奋性增高或血管收缩神经兴奋性降低,引起细动脉扩张和毛细血管扩张而发生充血。常见的充血如下。

1. 生理性充血 为适应器官和组织生理需要和代谢增强需要而发生的充血,称为生理性充血,如进食后的胃肠道黏膜充血、运动时的骨骼肌充血、妊娠时的子宫充血、情绪激动或害羞时的面部充血、热水浴后皮肤充血等。

知识链接

热在临床上的应用

热可促进血液循环,使局部血管扩张,促进炎性局限或消退、解除痉挛性疼痛、减轻深部组织充血及保暖。临床护理用热的方法有热水袋、中药热敷袋、电烤灯、湿热敷、热浸泡、热坐浴等,通过以上方法可促使局部动脉充血,改善局部血液循环,促进疾病痊愈。

2.病理性充血 病理性充血是指各种病理情况下的充血。

(1)炎性充血:主要是在炎症早期,由于致炎因子刺激使血管舒张神经兴奋以及血管活性胺类介质的作用引起的充血。炎性充血是最常见的一种病理性充血类型,尤其在炎症早期或急性炎症时表现得极为明显。

(2)减压后充血(贫血后充血):局部组织或器官长期受压,当压力突然解除时,受压的小动脉发生反射性扩张而引起的充血。例如,绷带包扎过紧突然松开、快速抽放胸腔积液或摘取腹腔内巨大肿瘤后,腹腔内压力突然降低,腹腔内受压的细小动脉反射性扩张而导致腹腔充血。这种充血易造成其他器官(如脑)、组织的急性缺血,严重时会危及生命。

(二)病变及结局

肉眼观,发生充血的组织或器官体积轻度增大;因动脉血量增加,组织呈鲜红色;因代谢增强,导致局部温度升高、功能增强(如腺体或黏膜的分泌增多等),位于体表时血管有明显的搏动感。镜下观,细动脉和毛细血管扩张充满红细胞。

动脉性充血是短暂的血管反应,原因消除后,局部血量恢复正常,通常对机体无不良后果。多数情况下,充血对机体是有利的。由于局部血液循环加快,氧和营养物质供应增多,促进物质代谢,增强组织、器官的功能,透热疗法在临床上的治疗作用即在此。但在有高血压或动脉粥样硬化等疾病的基础上,由于情绪激动等原因可造成脑血管(如大脑中动脉)充血、破裂,后果严重。

📖 案例分析 ••

患者,女,58岁,患原发性高血压13年,伴劳力性心悸、气短2年余,1周前因受凉感冒而症状加重,昨日出现不能平卧,并咳出粉红色泡沫痰,查体:T37.8 ℃,P120次/分,心律齐,R28次/分,面色、口唇发绀,端坐呼吸,心界向左侧扩大,两肺听诊有散在湿啰音及哮鸣音。

思考题:

(1)该患者病情发生了什么变化?

(2)是何原因导致该病情发生此变化?

二、静脉性充血

(一)原因

1.静脉受压 静脉受外部各种原因压迫,导致静脉管腔狭窄或闭塞、血液回流障碍,导致器官或组织淤血,如肿瘤、炎症包块及绷带包扎过紧等均可引起淤血;妊娠时增大的子宫压迫髂总静脉引起下肢淤血水肿;肠扭转、肠套叠或嵌顿疝等引起局部肠淤血等。

2.静脉腔阻塞 常见于静脉血栓形成,导致静脉管腔完全阻塞,引起局部淤血(由于静脉分支多,相互吻合,静脉淤血不易发生,只有当静脉腔阻塞而侧支循环不能有效建立的情况下才发生静脉性充血)。

3.心力衰竭 心瓣膜病和原发性高血压引起左心功能不全时,由于肺静脉回流受阻,可导致肺淤血;肺源性心脏病导致右心功能不全时,由于上、下腔静脉回流受阻,可导致体循环淤血,常表现为肝淤血,严重时脾、肾、胃肠道、下肢也出现淤血。

(二)病变和结局

肉眼观,发生淤血的组织、器官体积肿胀,重量增加,包膜紧张,颜色暗红或紫红,切面湿润多血。发生于体表时,由于淤积的血液中氧合血红蛋白减少,还原血红蛋白增多,局部呈青紫色,称为发绀。由于局部血液淤滞、血流缓慢,导致代谢减慢,局部皮肤温度降低。镜下观,淤血的组织内细静脉和毛细血管扩张,管腔内充满血液,常伴有水肿和出血。

淤血是可复性的,其对机体的影响取决于淤血的程度、淤血发生的速度和持续时间、侧支循环建立的状况以及淤血器官的组织特性等因素,长期淤血可引起的结局如下。

1. 淤血性水肿 淤血使毛细血管内流体静压升高,淤血缺氧使毛细血管壁通透性增加,导致局部组织水肿或引起浆膜腔积液而影响相应器官的功能。

2. 淤血性出血 严重淤血缺氧使毛细血管壁通透性明显增高,当红细胞漏出血管外,形成淤血性出血(漏出性出血)。

3. 组织损伤 淤血导致局部缺氧以及局部代谢产物的堆积、刺激,可引起实质细胞发生萎缩及不同程度的损伤(变性或坏死)。

4. 器官淤血性肝硬化 长期慢性淤血,实质细胞逐渐发生萎缩,间质纤维组织增生,导致网状纤维胶原化,使器官质地逐渐变硬,如长期慢性肝淤血引起的淤血性肝硬化。

(三)重要器官的淤血

临床上常见的重要器官淤血有肺淤血和肝淤血。

1. 慢性肺淤血 通常由慢性左心衰竭引起,左心腔内压力升高,阻碍肺静脉回流,肺部局部血管出现血液淤积。肉眼观,肺体积增大,重量增加,呈紫红色,质地较实,切面有淡红色泡沫状液体流出(图3-1)。镜下观,肺细小静脉及肺泡壁毛细血管高度扩张、充满血液,肺泡腔内有水肿液,严重时可见红细胞,形成肺水肿及漏出性出血;当肺泡腔内的红细胞被巨噬细胞吞噬后,红细胞崩解释放出棕黄色颗粒状的含铁血黄素,这种胞质内含有含铁血黄素的巨噬细胞称为心力衰竭细胞(图3-2)。长期慢性肺淤血,还可导致肺泡壁上的纤维组织增生及网状纤维胶原化,使肺质地变硬,肉眼观呈深褐色,称为肺褐色硬化。

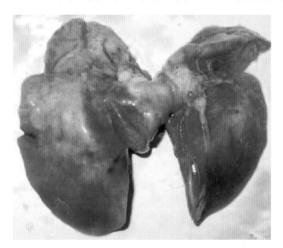

图 3-1 肺淤血(大体)

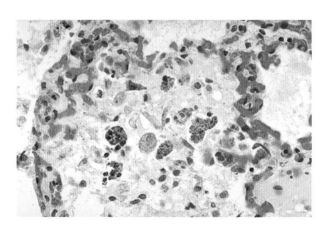

图 3-2 慢性肺淤血

肺泡壁毛细血管扩张充血,肺泡腔内有水肿液、红细胞和心力衰竭细胞

知识链接

肺 水 肿

过快、过多输液可导致急性肺水肿。大量、快速输液,可导致体循环容量剧增,心脏容量负荷过重,引起左心衰竭,继而导致肺淤血、肺水肿。患者会出现明显气促、缺氧、发绀,咳出大量浆液性粉红色泡沫痰等症状,如处理不及时可导致死亡。因此,为患者静脉输液时,要掌握输液速度,并随时观察,防止出现严重后果。

2.慢性肝淤血 主要见于右心衰竭,肝静脉回流受阻,致使肝小叶中央静脉及肝窦扩张淤血。肉眼观,肝脏体积增大,重量增加,包膜紧张,切面呈红-黄相间、状似槟榔切面的花纹状外观(图 3-3),故称槟榔肝(nutmeg liver)。镜下观,肝小叶中央静脉及其附近的肝窦高度扩张淤血(肉眼红色区),肝小叶中央静脉周围的肝细胞发生萎缩甚至消失,肝小叶周边的肝细胞因慢性缺氧出现脂肪变性(肉眼黄色区)(图3-4)。长期慢性肝淤血,还可导致肝内纤维组织增生及网状纤维胶原化,使肝质地变硬,称为淤血性肝硬化。

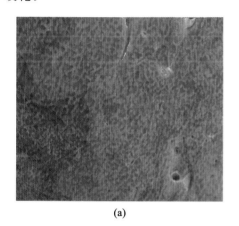
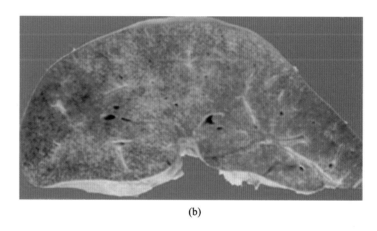

(a)   (b)

图 3-3 慢性肝淤血(大体)

大体肝脏切面呈红-黄相间的花纹状外观,状似槟榔切面

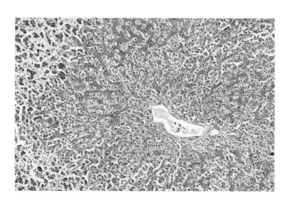

图 3-4 慢性肝淤血

中央静脉及其附近的肝窦扩张淤血,周边肝细胞(左侧)脂肪变性

第二节 血栓形成

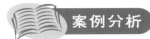案例分析

2000年10月,一名28岁的英国妇女乘坐飞机从澳大利亚经过长达20 h的旅行后,一到伦敦机场便昏倒在地,两个小时后在英国某医院不治死亡。经检查科学家将此病症命名为"经济舱综合征"。

思考题:

(1)造成该妇女死亡的原因是什么?(提示:下肢深静脉血栓形成)

(2)易患静脉血栓的高危人群有哪些?

在活体的心脏和血管内,血液发生凝固或血液中某些有形成分析出凝集形成固体质块的过程称为血栓形成(thrombosis)。所形成的固体质块称为血栓(thrombus)(图3-5)。

正常血液系统中存在凝血系统和抗凝血系统(纤维蛋白溶解系统)。在生理状态下,血液中的凝血因子不断地有限地被激活,产生凝血酶,形成微量的纤维蛋白,沉着于心血管内膜上,但又不断地被激活了的纤维蛋白溶解酶(纤溶酶)所溶解,同时被激活的凝血因子也不断地被单核-巨噬细胞所吞噬。上述凝血系统和纤维蛋白溶解系统的动态平衡,既保证了血管的完整性和血液潜在的可凝固性,又保证了血液的流体状态。如果某些因素激活了凝血系统,上述的动态平衡被破坏,血液便可在心脏和血管内凝固,形成血栓。

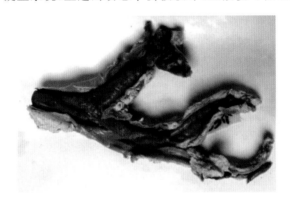

图 3-5 静脉血栓
门静脉及其分支内可见圆柱状、灰黄色的固体物附着于血管内膜

一、血栓形成的基本环节和条件

血栓形成是血液在流动状态由于血小板的活化和凝血因子被激活而发生的异常凝固。血栓形成的条件目前公认是由魏尔啸提出的三个条件。

1. 心血管内膜损伤 心血管内膜损伤是血栓形成最重要、最常见的原因。心血管内膜损伤导致内皮下胶原纤维暴露,可激活凝血因子Ⅻ,启动内源性凝血系统,其次损伤的内膜能释放组织因子,激活外源性凝血系统。此外,损伤内膜粗糙不平,有利于血小板黏集,也可导致血栓形成。

心血管内膜损伤导致血栓形成,多见于风湿性和感染性心内膜炎、动脉粥样硬化、心肌梗死、创伤性或炎症性动、静脉损伤部位;也可因缺氧、休克、败血症和细菌内毒素等引起的广泛性内膜损伤,激活凝血过程,造成弥散性血管内凝血,在全身微循环内形成微血栓。

2. 血流状态的改变 血流状态的改变主要是指血流缓慢和血流产生漩涡。在正常血流状态下,血液中的血细胞位于血流的中轴(称轴流);外层是血小板,最外层是一层血浆(边流),血浆将血液的有形成分与血管壁隔开,阻止了血小板与内膜的接触。当血流缓慢或产生漩涡时,轴流中的血小板进入边流,增加了血小板与内膜接触的机会和黏附内膜的可能性;同时血流缓慢可引起缺氧,内皮细胞变性、坏死、脱落,

从而启动内源性凝血系统和外源性凝血系统;此外血流缓慢时局部黏集的血小板和形成的凝血因子不易被稀释和冲走,有利于血栓形成。

由于静脉内压较动脉低、血流慢,所以静脉血栓比动脉血栓发生多4倍,下肢静脉血栓比上肢静脉血栓发生多3倍,临床上久病卧床、心功能不全、大手术及静脉曲张的患者,常因静脉淤血、血流缓慢等原因并发血栓形成。虽然心脏和动脉内血流快,不易形成血栓,但在二尖瓣狭窄时,左心房、动脉瘤内或血管分支处血流缓慢及出现涡流时,则易并发血栓形成。

3. 血液凝固性增高 血液凝固性增高是指血小板、凝血因子的增多或纤维蛋白溶解系统的活性降低,血液处于高凝状态,易于形成血栓。如严重创伤、大面积烧伤、大手术后或产后,由于严重失血,使血液浓缩,血液中纤维蛋白原、凝血酶原和其他凝血因子增多,血小板的数量也增多,从而易于形成血栓。血小板增多以及黏性增加也可见于妊娠高血压综合征、高脂血症、冠状动脉粥样硬化、吸烟和肥胖症等。此外,某些恶性肿瘤(如肺癌、乳腺癌、肾癌及前列腺癌等)、胎盘早期剥离等可使组织因子释放入血而致血液凝固性增高,也容易导致血栓形成。

必须强调的是,上述血栓形成的条件,往往是同时存在的。虽然心血管内膜损伤是血栓形成最重要、最常见的原因,但在不同的状态下,血流缓慢及血液凝固性增高也可能是重要的因素。如严重创伤患者,创伤引起心血管内膜损伤,失血后凝血因子和血小板的数量增多使血液的凝固性增高,长期卧床休息使静脉内血流缓慢等均可促进血栓形成。

二、血栓形成的过程及血栓的形态

1. 血栓形成的过程 血栓形成过程中,首先是血小板黏附在心、血管内膜损伤后裸露的胶原表面,黏附的血小板被胶原激活,血小板发生肿胀变形,随后释出血小板颗粒,再从颗粒中释放出 ADP、血栓素 A_2 促使更多的血小板黏附、聚集,形成血小板堆。此时血小板的黏附是可逆的,可被血流冲散消失。但随着内源性和外源性凝血系统的启动,凝血酶原转变为凝血酶,凝血酶将纤维蛋白原转变为纤维蛋白,后者与受损内膜处基质中的纤维连接蛋白结合,使黏附的血小板堆牢牢地固定于受损的血管内膜表面,成为不可逆的血小板血栓。随着血小板堆的不断增大,血小板堆的下游血流变慢并形成漩涡,进而形成新的血小板堆,如此反复进行,血小板黏附、聚集形成的梁状或珊瑚状突起,称为血小板小梁。在血小板小梁间,纤维蛋白形成网状结构,网罗大量血细胞(图3-6)。

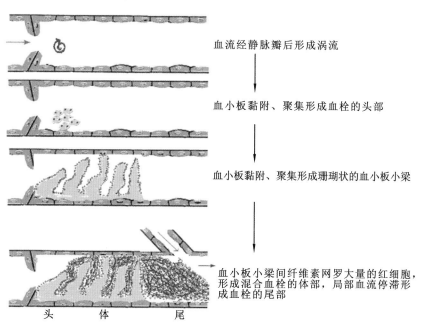

血流经静脉瓣后形成涡流

血小板黏附、聚集形成血栓的头部

血小板黏附、聚集形成珊瑚状的血小板小梁

血小板小梁间纤维素网罗大量的红细胞,形成混合血栓的体部,局部血流停滞形成血栓的尾部

头 体 尾

图 3-6 血栓形成过程示意图

由血小板黏附、聚积形成的血小板血栓是血栓形成的第一步,血栓形成后的发展、形态和组成以及血栓的大小则取决于血栓发生的部位和局部血流状态。

2. 类型和形态 血栓类型可分为以下四种。

(1)白色血栓:常位于血流较快的心瓣膜、心腔、动脉内,例如急性风湿性心内膜炎时在二尖瓣闭锁缘上形成的血栓为白色血栓。在静脉性血栓中,白色血栓位于延续性血栓的起始部,即血栓的头部。肉眼观,白色血栓呈灰白色小结节或赘生物状,表面粗糙,质实,与血管壁紧密黏着不易脱落。镜下观,主要由血小板及少量纤维蛋白构成,又称为血小板血栓或析出性血栓。

(2)混合血栓:肉眼观,混合血栓呈灰白色和红褐色相间的层状结构,故又称为层状血栓,其表面粗糙,与血管壁粘连比较紧密。镜下观,混合血栓主要由粉红色分支状的血小板小梁和小梁之间的纤维蛋白网及其中的红细胞组成,小梁周围有大量中性粒细胞附着(图3-7);此血栓构成静脉内延续性血栓的体部。在动脉瘤或心肌梗死区相应的心内膜处形成的混合血栓,称为附壁血栓。

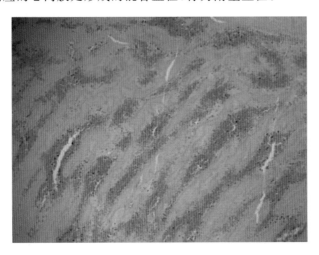

图 3-7 混合血栓

可见深红色和浅红色组织相间分布。浅红色组织为血小板小梁,小梁间的深红色组织为纤维蛋白网及红细胞

(3)红色血栓:即静脉内延续性血栓的尾部,发生在血流极度缓慢或停止之后,其形成过程与血管外凝血过程相同。肉眼观,呈暗红色,新鲜红色血栓湿润,有一定弹性,陈旧红色血栓干燥,易碎,失去弹性,并易于脱落造成栓塞。镜下观,在纤维素网眼内充满如正常血液分布的血细胞。

(4)透明血栓:发生于微循环的血管内,主要在毛细血管,因此只能在显微镜下见到,又称为微血栓。显微镜下呈均匀、红染、半透明状,因此称为透明血栓。主要由纤维蛋白构成(图3-8),又称为纤维蛋白血栓。最常见于弥散性血管内凝血。

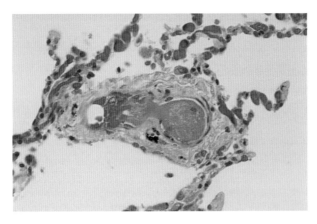

图 3-8 肺透明血栓

肺微血管内的透明血栓主要由纤维蛋白构成

三、血栓的结局

1. 软化、溶解、吸收 新近形成的血栓,由于血栓内纤溶酶原的激活和白细胞崩解释放的溶蛋白酶,可

使血栓溶解。血栓溶解过程取决于血栓的大小及血栓的新旧程度。小的新鲜的血栓可被完全溶解；大的血栓多为部分软化，在血流的冲击下，整个血栓或血栓的一部分脱落，成为血栓栓子，随血流运行到组织、器官，在与血栓大小相应的血管中停留，造成血栓栓塞。

2. 机化与再通 若纤溶酶系统的活力不足，血栓存在较久时则发生机化。在血栓形成后的1~2天，自血栓附着处的血管壁上开始长出肉芽组织，逐渐取代血栓，这一过程称为血栓机化。在血栓机化过程中，由于水分被吸收，血栓干燥收缩或部分溶解而出现裂隙，被新生的内皮细胞被覆于表面而形成新的血管，并相互吻合沟通，使被阻塞的血管部分地重建血流的过程，称为再通。

3. 钙化 若血栓未被溶解或机化时，可发生钙盐沉着，称为血栓钙化。血栓钙化后成为静脉石（phlebolith）或动脉石（arteriolith）。

四、血栓对机体的影响

血栓形成能对破裂的血管起堵塞裂口和阻止出血的作用。如胃、十二指肠溃疡和结核性空洞内的血管，有时在被病变侵袭破坏之前管腔内已有血栓形成，避免了大量出血，这是对机体有利的一面，而在多数情况下血栓也会对机体造成不利的影响，主要如下。

1. 阻塞血管 动脉血栓完全阻塞管腔时，可引起相应器官缺血、缺氧而发生萎缩、变性，甚至坏死，如冠状动脉血栓形成引起心肌梗死；若阻塞静脉而未能建立有效的侧支循环，则引起局部淤血、出血甚至坏死，如肠系膜静脉血栓形成可导致肠出血性梗死。

2. 栓塞 血栓脱落后形成栓子，可栓塞相应的血管。心瓣膜上的赘生物容易脱落成为栓子。下肢静脉的血栓脱落可造成肺栓塞，是造成患者死亡的重要原因之一。

3. 心瓣膜变形 心瓣膜血栓机化可引起心瓣膜粘连、变硬和变形等，使瓣膜狭窄或关闭不全。

4. 广泛性出血 由于微循环内广泛的微血栓形成引起弥散性血管内凝血（DIC）。导致组织广泛坏死，甚至全身广泛出血和休克。

第三节 栓 塞

在循环血液中出现的不溶于血液的异常物质，随血流运行阻塞血管腔的现象称为栓塞（embolism）。阻塞血管的异常物质称为栓子（embolus）。栓子可以是固体、液体或气体。最常见的栓子是脱落的血栓碎片或节段，罕见的有脂肪滴、空气、羊水和肿瘤细胞团。

一、栓子运行的途径

栓子运行途径一般随血流方向运行（图3-9），最终停留于口径与其相当的血管并阻断血流。来自不同血管系统的栓子，其运行途径不同。

1. 静脉系统及右心栓子 来自体静脉系统及右心的栓子，随血流进入肺动脉主干及其分支，引起肺栓塞。某些体积小而又富于弹性的栓子（如气体、脂肪栓子）可通过肺泡壁毛细血管回流入左心，再进入体循环动脉系统，阻塞动脉小分支。

2. 主动脉系统及左心栓子 来自主动脉系统及左心栓子，随动脉血流运行，阻塞于与其口径相当的体循环动脉血管，常见于脑、脾、肾及四肢的指、趾部等。

3. 门静脉系统栓子 来自肠系膜静脉等门静脉系统的栓子，可引起肝内门静脉分支的栓塞。

4. 交叉性栓塞 交叉性栓塞又称反常性栓塞，指栓子由压力高一侧进入压力低一侧，形成动脉、静脉系统交叉性栓塞。如当

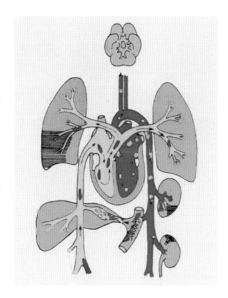

图 3-9 栓子的运行途径模式图

右心压力升高时,栓子可通过先天性房(室)间隔缺损到达左心,再进入体循环系统引起栓塞。

5.逆行性栓塞 逆行性栓塞为极罕见的一种栓塞,见于下腔静脉内血栓,在胸、腹压突然升高(如咳嗽或深呼吸)时,使血栓一时性逆流至肝、肾、髂静脉分支并引起栓塞。

二、栓塞的类型和对机体的影响

栓塞有以下几种类型,对机体影响大致相同。

1.血栓栓塞 由血栓或血栓的一部分脱落引起的栓塞称为血栓栓塞(thromboembolism)。血栓栓塞是栓塞最常见的类型,占所有栓塞的99%以上。由于血栓栓子的来源、大小和栓塞部位的不同,对机体的影响也有所不同。

(1)肺动脉栓塞:造成肺动脉栓塞(pulmonary embolism)的栓子95%以上来自下肢膝以上的深部静脉,特别是腘静脉、股静脉和髂静脉,偶可来自盆腔静脉或右心附壁血栓。栓子的大小和数量不同,其引起栓塞的后果为不同:①中、小栓子多栓塞肺动脉的小分支,常见于肺下叶,除多发性或短期内多次发生栓塞外,一般不引起严重后果,因为肺有双重血液循环,肺动脉和支气管动脉间有丰富的吻合支,侧支循环可起代偿作用。这些栓子可被溶解消失或机化变成纤维状条索。若在栓塞前,肺已有严重的淤血,微循环内压升高,使支气管动脉供血受阻,可引起肺组织的出血性梗死。②大的血栓栓子栓塞肺动脉主干或大分支(图3-10)。较长的栓子可栓塞左右肺动脉干,称为骑跨性栓塞(saddle embolism)。患者可突然出现呼吸困难、发绀、休克等症状。严重者可因急性呼吸和循环衰竭死亡(猝死)。③若栓子小但数目多,可广泛地栓塞肺动脉多数小分支,亦可引起右心衰竭猝死。

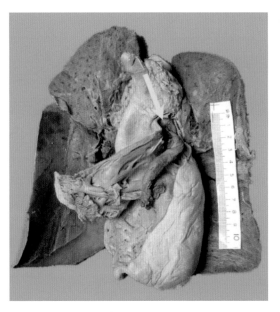

图 3-10 肺动脉主干血栓栓塞(大体)
剖开的两肺动脉主干内被一血栓栓子堵塞

案例分析

患者,女,33岁,因胎位异常做剖宫产,手术过程顺利。术后第3天产妇有便意,自行下床解大便,其丈夫暂离片刻回来后见患者低垂着头,知觉丧失,医务人员赶到时,患者脸色青紫,已无心跳,血压测不到,两侧瞳孔散大,抢救无效死亡。尸检见:①左髂总静脉内膜面可见数处灰黑色粗糙物黏附(范围约3 cm×2.5 cm),该处静脉周径明显扩大;②肺动脉分叉及左右主干有灰黑色及浅灰色条状物堵塞(左侧栓子已脱落),与血管内膜无明显粘连。临床诊断为:①左髂总静脉血栓;②肺动脉主干血栓栓塞。

思考题:

(1)静脉血栓形成的原因是什么?

(2)肺动脉内血栓栓子的来源及运行途径是怎样的?

（3）患者的死亡原因是什么？

（2）体循环动脉栓塞：造成动脉系统栓塞的血栓栓子80%来自左心，常见于亚急性细菌性心内膜炎时心瓣膜上的赘生物脱落、二尖瓣狭窄时左心房附壁血栓及主动脉粥样硬化溃疡面的血栓。动脉栓塞可发生于全身各处，但以下肢、脾、肾和脑等处较常见。动脉栓塞的后果取决于栓塞的部位以及局部侧支循环建立的情况以及组织对缺氧的耐受性。仅栓塞动脉的小分支，又有足够、有效的侧支循环，不造成严重后果；若栓塞动脉的大分支，且不能建立有效的侧支循环，局部可发生缺血性坏死；栓塞发生在冠状动脉或脑动脉分支，常可发生严重后果，甚至危及生命。

2. 脂肪栓塞　循环血液中出现脂肪滴并阻塞血管，称为脂肪栓塞(fat embolism)。常见于四肢长骨骨折、脂肪组织严重挫伤、脂肪肝患者肝区受到猛烈挤压或撞击时，脂肪细胞破裂，脂肪游离成无数脂滴，脂滴通过破裂的静脉血管进入血流，引起脂肪栓塞。脂肪栓子进入静脉随血流到右心，引起肺动脉小分支、小动脉或毛细血管的栓塞，如果脂滴数量少，对机体无不良影响，并被巨噬细胞吞噬或由血中酯酶分解清除；若大量的脂滴进入肺循环，使肺循环大部分受阻，患者可因窒息和急性右心衰竭而猝死。更小的脂肪栓子可通过肺泡壁毛细血管或肺内动-静脉短路进入动脉系统，引起体循环动脉系统的栓塞，最常见的是栓塞脑血管、引起脑水肿和血管周围点状出血。

案例分析

患者，男，38岁，因车撞伤、左腿剧痛、股骨变形急诊入院，X线检查显示左股骨干中段粉碎性骨折，入院后2 h，突然出现呼吸困难，嘴唇发绀，经抢救无效死亡。

思考题：该患者猝死的原因和机制是什么？

3. 气体栓塞　大量空气迅速进入血液循环或原溶于血液内的气体迅速游离，形成气泡阻塞心血管，称为气体栓塞。前者为空气栓塞，后者是在高气压环境迅速转到常压或低气压环境的减压过程中发生的气体栓塞，称减压病。

（1）空气栓塞：多由于静脉损伤破裂，外界空气由破裂处进入血液循环所致。多见于头颈、胸壁外伤或手术损伤静脉、加压静脉输液、人工气胸或人工气腹时，空气可因吸气时静脉腔内负压而被吸引，由损伤口进入静脉。分娩或流产时，由于子宫强烈收缩，将空气挤入破裂的子宫壁静脉窦内也可引起空气栓塞。

空气栓塞对人体的影响，主要取决于进入血液中空气的量和速度。少量空气入血，可溶解在血液中而不发生气体栓塞；大量空气(多于100 mL)迅速进入血液循环，随血流到达右心后由于心脏的搏动，将空气和血液搅拌成泡沫状，这些泡沫状的液体有可缩性，随心脏的收缩、舒张而被压缩或膨胀，并占据右心室，阻碍静脉血的回流并阻塞肺动脉出口，导致严重的血液循环障碍；部分空气也可进入肺动脉，栓塞肺动脉的小分支和毛细血管，患者出现呼吸困难、发绀而猝死；小气泡也可通过肺泡壁的毛细血管到左心，进入体循环，引起体循环的一些器官栓塞。

（2）减压病：又称为沉箱病和潜水员病，是气体栓塞的一种。人体从高气压环境迅速进入常压或低气压环境，如潜水员从深水中迅速上升到水面常压环境时，原来溶解于血液、组织液和脂肪组织中内的气体(包括氧气、二氧化碳和氮气)迅速游离形成气泡，氧和二氧化碳可溶于体液内被吸收，而氮气在体液中溶解速度较慢，致使血液或组织内形成许多小气泡或互相融合成较大的气泡引起栓塞，故称为氮气栓塞，又称为减压病。氮气析出时气体所在的部位不同，其临床表现也不相同。组织内的气泡，常引起局部症状，如肌腱、韧带或肌肉内的气泡可引起关节和肌肉疼痛；位于皮下时引起皮下气肿；位于局部血管内可引起局部缺血和梗死，如股骨头、胫骨和髂骨的无菌性坏死；若短期内有大量气泡形成，阻塞多数血管，尤其是栓塞于冠状动脉时，可引起严重的血液循环障碍，甚至死亡。

4. 羊水栓塞　羊水栓塞是分娩过程中一种罕见的严重并发症(1/50000人)，死亡率大于80%。在分娩过程中，羊膜或胎盘早期剥离，又逢胎儿阻塞产道路时，由于子宫强烈收缩，宫内压增高，可将羊水压入破裂的子宫壁静脉窦内，经血液循环进入肺动脉分支、小动脉及毛细血管内引起羊水栓塞。少量羊水可通过肺的毛细血管经肺静脉到达左心，引起体循环器官的小血管栓塞。羊水栓塞的证据是在显微镜下观察到母体的肺小动脉和毛细血管内有羊水的成分,包括角化上皮、胎毛、胎脂、胎粪和黏液等。本病发病急骤,后果严重,患者常在分娩过程中或分娩后突然出现呼吸困难、发绀、抽搐、休克、昏迷而死亡。

羊水栓塞引起死亡的机制较为复杂,可能与以下因素有关:①角化上皮、胎毛、胎脂、胎粪等异体蛋白入血引起过敏性休克;②羊水栓子阻塞肺动脉及羊水内所含的血管活性物质引起肺动脉反射性痉挛;③羊水具有凝血活酶作用可引起 DIC。

5. 其他栓塞

(1)细菌栓塞:大量细菌侵入血液循环,随血流运行可引起全身小动脉或毛细血管的细菌栓塞,除引起栓塞外,细菌可在栓塞处生长繁殖引起新的感染病灶。细菌栓塞可引起炎症的扩散,含有细菌的栓子还可引起相应部位的败血性梗死。

(2)瘤细胞栓塞:恶性肿瘤细胞可经毛细血管或靠近毛细血管的小静脉侵入血流,引起肺、肝或全身其他器官小血管栓塞。瘤细胞栓塞可造成肿瘤的转移。

(3)寄生虫、虫卵偶可栓塞于肝内门静脉分支。

第四节　梗　　死

器官或局部组织由于血管阻塞、血液供应中断导致缺血、缺氧而发生的坏死,称为梗死(infarction)。

一、梗死形成的原因和条件

任何引起血管管腔阻塞,导致局部组织血液循环中断和缺血,且不能建立有效侧支循环者,均可引起梗死。

(一)梗死形成的原因

1. 血栓形成　血栓形成是梗死最常见的原因,主要见于冠状动脉和脑动脉粥样硬化继发血栓形成引起的心肌梗死和脑梗死。伴有血栓形成的脚背动脉闭塞性脉管炎可引起脚部梗死。静脉内血栓形成一般只引起淤血、水肿,但肠系膜静脉血栓形成可引起所属静脉引流肠段的梗死。

2. 动脉栓塞　常见于血栓栓塞,也可为气体栓塞、脂肪栓塞等。常引起肾、脾、脑和肺梗死。

3. 动脉受压闭塞　如肠扭转、肠套叠和嵌顿性疝时,肠系膜静脉和动脉均受压迫而引起肠梗死;卵巢囊肿蒂扭转压迫血管,导致血流中断而引起囊肿坏死。

4. 动脉痉挛　单纯动脉痉挛引起梗死十分罕见,但在血管腔高度狭窄的基础上(如严重的冠状动脉、脑动脉粥样硬化等),情绪激动、过度劳累、强烈刺激等诱因,可引起病变血管强烈而持续性痉挛,使血流中断而导致相应器官和组织的梗死。

(二)梗死形成的条件

血管阻塞是否造成梗死,还与下列因素有关。

1. 供血血管的类型　有双重血液供应的器官,其中一条动脉阻塞,因有另一条动脉可以维持供血,通常不易引起梗死。如肺有肺动脉和支气管动脉供血,肺动脉小分支的血栓栓塞不会引起梗死。肝梗死很少见,是因为肝动脉和门静脉双重供血,肝内门静脉阻塞一般不会发生肝梗死,但肝动脉血栓栓塞,偶尔会造成梗死。前臂和手有平行走向的桡动脉和尺动脉供血,之间有丰富的吻合支,因此前臂和手绝少发生梗死。一些器官动脉的吻合枝少,如肾、脾及脑,动脉发生阻塞时,由于不易建立有效的侧支循环,常易发生梗死。

2. 局部组织对缺血的敏感程度　大脑的神经细胞的耐受性最低,3～4 min 的缺血即引起梗死。心肌细胞对缺血也很敏感,缺血 20～30 min 就会死亡。严重的贫血或心功能不全,血氧含量降低,可促进梗死的发生。骨骼肌、纤维结缔组织对缺血耐受性最强,一般不易发生梗死。

二、梗死的类型及病理变化

1. 梗死的形态特征　梗死是局部组织的坏死,其形态因不同组织、器官而有所差异。

（1）梗死灶的形状：取决于该器官的血管分布方式。多数器官的血管呈锥形分支，如脾、肾、肺等，故梗死灶也呈锥形，切面呈扇面形或三角形，其尖端位于血管阻塞处，常指向脾门、肾门、肺门，底部为器官的表面。心冠状动脉分支不规则，故心肌梗死灶的形状也不规则，呈地图状。肠系膜血管呈扇形分支和支配某一肠段，故肠梗死灶呈节段形。

（2）梗死灶的质地：取决于坏死的类型。实质器官如心、脾、肾的梗死为凝固性坏死。新鲜时，由于组织崩解，局部胶体渗透压升高而吸收水分，使局部肿胀，表面和切面均有微隆起。梗死若靠近浆膜面，则浆膜表面常有一层纤维蛋白性渗出物被覆。陈旧性梗死因含水分较少而略干燥，质地变硬，表面下陷。脑梗死为液化性坏死，新鲜时质软疏松，日久后逐渐液化成囊状。

（3）梗死的颜色：取决于病灶内的含血量，含血量少时颜色灰白，称为贫血性梗死或白色梗死。含血量多时，颜色暗红，称为出血性梗死或红色梗死。

2. 梗死类型及病理变化　根据梗死灶内含血量多少和有无合并细菌感染，将梗死分为以下三种类型。

（1）贫血性梗死：多发生于组织较致密、无侧支或侧支循环不丰富的实质器官，如脾、肾、心和脑。当这些器官动脉分支的血流阻断后，局部组织因缺血缺氧引起梗死，梗死灶周边的血管扩张充血、血管壁通透性增高，红细胞漏出，形成围绕梗死灶的充血出血带。因为组织致密及血管压力降低，故梗死区出血量较少，少量的红细胞很快崩解，血红蛋白被吸收，使梗死区呈灰白色贫血状态。

肉眼观，贫血性梗死的梗死灶呈灰白色或灰黄色，与正常组织分界清楚，分界处常有暗红色的充血带及出血带；梗死灶的形状取决于器官的血管分布，脾、肾等器官的动脉血管经脾、肾门进入，然后呈树枝状逐级分支，因此其梗死灶呈圆锥形，切面呈扇形或三角形，尖端朝向血管阻塞部位，底部靠近该器官的表面（图3-11，图3-12）；冠状动脉分布不规则，因而心肌梗死灶形状不规则，呈地图形。

镜下观，梗死12～18 h后出现凝固性坏死（脑梗死是液化性坏死），早期梗死区的组织轮廓尚存，梗死灶周围有明显的炎症反应，可见炎性细胞浸润及充血、出血带。陈旧的梗死灶、梗死区组织轮廓消失，呈均匀、红染、颗粒状，充血、出血带消失，周围有肉芽组织长入，最后形成瘢痕。

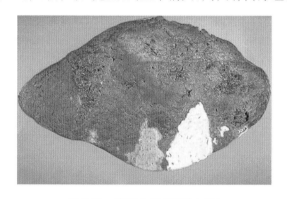

图 3-11　脾贫血性梗死（大体）
脾梗死灶（多处）呈楔形、灰黄色

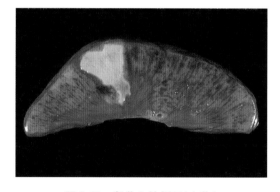

图 3-12　肾贫血性梗死（大体）
肾梗死灶呈楔形、灰黄色

（2）出血性梗死：出血性梗死主要发生在肺和肠等有双重血液供应或血管吻合支丰富、组织结构较疏松的器官。特点是在梗死区内有明显的出血现象，故称为出血性梗死。

出血性梗死的先决条件是严重淤血。肺有肺动脉和支气管动脉双重血液供应，在正常情况下，一般不引起梗死。但在肺严重淤血的情况下，由于整个器官的静脉压和毛细血管内压增高，另一支动脉不能建立有效的侧支循环，可引起局部组织缺血坏死；同时，由于严重淤血、组织结构疏松以及梗死后血管壁通透性增加，而导致梗死区发生弥漫性出血现象。肉眼观，肺梗死的梗死灶为锥体形，切面为楔形，其尖端朝向肺门或血管堵塞处，底部靠近胸膜面；梗死灶因弥漫性出血呈暗红色。镜下观，梗死区肺泡壁结构不清，肺泡腔充满红细胞。

肠出血性梗死常见于肠扭转、肠套叠、嵌顿性肠疝，在这些情况下肠系膜静脉首先受压而发生高度淤血，继而肠系膜动脉也受压导致局部缺血而发生出血性梗死。肠梗死多发生于小肠，因为肠系膜动脉呈扇形、节段性分布，故肠梗死通常只累及某一段肠管。肉眼观，梗死的肠壁因弥漫性出血而呈紫红色（图3-13），因淤血水肿及出血，肠壁增厚，质脆弱，易破裂，肠腔内充满浑浊的暗红色液体，浆膜面可有纤维蛋白性渗出物。镜下观,肠壁各层组织坏死及弥漫性出血。肠梗死容易发生肠穿孔,引起弥漫性腹膜炎,进而危及生命。

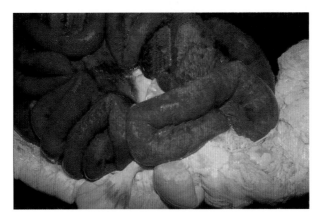

图 3-13 小肠出血性梗死

小肠梗死呈紫红色(左下粉白色的为正常肠管)

(3)败血性梗死:由含有细菌的栓子阻塞血管引起。常发生于急性感染性心内膜炎,含细菌的栓子从心内膜脱落,顺血流运行引起相应组织、器官动脉栓塞所致。梗死灶内可见细菌团及大量炎性细胞浸润,若有化脓性细菌感染时,可形成脓肿。

三、梗死对机体的影响

梗死对机体的影响取决于发生梗死的器官和梗死灶的大小和部位,以及有无细菌感染等因素。心肌梗死可影响心功能,严重者可致心功能不全;脑梗死视不同定位而有不同症状,梗死灶大者可致死。肾梗死通常只引起腰痛和血尿,但不影响肾功能。肺梗死有胸痛和咯血;肠梗死常出现剧烈腹痛、血便和腹膜炎症状。肺、肠、四肢的梗死,若继发腐败菌感染,可引起坏疽,后果严重。如急性感染性心内膜炎含化脓菌的栓子脱落引起的栓塞,梗死灶可出现脓肿。

 要点总结与考点提示

1. 掌握充血、淤血、血栓、血栓形成、栓塞、梗死的概念。
2. 慢性肺淤血、慢性肝淤血的病理变化和结局。
3. 血栓形成的基本条件。
4. 栓子运行的途径。

 思考题

1. 为什么静脉发生血栓比动脉多?
2. 某肺癌患者,肺切除术后发生下肢血栓,试分析该患者血栓形成的原因及该血栓可能给患者造成的影响。
3. 静脉淤血、血栓形成、栓塞及梗死之间有何联系?

(徐雪冬)

第四章　炎　症

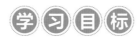

1. 掌握炎症、炎性介质、绒毛心、脓肿、蜂窝织炎、炎性息肉、炎性肉芽肿的概念,炎症的基本病理变化,渗出液的性状特点与意义,白细胞的种类、功能和临床意义,渗出性炎的各类与特点。

2. 熟悉炎症的临床表现,增生性炎的病变特点。

3. 了解炎症的原因、转归与结局。

炎症是具有血管系统的活体组织对致炎因子引起的局部损伤而发生的以防御为主的全身性病理过程。主要病理表现为局部组织发生变质、渗出和增生。变质是致炎因子引起的机体局部组织细胞变性、坏死等损伤性病变,而渗出和增生为局部组织细胞发生的抗损伤性反应。炎症是一种极为常见又十分重要的病理过程,许多疾病都属于炎症性疾病,如疖、痈、支气管炎、肺炎、胃炎、肾炎、外伤感染及各种传染病等。临床上炎症除局部可出现红、肿、热、痛及功能障碍外,还可有不同程度的全身反应,如发热、白细胞增多、单核-巨噬细胞系统增生等。

第一节　炎症的原因

凡是能引起组织和细胞损伤而导致炎症反应的因素称为致炎因子。致炎因子的种类繁多,可归纳为以下几类,见表 4-1。

表 4-1　致炎因子的种类

种　类	具 体 内 容
生物性因子	细菌、病毒、支原体、衣原体、真菌、立克次体、螺旋体、寄生虫等
物理性因子	高温、低温、放射性物质、紫外线、机械性创伤和电击伤
化学性因子	外源性化学物质有强酸、强碱、各种毒气和强氧化剂等;内源性化学物质有坏死组织的分解产物和堆积于体内的代谢产物(如尿酸、尿素)等
免疫反应	变态反应:Ⅰ、Ⅱ、Ⅲ、Ⅳ型,自身免疫反应:抗自身抗体

由生物性因子引起的炎症称为感染。

第二节　炎症的基本病理变化

炎症局部基本病理变化包括变质、渗出和增生。一般来讲,急性炎症或炎症早期以变质和渗出为主,慢性炎症或炎症后期以增生为主。变质属于损伤过程,而渗出和增生是以抗损伤和修复为主的过程,所以炎症是损伤、抗损伤和修复三位一体的综合过程。

一、变质

变质是指炎症局部组织发生的变性和坏死。

（一）形态变化

1. 实质细胞　可有细胞水肿、脂肪变性、细胞内玻璃样变性,重者可发生凝固性坏死和液化性坏死等。

2. 间质　间质可发生黏液样变性、玻璃样变性、纤维素样坏死等。

（二）代谢变化

1. 局部酸中毒　炎症时,糖、脂肪和蛋白质的分解代谢增强,耗氧量增加,但由于细胞酶系统受损和局部血液循环障碍,使各种氧化不全的代谢产物如乳酸、脂肪酸、酮类等在局部堆积,造成炎症区域氢离子浓度增高,出现局部酸中毒。

2. 组织内渗透压升高　炎症病灶内分解代谢增强及细胞坏死释放出溶酶体酶,使蛋白质等大分子物质降解为小分子物质,分子浓度增高;又由于氢离子浓度升高,使盐类解离过程增多,钾离子、磷酸根离子及其他离子浓度增高。因此,炎症区域的胶体和晶体渗透压均升高,促使渗出过程的发生。

（三）炎症介质

变质过程中可伴随炎症介质的形成和释放。炎症介质是指在致炎因子作用下由细胞或血浆产生和释放的、参与或引起炎症反应的化学活性物质。炎症介质在炎症过程中的主要作用是使血管扩张、血管通透性增加及对炎性细胞的趋化作用,导致炎性充血和渗出等变化。有的炎症介质还可引起发热、疼痛及组织损伤等。炎症介质生物活性作用强,种类多,可分为外源性(如细菌及其代谢产物)和内源性(来源于细胞及血浆)两大类,以内源性介质为主。由细胞产生的炎症介质有血管活性胺(组胺和 5-羟色胺)、花生四烯酸代谢产物(前列腺素和白细胞三烯)、细胞因子、白细胞产物等。由血浆产生的炎症介质是以前体的形式或非活性状态存在,需经蛋白水解酶才能激活,包括激肽系统、补体系统、凝血系统及纤溶系统。

常见炎症介质的类型如下:

1. 细胞释放的炎症介质

(1)血管活性胺:包括组胺和 5-羟色胺(5-HT)。组胺大多存在于肥大细胞、嗜碱性粒细胞和血小板中,当肥大细胞受到某种刺激(创伤、寒冷等)时即可释放组胺。组胺的显著作用是使细动脉扩张和细静脉通透性增加。5-HT 大多存在于血小板和肠嗜铬细胞,其功能与组胺相似。

(2)花生四烯酸代谢产物:花生四烯酸(AA)是指存在于细胞膜磷脂内的二十碳不饱和脂肪酸。当炎症刺激或其他炎症介质作用时,细胞的磷脂酶被激活,可从膜磷脂释放出花生四烯酸。再由环氧化酶和脂质氧化酶两个不同代谢途径,分别生成前列腺素和白细胞三烯。前列腺素(PG)是由环氧化酶途径的代谢产物形成的,其功能为使血管扩张、水肿加剧、致痛和致热等。白细胞三烯(LT)是由脂质氧化酶途径的代谢产物形成的。这些产物在炎症过程的不同时期,通过不同角度参与炎症反应。

(3)白细胞产物:主要来自中性粒细胞和单核细胞。

①活性氧代谢产物:此类物质在细胞内可与一氧化氮(NO)结合,生成活性氮中间产物。当它们少量释放到细胞外时,能增加白细胞介素 8(IL-8)、其他细胞因子及内皮细胞白细胞黏附因子的表达,推动炎症反应;若其大量释放到细胞外,可损伤内皮细胞、实质细胞和红细胞等。

②溶酶体成分:溶酶体成分被释放出来后,有多种促发炎症的作用,如增加血管通透性及化学趋化性;其蛋白酶有损伤作用,可降解各种细胞外成分,如胶原纤维、纤维蛋白、基底膜、弹力蛋白及软骨等。化脓性炎症的组织破坏是其最典型的表现。

(4)细胞因子:主要由激活的淋巴细胞和单核-巨噬细胞所产生,还可来自内皮、上皮或结缔组织。细胞因子可影响和调节其他细胞的功能,并参与免疫反应,在急性炎症和慢性炎症中均起重要作用。IL、TNF 是其中最重要的组成成分,IL-1 和 TNF 能促进内皮细胞表达黏附分子,利于白细胞游出过程中的黏附作用,且可导致机体发热。

(5)血小板激活因子:来自肥大细胞、中性粒细胞、单核-巨噬细胞、血管内皮细胞及血小板本身。其主要作用是激活血小板,另外,还能使血管扩张、血管通透性升高,促使白细胞与内皮细胞黏着、白细胞脱颗粒并影响其趋化作用,刺激白细胞及其他细胞合成前列腺素和白细胞三烯的作用。

(6)一氧化氮(NO):主要来自内皮细胞、巨噬细胞和一些特定的神经细胞。一氧化氮参与炎症过程,主要是作用于血管平滑肌而引起血管扩张。此外还可抑制血小板黏着和聚集、抑制肥大细胞导致的炎症反应,调节、控制白细胞向炎症灶的集中。

(7)神经肽:如 P 物质,存在于肺和胃肠道的神经纤维,其作用是传递疼痛信号,调节血压和刺激免疫细胞、内分泌细胞分泌。P 物质是增加血管通透性的关键介质。

2.血浆源性炎症介质 在致炎因子作用下,血浆内的凝血、纤溶、激肽和补体四个系统可同时或先后被激活,其部分活化产物为血浆源性炎症介质。

(1)激肽系统:激肽是一些具有生物活性的多肽物质,是通过激肽原酶作用于激肽原而产生的。在炎症反应中起主要作用的激肽是缓激肽,可使小血管扩张、血管壁通透性增高,并可引起血管以外的平滑肌收缩及致痛作用。

(2)补体系统:指血浆中一组具有酶活性的蛋白质,平时以非激活的形式存在,可在炎症或免疫反应过程中被激活。组成补体系统的蛋白质有 20 种,C3 和 C5 与炎症和免疫反应的关系最密切。其中 C3a 和 C5a 能使肥大细胞释放组胺。C5a 还能激活中性粒细胞和单核细胞的花生四烯酸代谢,促进合成和释放炎症介质,对中性粒细胞和单核细胞具有强烈的趋化作用,还可促使中性粒细胞黏附于血管内皮。C3b 是重要的调理素之一,具有促进吞噬细胞的吞噬功能。

(3)凝血系统和纤维蛋白溶解系统:炎症所致的组织损伤,使因子Ⅻ被激活,由此启动凝血系统,并激活纤维蛋白溶解系统。在凝血过程中,凝血酶催化纤维蛋白原释放出纤维蛋白多肽并进一步转化为纤维蛋白。纤维蛋白多肽能加强缓激肽对平滑肌的作用,引起血管壁通透性增高,并对中性白细胞有趋化作用。纤溶系统激活后,纤维蛋白在纤溶酶作用下所形成的纤维蛋白降解产物可使血管壁通透性增高,对中性白细胞有趋化作用。

主要炎症介质及其作用见表 4-2。

表 4-2　主要炎症介质及其作用

炎症介质	来　源	血管扩张	血管通透性	趋化作用	其他作用
血管活性胺	肥大细胞等	＋	＋	＋	致痛
缓激肽	血浆蛋白	＋	＋		致痛
C3a	补体激活	＋	＋		
C5a	补体激活	＋	＋	＋	
前列腺素	细胞合成	＋	＋	＋	致痛、致热
白细胞三烯	白细胞等		＋	＋	致热
阳离子蛋白	白细胞		＋	＋	
纤维蛋白多肽	凝血系统		＋	＋	

二、渗出

渗出是指炎症局部组织血管内的液体和细胞成分,通过血管壁进入组织间隙、体腔、体表、黏膜表面的过程。渗出的液体和细胞成分,称为渗出物。渗出是炎症的重要标志,也是炎症最具特征性的变化,在局部发挥着重要的防御作用。渗出过程以血管反应为主,包括血流动力学改变和血液成分的渗出。

(一)血流动力学改变

1.细动脉短暂收缩 当组织受到致炎因子刺激时,通过神经反射迅速发生短暂细动脉收缩,持续数秒至数分钟。

2.动脉性充血 短暂细动脉收缩后,细动脉和毛细血管转为扩张,局部血流加快,血流量增多,形成动脉性充血(即炎性充血),是局部发红和发热的原因。血管扩张的发生机制与轴突反射和炎症介质的作用有关,前者引起的血管扩张只是暂时的,后者的作用较持久。

3.静脉性充血 毛细血管扩张之后,在炎症介质和局部酸中毒的作用下,微血管壁通透性增高,血管内富含蛋白质的液体外渗,导致血液浓缩、黏稠度增加,血流变慢,导致静脉性充血(淤血)。

上述血流动力学变化为血液成分的渗出创造了条件(图 4-1)。

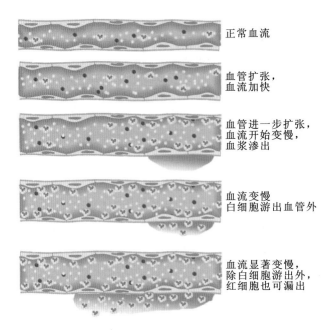

正常血流

血管扩张，
血流加快

血管进一步扩张，
血流开始变慢，
血浆渗出

血流变慢
白细胞游出血管外

血流显著变慢，
除白细胞游出外，
红细胞也可漏出

图 4-1　炎症时血流动力学变化模式图

(二)血液成分的渗出

1. 液体渗出　血管内液体成分通过血管壁到达血管外的过程称为液体渗出。渗出的液体称为渗出液。渗出液积存于组织间隙，引起组织间隙含水量增多，称为炎性水肿；积存于体腔称为炎性积液。渗出液的成分可因致炎因子、炎症部位和血管壁受损程度的不同而有所差异。血管壁损伤轻微时，渗出液中主要为水、盐类和分子较小的白蛋白，血管壁损伤较重时，分子较大的球蛋白、纤维蛋白原也可以渗出。

(1)液体渗出的原因：①微血管壁通透性升高：毛细血管和微静脉的内皮细胞是一种半透膜，正常情况下，水和小分子的物质可自由通过血管壁，而血浆蛋白等大分子物质则不易通过。炎症时由于致炎因子和炎症介质的作用，加上炎症局部组织淤血缺氧和酸中毒，使微静脉和毛细血管扩张，血管内皮细胞间隙增宽，内皮细胞受损，导致血管壁通透性升高，造成液体和较大分子物质渗出；另外，炎症时内皮细胞吞饮能力增强，吞饮小泡增多，血浆中分子较小物质可通过内皮细胞吞饮作用渗出到血管外；②微血管内流体静压升高：由于炎症区域微血管扩张，血流变慢，静脉回流受阻而淤血，使微血管内流体静压升高，造成液体和小分子蛋白渗出；③组织内渗透压升高：炎症区域组织变性坏死，分解代谢增强及局部酸中毒，使局部分子浓度和离子浓度升高，炎症区域渗透压升高，促进了液体的渗出。

(2)渗出液的意义：渗出液具有重要的防御作用。①稀释炎症灶中的有害物质和毒素，减轻对组织的损伤；②为局部带来营养物质，带走代谢产物；③渗出液中含有抗体、补体及溶菌物质，有利于杀灭病原体；④渗出物中的纤维蛋白交织成网，可限制病原微生物的扩散，使病灶局限并有利于吞噬细胞发挥吞噬作用；⑤纤维蛋白网还可成为修复支架、有利于组织修复；⑥渗出物中的病原微生物和毒素随淋巴液被带到局部淋巴结，可刺激机体产生细胞免疫和体液免疫。

如果渗出液过多则会给机体带来不利的影响：①可压迫周围组织，加剧局部血液循环障碍，影响器官功能，如心包腔积液、胸膜腔积液等；②渗出液中如含纤维蛋白过多，不能完全吸收时，可发生机化、粘连，如心包粘连等。

(3)渗出液与漏出液的区别：炎症性渗出液与其他疾病引起的漏出液不同，漏出液是因微血管内流体静压增高(如心力衰竭等引起的静脉淤血)或某些疾病(如肝硬化、肾炎、营养不良等)引起的血浆胶体渗透压下降，使组织间液回流障碍所致，属于非炎性水肿。正确鉴别渗出液和漏出液，对某些疾病的诊断与鉴别有一定的帮助，具有重要的临床意义，其区别见表 4-3。

表 4-3 渗出液与漏出液的区别

	渗 出 液	漏 出 液
原因	炎症	非炎症
发生机制	血管壁通透性增高	静脉回流受阻
蛋白质含量	>30 g/L	<25 g/L
比重	>1.018	<1.018
有核细胞数	>0.5×10⁹/L	<0.1×10⁹/L
外观	混浊	澄清
凝固性	能自凝	不能自凝

2.细胞渗出　白细胞通过血管壁游出到血管外的过程称为白细胞渗出。渗出的白细胞称为炎性细胞。炎性细胞在炎症病灶内聚集的现象称为炎性细胞浸润。白细胞渗出是一种主动而又复杂的过程,包括白细胞边集、附壁、游出等连续阶段,并在趋化因子的作用下到达炎症病灶,发挥吞噬作用(图 4-2,图 4-3)。

(1)白细胞边集、附壁:炎症时由于炎症区域的血管扩张,血流变慢,使轴流变宽,白细胞由轴流进入边流,靠近血管壁缓慢滚动,称为白细胞边集;然后边集的白细胞黏附于血管内皮细胞上,称为白细胞附壁。

(2)白细胞游出:白细胞附壁后,其胞质突起形成伪足,插入内皮细胞之间的缝隙,以阿米巴运动方式进入内皮细胞和基底膜之间,最后穿过基底膜使整个细胞移出到血管外,这一过程称为白细胞游出。

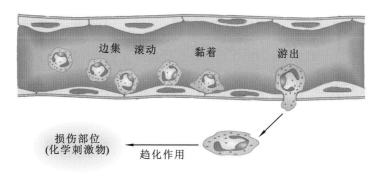

图 4-2　白细胞渗出过程模式图

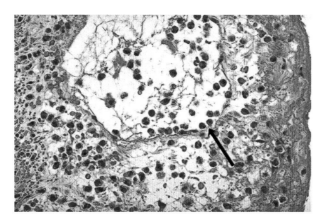

图 4-3　白细胞渗出(箭头所指)镜下观察

各种白细胞都能游出,但其游走能力不同,中性粒细胞和单核细胞游走能力最强,淋巴细胞游走能力最弱,因此,在炎症的不同阶段,游出的白细胞类型不同,如在急性炎症或炎症早期,中性粒细胞最早出现于炎症区域,48 h后单核细胞游出。但中性粒细胞寿命短,多在 24～48 h 后崩解消失,而单核细胞寿命可长达几周至几个月。此外,致炎因子不同,游出的白细胞种类也不同。化脓菌感染以中性粒细胞为主,病毒感染以淋巴细胞为主,过敏反应以嗜酸性粒细胞为主。

白细胞游出是以阿米巴运动方式进行的主动移动过程。白细胞游出后,血管内皮细胞的连接结构恢复正常。血管壁受损严重时也有红细胞的被动漏出,这是流体静压的作用把红细胞沿白细胞游出的途径或内皮细胞坏死崩解的裂口推出血管外的结果,红细胞本身并无运动能力。

(3)趋化作用:白细胞游出血管后,就不能游回血管内。游出的白细胞最初围绕在血管周围,而后以阿米巴运动方式沿组织间隙定向游走,向炎症病灶集中。这是由于炎症病灶存在某些化学物质,对白细胞具有化学吸引作用,这种现象称为趋化作用。能吸引白细胞定向游走的物质称为趋化物质(趋化因子)。趋化因子可来源于血浆,也可来源于细菌及其代谢产物,不同的趋化因子吸引不同的白细胞,所以不同的炎症,其炎症病灶内炎性细胞的种类也不同。

(4)吞噬作用:白细胞游走到炎症病灶内对病原体和组织崩解碎片等进行吞噬与消化的过程,称为吞噬作用。吞噬作用是炎症防御反应最重要的环节。人体的吞噬细胞主要有中性粒细胞和单核-巨噬细胞,其吞噬过程包括识别和黏着、包围吞入及杀灭降解三个阶段。吞噬细胞借助其表面的 Fc 和 C3b 受体,能识别被抗体或补体包裹的病原体,经抗体或补体与相应受体结合,病原体就被黏附在细胞表面,此时吞噬细胞膜内褶和外翻形成伪足将其包围,然后吞入胞质内形成吞噬体,吞噬体与胞质内的溶酶体融合形成吞噬溶酶体,病原体等在吞噬溶酶体内被杀灭降解(图 4-4)。

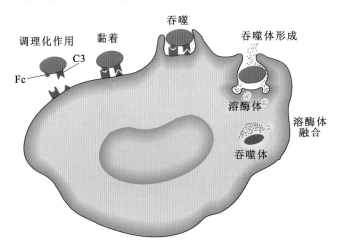

图 4-4　白细胞吞噬过程模式图

通过吞噬细胞的吞噬作用,大多数病原体可被杀灭,但有些病毒或细菌(如结核杆菌)毒力较强,不易被杀灭,在白细胞内处于静止状态,一旦机体抵抗力降低,这些病原体又能继续繁殖,并可随吞噬细胞的游走而在机体内播散。

(5)炎性细胞的种类、功能及临床意义:见表 4-4,图 4-5。

表 4-4　炎性细胞的种类、功能及临床意义

种　　类	来　　源	功　　能	临床意义
中性粒细胞	血液	能吞噬细菌、组织碎片、抗原抗体复合物,崩解后释放蛋白溶解酶	见于急性炎症、化脓性炎症及炎症早期
单核细胞及巨噬细胞	血液及组织	能吞噬较大的病原体、异物、坏死组织碎片等,释放内源性致热原	见于急性炎症后期、慢性炎症、非化脓性炎症以及病毒、寄生虫感染
嗜酸性粒细胞	血液	能吞噬抗原抗体复合物	见于寄生虫感染、变态反应性炎症
淋巴细胞	血液及淋巴组织	T 细胞参与细胞免疫、释放多种淋巴因子	见于慢性炎症或病毒感染
浆细胞	B 淋巴细胞转变而来	产生抗体,参与体液免疫	见于慢性炎症
嗜碱性粒细胞	血液	释放肝素、组胺、5-羟色胺	变态反应性炎症

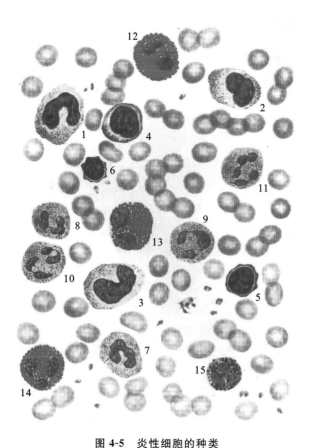

图 4-5　炎性细胞的种类

1、2、3 为巨噬细胞;4 为浆细胞;5、6 为淋巴细胞;7、8、9、10、11 为中性粒细胞;

12、13、14 为嗜酸性粒细胞;15 为嗜碱性粒细胞

三、增生

在致炎因子和组织崩解产物的作用下,炎症局部细胞增殖,细胞数目增多,称为增生。增生包括实质细胞和间质细胞的增生。增生的细胞主要是巨噬细胞、血管内皮细胞和成纤维细胞。在某些情况下,炎症病灶周围的上皮细胞或实质细胞等也可增生。一般来说,在炎症早期增生改变常较轻微,而在炎症后期或慢性炎症增生改变则较明显。少数炎症亦可在早期即有明显的增生,如伤寒时大量巨噬细胞增生等。

炎症增生是一种防御反应。增生的巨噬细胞具有吞噬病原体、清除组织崩解产物的作用;增生的成纤维细胞和血管内皮细胞形成肉芽组织,最后演变为瘢痕组织,使受损组织得以修复。但增生过度,也可影响组织、器官的结构和功能,如肝炎后肝硬化等。

第三节　炎症的类型

一、炎症的临床分类

根据炎症病程长短和起病缓急,可将炎症分为以下四型。

1. 超急性炎症　起病急,呈暴发性经过,病程为数小时至数天,炎症反应急剧,多属变态反应性炎症。短期内引起严重的组织、器官损伤,甚至导致患者死亡。如器官移植的超急性排斥反应,可在移植器官的血管接通后数分钟,引起移植组织和器官的严重破坏、功能丧失。

2. 急性炎症　起病急,症状明显,病程从数天到一个月。局部病变常以变质、渗出为主,炎症灶内常有大量中性粒细胞浸润。如急性肾盂肾炎、急性阑尾炎等。

3. 慢性炎症　起病缓慢,症状较轻,病程长,从 6 个月至数年。可由急性炎症转化而来,也可开始即为慢性经过。局部病变常以增生为主,炎症灶内常有大量淋巴细胞、单核细胞和浆细胞浸润。如慢性胆囊炎、慢性肠炎等。有时因机体抵抗力低下,病原体繁殖,在慢性炎症基础上可转化为急性炎症,如慢性胆囊炎急性发作等。

4. 亚急性炎症 临床上较少见,介于急性炎症与慢性炎症之间,病程为 1~6 个月。常由急性炎症迁延所致。如亚急性重型肝炎、亚急性细菌性心内膜炎等。

二、炎症的病理分类

根据炎症局部组织的病理变化可将炎症分为变质性炎、渗出性炎和增生性炎三大类型。

(一)变质性炎

变质性炎是指局部病变以组织细胞的变性、坏死为主,渗出和增生性变化较轻微的炎症。常见于心、肝、脑等实质性器官,常是某些重症感染、中毒的结果。如白喉杆菌外毒素引起的中毒性心肌炎可表现为心肌细胞的变性、坏死;急性重型病毒性肝炎主要病变为肝细胞变性、坏死;流行性乙型脑炎时,主要病变为神经细胞的变性、坏死等。

案例分析 ┈┈┈┈┈┈┈┈┈┈┈┈┈┈┈┈┈┈┈┈┈┈┈┈┈┈┈┈┈┈┈┈┈┈┈┈┈┈

患者,女,12 岁,持续高热 20 天,发热一周后左颈部发现肿块,质软,有波动感。赴某医院治疗将肿块切开引流,流出黄绿色较黏稠液体 50 mL。

查体:T 39 ℃,P 140 次/分,R 36 次/分。肝右肋缘下 2.5 cm,剑突下 3.5 cm,质中等。化验检查:WBC $20×10^9$/L。

思考题:患者有哪些炎症的局部反应和全身反应。颈部肿块是属于哪种渗出性炎?

(二)渗出性炎

渗出性炎是指以炎症病灶内形成大量渗出物为特征的炎症。根据渗出物的成分和病变特点不同,一般将渗出性炎分为浆液性炎、纤维蛋白性炎、化脓性炎、出血性炎和卡他性炎。

1. 浆液性炎 浆液性炎是指以浆液渗出为主的炎症。渗出物的主要成分为血浆,含有 3%~5% 的蛋白质,其中主要为白蛋白,同时混有少量纤维蛋白和中性粒细胞。浆液性炎常发生于皮肤、黏膜、浆膜和疏松结缔组织等处,局部出现明显的炎性水肿或体腔积液。如毒蛇咬伤、皮肤Ⅱ度烧伤形成的水疱、感冒初期的鼻黏膜炎、结核性胸膜炎、风湿性关节炎等(图 4-6)。

2. 纤维蛋白性炎 纤维蛋白性炎是以纤维蛋白原渗出为主的炎症,渗出的纤维蛋白原在凝血酶的作用下转变为纤维蛋白(即纤维素),故又称为纤维素性炎。纤维蛋白大量渗出,说明血管壁损伤严重,通透性明显增加,多由某些细菌毒素或某些毒物引起。病变常发生于黏膜、浆膜和肺组织。

(1)黏膜的纤维蛋白性炎:发生于黏膜的纤维蛋白性炎,渗出的纤维蛋白、白细胞和坏死的黏膜上皮细胞共同在黏膜表面形成一层灰白色的膜状物,称为假膜。因此,发生于黏膜的纤维蛋白性炎,又称假膜性炎,如白喉、细菌性痢疾等(图 4-7)。咽部白喉的假膜不易脱落,气管白喉的假膜易于脱落,脱落的假膜可阻塞支气管引起窒息。细菌性痢疾时,肠黏膜表面形成的假膜脱落随粪便排出,可导致黏液便和黏液脓血便。

(2)浆膜的纤维蛋白性炎:常见于胸膜、腹膜和心包膜。如风湿性心外膜炎时,由于心脏不停的搏动,致使渗出在心包膜脏层和壁层腔面上的纤维蛋白呈绒毛状,称为"绒毛心"(图 4-8,图 4-9)。

(3)肺的纤维蛋白性炎:常见于大叶性肺炎。在大叶性肺炎的红色肝样变期和灰色肝样变期,肺泡腔内有大量纤维蛋白渗出,可导致肺实变。

3. 化脓性炎 化脓性炎是以大量中性粒细胞渗出为主,并有不同程度的组织坏死和脓液形成为特征的炎症。多由葡萄球菌、链球菌、脑膜炎双球菌、大肠杆菌、绿脓杆菌等化脓菌感染所致。渗出的中性粒细胞变性、坏死,称为脓细胞。中性粒细胞崩解后释放蛋白溶解酶溶解坏死组织、使之液化的过程,称为化脓。化脓过程中所形成的液体状物称为脓液。脓液是一种浑浊的凝乳状液体,呈灰黄色或黄绿色,其主要

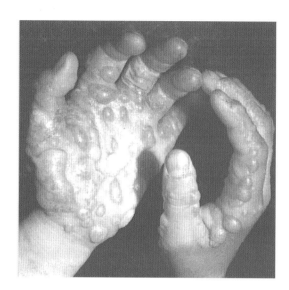

图 4-6　烫伤(浆液性炎)

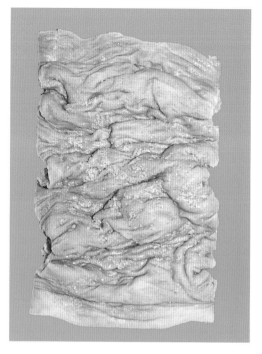

图 4-7　假膜性炎(细菌性痢疾)

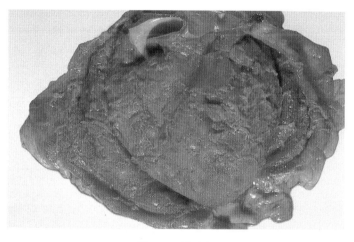

图 4-8　绒毛心

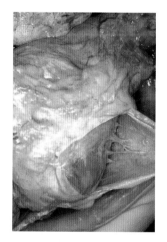

图 4-9　绒毛心造成心包腔粘连

成分为大量脓细胞、液化的坏死组织、细菌及少量浆液等。根据原因和发生部位不同,可将化脓性炎分为以下三种类型。

(1)表面化脓和积脓:表面化脓是指发生在浆膜、黏膜、脑膜的化脓性炎症。其特点为黏膜或浆膜表面有脓液覆盖,深部组织没有明显的炎性细胞浸润。脓性渗出物覆盖于器官表面,称为表面化脓,如化脓性尿道炎,渗出的脓液可通过尿道排出体外。若渗出的脓液不能排出,蓄积在浆膜腔或管腔,称为积脓,如胆囊积脓、输卵管积脓等。

(2)蜂窝织炎:指疏松结缔组织的弥漫性化脓性炎。常发生于皮下、肌肉和阑尾等处,主要由溶血性链球菌引起。链球菌能分泌透明质酸酶和链激酶,降解结缔组织基质中的透明质酸和渗出的纤维蛋白,因此细菌易于通过组织间隙和淋巴管扩散而不易被局限,表现为疏松结缔组织内大量中性粒细胞弥漫性浸润,与正常组织分界不清。

(3)脓肿:指组织或器官内的局限性化脓性炎,其主要特征是组织发生坏死、溶解,形成充满脓液的腔。常发生于皮下和内脏,主要由金黄色葡萄球菌引起。这些细菌能产生毒素,使局部组织坏死,继而有大量中性粒细胞浸润,崩解后释放蛋白溶解酶使坏死组织液化,形成含有脓液的腔。金黄色葡萄球菌可产生血浆凝固酶,能使渗出的纤维蛋白原转变为纤维蛋白,限制了细菌的扩散,因此病变较局限。

较小的脓肿可以吸收消散,较大的脓肿则因脓液过多,吸收困难,需切开或穿刺排脓,然后由肉芽组织修复。有时脓液过多,脓腔内压力增大,脓肿可向周围破溃。皮肤、黏膜的脓肿,可向表面破溃形成溃疡;深部组织脓肿向体表或自然管道穿破可形成窦道或瘘管。窦道是指只有一个开口的病理性盲管;瘘管是指一端开口于体表,另一端开口于自然管道,或两个有腔器官之间沟通,形成有两个以上开口的病理性管道。脓肿和蜂窝织炎的区别见表 4-5。

表 4-5 脓肿和蜂窝织炎的区别

	脓　　肿	蜂 窝 织 炎
部位	皮肤和肺、脑、肝、肾等内脏组织	皮下、肌肉、阑尾等疏松组织
致病菌	金黄色葡萄球菌	溶血性链球菌
释放的酶	血浆凝固酶	透明质酸酶和链激酶
范围	局限	弥散
脓液	浓稠黄色液体	稀薄乳状液体
病变	组织溶解坏死,形成脓腔、溃疡、窦道和瘘管	组织中大量中性粒细胞浸润,原有组织无显著坏死

4. 出血性炎 炎症病灶内血管壁损伤严重,渗出物中含有大量的红细胞。常见于流行性出血热、钩端螺旋体病和鼠疫等。出血性炎也常与其他类型炎症合并存在,如浆液性出血性炎、化脓性出血性炎等。

5. 卡他性炎 发生于黏膜的渗出性炎又称卡他性炎。卡他源于希腊语,是"向下流"的意思。根据渗出物成分不同,卡他性炎可分为浆液性卡他性炎、黏液性卡他性炎和脓性卡他性炎。如感冒初期鼻黏膜的浆液性卡他性炎;细菌性痢疾早期大肠黏膜的黏液性卡他性炎;淋病时尿道黏膜的脓性卡他性炎等。

上述渗出性炎各种类型可单独发生,亦可合并存在,如浆液性纤维蛋白性炎、化脓性出血性炎等。在炎症的发展过程中一种炎症可转变成另一种炎症,如浆液性炎可转变为化脓性炎等。

(三)增生性炎

增生性炎是以增生性变化为主的炎症,变质和渗出性变化较轻微,多呈慢性经过,少数亦可呈急性经过。根据病因和病变特点不同,增生性炎可分为一般增生性炎、炎性息肉、炎性肉芽肿和炎性假瘤。

1. 一般增生性炎 以成纤维细胞、血管内皮细胞和组织细胞增生为主,有时可出现局部的被覆上皮、腺上皮和实质细胞的增生。

2. 炎性息肉 发生于黏膜的慢性炎症,由于黏膜上皮、腺上皮及肉芽组织明显增生,形成突出于黏膜表面、根部有蒂的肿物,称为炎性息肉。常见的息肉有鼻息肉、宫颈息肉、肠息肉等。

3. 炎性肉芽肿 以巨噬细胞增生为主而形成的境界清楚的结节状病灶,又称肉芽肿性炎。根据致病因素不同,可将其分为两大类。①感染性肉芽肿:由病原微生物所引起,具有独特的形态特征,对疾病的确诊具有重要意义,如结核性肉芽肿、麻风性肉芽肿、伤寒性肉芽肿、风湿性肉芽肿等。②异物性肉芽肿:由各种异物所引起,如外科缝线、滑石粉、矽尘、虫卵等。

4. 炎性假瘤 炎症局部多种细胞成分增生形成边界清楚的肿块,大体观察和 X 线检查,外形似肿瘤,但并非肿瘤,故称炎性假瘤。常发生于肺和眼眶等处,应注意与真性肿瘤相区别。

第四节　炎症的局部表现和全身反应

一、局部表现

炎症的局部表现以体表的急性炎症最明显,表现为红、肿、热、痛和功能障碍。

1. 红 主要是由于局部充血所致。炎症初期为充血,局部血液中氧合血红蛋白增多,呈鲜红色。随着炎症的发展,血流变慢甚至停滞,发生淤血,局部血液中还原血红蛋白增多,呈暗红色。

2.肿 急性炎症时,局部肿胀主要是由于局部充血,炎性渗出物聚积所致。慢性炎症时,局部肿胀主要与局部组织细胞增生有关。

3.热 体表炎症时,炎症区域温度比周围组织的高,这是由于局部动脉性充血,代谢增强,产热增多所致。

4.痛 炎症局部疼痛与多种因素有关:①炎症局部分解代谢增强,氢离子、钾离子积聚,刺激神经末梢引起疼痛;②炎症介质的产生和释放,如前列腺素、5-羟色胺、缓激肽等刺激神经末梢引起疼痛;③炎症局部肿胀,张力升高,压迫或牵拉神经末梢引起疼痛。

5.功能障碍 炎症时实质细胞变性、坏死、代谢异常;炎性渗出造成的压迫或阻塞;局部的疼痛和肿胀等,都能引起炎症局部组织和器官的功能障碍。

二、全身反应

炎症病变主要发生在局部,但可影响到全身,出现发热、白细胞变化、单核-巨噬细胞系统增生、实质器官病变等全身反应。

1.发热 多见于病原微生物所致的炎症。一定程度的体温升高,能使机体代谢增强,促进抗体形成,增强吞噬细胞的吞噬功能,增强肝的解毒功能,从而提高机体的免疫能力。但高热和长期发热,可给机体带来危害。如果炎症病变严重,体温反而不升高,这说明机体反应性差,抵抗力低下,是预后不良的征兆。

2.白细胞计数的变化 大多数炎症时可出现外周血液中白细胞数量增多。由于炎症性质、病原种类和感染程度不同,增多的白细胞种类也不同。急性炎症和化脓性炎症以中性粒细胞增多为主;慢性炎症或病毒感染以淋巴细胞增多为主;过敏性炎症和寄生虫感染以嗜酸性粒细胞增多为主。严重感染时,末梢血中常出现幼稚的中性粒细胞(若杆状核幼稚的中性粒细胞增多超过5%,称为核左移现象),并且胞质内可出现中毒颗粒,其预后较差。某些致炎因子引起的炎症,末梢血白细胞反而减少,如伤寒、流行性感冒等。此外,老年人、极度衰竭的患者及严重感染的患者,外周血液中白细胞也可减少。因此,临床上通过检查白细胞计数和分类,有助于对疾病的诊断。

3.单核-巨噬细胞系统增生 单核-巨噬细胞系统的增生是机体防御反应的表现,是病原体和组织崩解产物等对该系统的刺激所致。临床上主要表现为局部淋巴结、肝、脾肿大。

4.实质器官的改变 炎症严重时,由于病原微生物及其毒素的作用、局部血液循环障碍以及发热等因素的影响,心、肝、肾等器官的实质细胞常发生不同程度的变性、坏死和功能障碍,如白喉导致的中毒性心肌炎,病毒性肝炎发生肝细胞坏死等。

 知识链接

全身炎症反应综合征(SIRS)

全身炎症反应综合征(SIRS)是指由于严重创伤、感染、烧伤、手术、组织坏死和组织缺血-再灌注损伤等多种因素引起的一种全身性炎症反应。炎症介质失控性释放,导致组织损伤,最后可能发展为多器官功能障碍综合征。目前,SIRS的防治还处于研究探讨及临床摸索阶段。这个概念的提出有助于人们更深的认识感染、创伤、休克发展到多器官功能障碍的全过程,对炎症的认识有了扩展,为疾病的防治开拓了新的思路。

第五节 炎症的结局

在炎症过程中,致炎因子引起的损害与机体抗损害反应的斗争贯穿于炎症过程的始终,决定着炎症的发生、发展和结局。

一、痊愈

1. 完全痊愈 由于机体抵抗力增强或经过适当治疗,病原被及时清除,炎性渗出物和坏死组织及时被溶解吸收,通过周围健康细胞完全再生修复,使病变组织完全恢复正常结构和功能。

2. 不完全痊愈 少数情况下,因机体抵抗力较弱,炎症病灶坏死范围较大,渗出的纤维蛋白较多,不易完全溶解吸收,则由肉芽组织长入形成瘢痕,不能完全恢复其正常的结构和功能。

二、迁延不愈

由于治疗不及时、不彻底或机体抵抗力低下,致炎因子持续作用,造成炎症过程迁延不愈,最后转为慢性炎症,如急性病毒性肝炎转为慢性肝炎。

三、蔓延扩散

在患者抵抗力低下、病原体毒力强、数量多的情况下,炎症病变向周围组织蔓延或经淋巴管、血管扩散。

1. 局部蔓延 炎症经组织间隙或器官的自然管道向周围组织、器官扩散。如肾结核可沿输尿管向下扩散,引起输尿管和膀胱结核。

2. 淋巴道扩散 病原体经组织间隙侵入淋巴管,随淋巴液到达局部淋巴结或远处淋巴结,引起淋巴管炎和淋巴结炎。如足部化脓性炎症可引起腹股沟淋巴结炎等。

3. 血道扩散 病原生物从炎症灶侵入血液或其毒素被吸收入血,可引起菌血症、毒血症、败血症和脓毒败血症,甚至危及生命。

(1)菌血症:病灶局部的细菌经血管或淋巴管入血,血液细菌培养阳性,但无全身中毒症状。一些炎症性疾病的早期,可以发生菌血症,如伤寒、流行性脑膜炎等。

(2)毒血症:细菌产生的毒素或毒性代谢产物被吸收入血,临床上出现全身中毒症状,如高热、寒战甚至中毒性休克。常伴有心、肝、肾等器官的实质细胞变性或坏死,但血液细菌培养阴性。

(3)败血症:细菌入血并生长繁殖,产生毒素,引起全身中毒症状,此外,常出现皮肤黏膜的多发性出血点、巨噬细胞系统增生等。此时血培养可找到细菌。

(4)脓毒败血症:是化脓菌引起的败血症,细菌随血流到达全身各处,在肺、肾、肝、脑、皮肤等处发生多发性脓肿。

炎症的结局见表4-6。

表4-6 炎症的结局

结 局	特 点
痊愈	完全痊愈:完全恢复原来的组织结构和功能;不完全痊愈:肉芽组织修复,不能完全恢复其正常的结构和功能
迁延不愈	时好时坏、迁延不愈、转为慢性炎症
蔓延扩散	局部蔓延:经组织间隙或器官的自然管道向周围组织、器官扩散 淋巴道蔓延:经组织间隙侵入淋巴管→淋巴管炎、淋巴结炎 血道蔓延:病原微生物从炎症灶侵入血液或其毒素被吸收入血→菌血症、毒血症、败血症、脓毒败血症

 要点总结与考点提示

1.炎症、炎性介质、绒毛心、脓肿、蜂窝织炎、炎性息肉、炎性肉芽肿的概念。

2.炎症的基本病理变化。

3.炎症的临床表现。

4.渗出液的性状特点与意义,白细胞的种类、功能和临床意义,渗出性炎的类型与各自特点。

 思考题

1.名词解释:炎症、变质、渗出、炎性细胞浸润、炎症介质、趋化作用、绒毛心、脓肿、瘘管、窦道、菌血症、毒血症、败血症、脓毒败血症。

2.简述炎症时液体渗出的机制及意义。

3.试述各类炎症的病变特点。

4.简述常见炎性细胞的种类、功能及临床意义。

5.列表比较渗出液与漏出液的区别。

6.用病理知识解释炎症的局部表现。

（张　磊）

第五章

肿　瘤

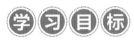

1.掌握肿瘤的概念、肿瘤性增生特点、异型性和肿瘤的生长与扩散。

2.掌握良性肿瘤与恶性肿瘤的区别、癌和肉瘤的区别。

3.熟悉癌前病变、上皮内瘤变、原位癌及早期浸润癌的概念。

4.熟悉肿瘤的组织结构、命名原则和对机体的影响。

5.了解肿瘤的病因、发生机制及常见肿瘤的病理学特点。

肿瘤（tumor，neoplasm）是一大类严重危害人类健康和生命的常见病、多发病。全世界每年约700万人死于恶性肿瘤。在我国，肿瘤的发病率和死亡率都呈增加的趋势。近年资料显示，恶性肿瘤是我国城市居民的第一位死因，是农村地区居民死因的第三位。其中最常见的恶性肿瘤依次为胃癌、肝癌、肺癌、食道癌、大肠癌、白血病、恶性淋巴瘤、子宫颈癌、鼻咽癌和乳腺癌等。肿瘤对人类的危害大，不仅在于威胁患者生命，而且在于它给患者带来躯体痛苦、精神压力和经济负担。

第一节　肿瘤的概述

案例分析

患者，女，33岁，因腹部发现肿块2年半，剖腹探查，术中发现腹膜后有一22 cm×19 cm×15 cm的肿块，呈囊状，行肿块切除术。切开肿块，囊腔内有毛发，镜检发现有皮肤、脑组织及部分腺体。

思考题：根据上述临床表现和病理学变化作出诊断。

肿瘤是机体在各种致瘤因素作用下，局部组织细胞在基因水平上失去对其生长的正常调控，导致其异常增生而形成的新生物，常表现为局部肿块。

正常组织细胞发生异常增生转变为肿瘤细胞后，表现出两大基本特征：①不同程度地丧失了分化成熟的能力：不能分化为正常成熟的细胞，瘤细胞停留在胚胎时期幼稚细胞的某一个阶段。②相对无限制生长：其生长方式和生长速度均失去了正常控制，具有相对自主性，即使在引起肿瘤性增殖的初始因素去除情况下，肿瘤细胞仍可持续自主生长，致使它与整个机体不协调。

机体在生理状态下以及炎症、损伤与修复等病理状态下也常有组织细胞的增生，但这种增生始终处于机体调控之下，始终与机体需要相适应、相协调，增生的组织基本上具有原有组织的结构与功能，一旦原因消除，增生即可停止，这种增生称为非肿瘤性增生。肿瘤性增生与非肿瘤性增生在本质上有所不同（表5-1）。

表 5-1　肿瘤性增生与非肿瘤性增生的区别

	肿瘤性增生	非肿瘤性增生
发生原因	各种致瘤因素	生理性更新、炎症、组织损伤等
分化程度	增生的瘤细胞不同程度失去分化成熟的能力，具有异常的形态、代谢和功能	细胞分化成熟，具有正常的形态、代谢和功能，并在一定程度上恢复原有正常组织的结构和功能

续表

	肿瘤性增生	非肿瘤性增生
去除致病因素后	持续增生	停止增生
对机体的影响	与整个机体不协调,有害无益	对机体有防御和修复作用

第二节　肿瘤的大体形态和组织结构

一、肿瘤的大体形态

1.数目　肿瘤大多为单发,即在机体某部位长一个肿瘤。也可同时或先后发生多个原发肿瘤(多发肿瘤),如多发性子宫平滑肌瘤,数目可达数十个甚至数百个。在对肿瘤患者进行体检或对手术切除标本进行检查时,应全面仔细,避免只注意到最明显的肿块而忽略多发性肿瘤的可能。

2.大小　肿瘤的大小差别很大。小者肉眼看不到,仅在显微镜下才能发现,如原位癌;大者重量可达数千克或数十千克。肿瘤大小与肿瘤的良恶性、生长时间、发生部位有一定关系。发生于体表或腹腔内的良性肿瘤如生长时间较长可长得很大;生长在深部组织或狭小腔隙内的肿瘤,生长受限制,体积常较小。生长缓慢、生长时间很长的肿瘤,体积可以很大。

3.形状　肿瘤的形状与其发生部位、生长方式、组织来源、肿瘤性质等有关(图5-1)。发生于皮肤、黏膜的肿瘤常向表面突出,可呈息肉状、乳头状、菜花状等。生长于皮下或实质器官的良性肿瘤,常呈结节状、分叶状或囊状等。恶性肿瘤常呈不规则状,与周围分界不清,切面如树根状或蟹足状。

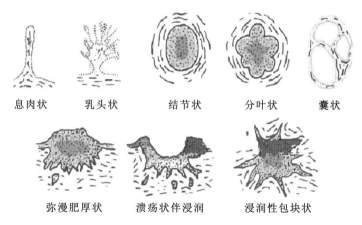

| 息肉状 | 乳头状 | 结节状 | 分叶状 | 囊状 |

| 弥漫肥厚状 | 溃疡状伴浸润 | 浸润性包块状 |

图5-1　肿瘤形状示意图

4.颜色　肿瘤的颜色与其起源组织、血液供应状况、有无出血和坏死等因素有关。如脂肪瘤呈黄色,血管瘤呈暗红色,黑色素瘤呈黑色或灰褐色。当肿瘤继发变性、坏死、出血或感染时,可使肿瘤原来的颜色发生改变,可见多种颜色混杂。

5.质地　肿瘤的质地取决于肿瘤组织来源、肿瘤实质与间质的比例。如骨瘤质坚硬,脂肪瘤质软,纤维瘤质韧。肿瘤中除了肿瘤实质(肿瘤细胞),还有一些非肿瘤性间质成分,它们在肿瘤组织中所占的比例可以影响肿瘤的质地,肿瘤细胞丰富而间质纤维较少的肿瘤一般较软,反之则质地较硬。

6.包膜　良性肿瘤常有完整的包膜,与周围组织分界清楚,容易完整摘除;而恶性肿瘤大多无包膜,与周围组织分界不清,手术时常难以切除干净。

二、肿瘤的组织结构

任何肿瘤都由实质和间质两部分构成。

1.实质　实质即肿瘤细胞,是肿瘤的主要成分。肿瘤实质成分具有特异性,它反映了肿瘤的组织来源、性质和分化程度,决定了肿瘤的生物学特性及其对机体的影响,也是病理学诊断的主要依据。大多数肿瘤通常只含有一种实质成分,但少数肿瘤可含有两种或多种实质。如乳腺纤维腺瘤,含有纤维组织及腺上皮两种实质,畸胎瘤则含有三个胚层来源的多种实质成分。

2.间质 间质主要由结缔组织和脉管(血管、淋巴管)构成,对肿瘤实质起支持和营养作用。肿瘤间质成分不具特异性,是肿瘤的非特异成分。间质中还可见淋巴细胞、巨噬细胞等炎性细胞浸润,是机体抗肿瘤免疫反应的表现。肿瘤间质一般无神经分布,故临床要高度警惕"无痛性包块"。

第三节　肿瘤的异型性

肿瘤细胞分化程度是指肿瘤细胞在形态和功能上与起源的正常细胞的相似程度。肿瘤细胞由于分化障碍,不同程度丧失了分化成熟的能力,所以肿瘤组织在细胞形态和组织结构上,都与其起源组织有不同程度的差异,这种差异称为异型性(atypia)。它是肿瘤细胞分化程度在形态学上的表现。肿瘤的分化程度高,说明它与其起源的正常组织相似,异型性小;反之,肿瘤的分化程度低,说明它与起源的正常组织差异大,异型性大。

肿瘤的异型性是诊断良性肿瘤和恶性肿瘤的主要组织学依据。良性肿瘤细胞分化高,异型性不明显,光学显微镜下与相应的正常细胞相似。恶性肿瘤细胞分化低,具有明显的异型性。

一、肿瘤组织结构的异型性

肿瘤细胞形成的组织结构,在空间排列方式上与相应正常组织的差异,称为肿瘤组织结构的异型性。无论是良性肿瘤还是恶性肿瘤,在组织结构上均有不同程度的异型性。良性肿瘤组织结构的异型性小,表现为瘤组织的分布和瘤细胞的排列不太规则,如纤维瘤常呈束状或编织状排列(图5-2)。恶性肿瘤的组织结构异型性明显,瘤细胞排列明显紊乱,失去正常的排列结构、层次或极性,如腺癌的腺体大小和形态十分不规则,排列紊乱,失去极性,可形成实性的癌巢(图5-3)。

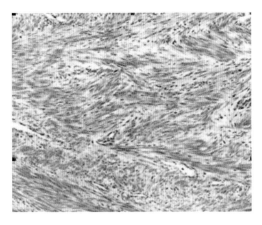

图5-2　纤维瘤

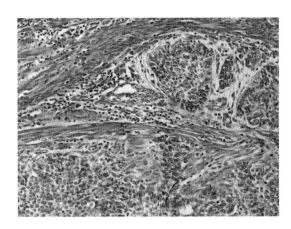

图5-3　腺癌(低分化)

二、肿瘤细胞的异型性

良性肿瘤细胞的异型性小,与其起源的正常组织细胞相似。恶性肿瘤细胞具有明显的异型性,表现为以下三个方面。

1.瘤细胞的多形性 肿瘤细胞通常比相应正常细胞大;肿瘤细胞的大小和形态很不一致(多形性),可以出现瘤巨细胞,即体积巨大的肿瘤细胞。但是,有些分化很差的肿瘤,其瘤细胞体积不大,大小和形态比较一致。

2.瘤细胞核的多形性 主要表现为:①核体积增大,核浆比例增大,接近1:1(正常时多为1:(4~6));②核大小、形状不一,可出现巨核、双核、多核、奇异形的核等;③核染色加深,染色质呈粗颗粒状,分布不均匀,核仁增大且数目增多;④核分裂象常增多,出现不对称、多极性等病理性核分裂象(图5-4)。病理性核分裂象对于恶性肿瘤的诊断具有重要意义。

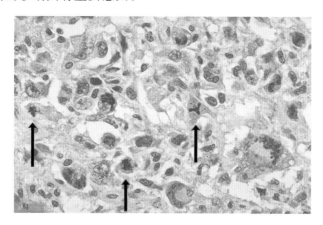

图 5-4 病理性核分裂象

3.胞质的改变 瘤细胞胞质大多偏嗜碱性,且染色深浅不一。

总之,良性肿瘤一般异型性较小,恶性肿瘤异型性较大。良性肿瘤细胞异型性一般较小,但可有不同程度的结构异型性。恶性肿瘤细胞异型性和结构异型性都比较明显,在区别良恶性肿瘤上具有重要意义。

第四节 肿瘤的生长与扩散

一、肿瘤的生长

1.生长方式

肿瘤的生长方式主要有以下三种(图5-5)。

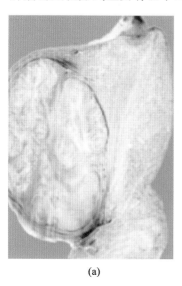 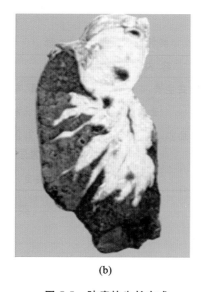 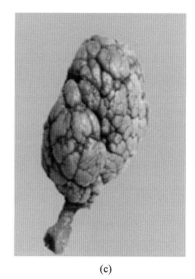

(a) (b) (c)

图 5-5 肿瘤的生长方式
(a)膨胀性;(b)浸润性;(c)外生性

(1)膨胀性生长:实质器官的良性肿瘤多呈膨胀性生长,其生长速度较慢,随着体积增大,肿瘤推挤但不侵犯周围组织。肿瘤多呈结节状、分叶状,常有完整的包膜,与周围组织分界清楚。触诊时常常可以推动,手术容易摘除,不易复发。这种生长方式对局部器官、组织的影响主要是挤压。

(2)浸润性生长:恶性肿瘤多呈浸润性生长,其生长速度快,宛如树根长入泥土一样,侵入周围组织间隙、淋巴管或血管,浸润并破坏周围组织。浸润性肿瘤没有包膜(或破坏原来的被膜),与邻近正常组织无明显界限。触诊时,肿瘤固定,活动度小,若切除不彻底,术后易复发。

(3)外生性生长:体表肿瘤和体腔(如胸腔、腹腔)内的肿瘤,或管道器官(如消化道)腔面的肿瘤,常突向表面,呈乳头状、息肉状、蕈状或菜花状。这种生长方式称为外生性生长。良性肿瘤和恶性肿瘤都可呈外生性生长,但恶性肿瘤在外生性生长的同时,其基底部往往也有浸润。

2. 生长速度　不同肿瘤的生长速度差别很大。良性肿瘤生长一般较缓慢,肿瘤生长的时间可达数年甚至数十年。恶性肿瘤生长较快,特别是分化差的恶性肿瘤,可在短期内形成明显的肿块。若良性肿瘤在短期内生长速度突然加快,体积迅速增大时,应考虑有恶变的可能。

二、肿瘤的扩散

良性肿瘤仅在原发部位生长扩大,但是恶性肿瘤不仅可以在原发部位呈浸润性生长、累及邻近器官和组织,而且还可以通过多种途径扩散到身体其他部位继续生长。这是恶性肿瘤最重要的生物学特征,也是导致患者死亡的主要原因。恶性肿瘤扩散方式有以下两种:

1. 直接蔓延　随着恶性肿瘤不断长大,肿瘤细胞可沿着组织间隙、淋巴管、血管或神经束浸润,破坏邻近正常组织或器官,并继续生长,称为直接蔓延。例如,晚期子宫颈癌可向前、后蔓延侵犯膀胱或直肠,甚至造成膀胱阴道瘘或直肠阴道瘘。

2. 转移　转移是恶性肿瘤独有的生物学特点。恶性肿瘤细胞从原发部位侵入血管、淋巴管或体腔,被带到他处继续生长,形成与原发瘤相同类型的肿瘤,这个过程称为转移(metastasis)。原发部位的肿瘤称为原发瘤,转移所形成的肿瘤称为转移瘤或继发瘤。转移途径包括以下三种。

(1)淋巴道转移:癌的常见转移途径。癌细胞侵入淋巴管后,被淋巴液带到引流区局部淋巴结,先聚集于淋巴结的边缘窦,继而逐渐累积整个淋巴结,使淋巴结增大、变硬(图5-6)。局部淋巴结发生转移后,可继续向淋巴循环下一站的其他淋巴结转移或经胸导管进入血流再继发血道转移。如鼻咽癌患者最早的临床表现常为颈部胸锁乳突肌上端内侧出现无痛性淋巴结肿大。值得注意的是,肿瘤患者局部淋巴结肿大,并不一定是癌的淋巴转移,也可能是局部淋巴结反应性增生而肿大。所以,确诊有无淋巴道转移需作淋巴结活体组织检查。

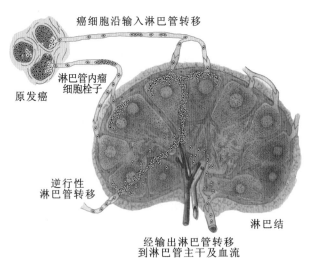

图5-6　癌的淋巴道转移

(2)血道转移:肉瘤的常见转移途径。肿瘤细胞侵入血管,被血液带到远处器官并形成转移瘤。由于毛细血管和小静脉管壁薄,管内压力较低,故肿瘤细胞多经毛细血管和小静脉入血。肿瘤细胞在血液中运行的途径与栓子运行途径相似,即侵入体循环静脉的肿瘤细胞经右心转移到肺,如乳腺癌的肺转移。侵入门静脉系统的肿瘤细胞转移至肝,如胃癌的肝转移。肺内的原发性肿瘤和转移瘤的瘤细胞侵入肺静脉,经左心随主动脉血流可转移至全身各器官,如脑、肾、骨等处。在血道转移所累及器官中,最常见的部位是肺和肝脏。转移瘤的特点是边界清楚,常为多个,散在分布,多接近于器官的表面。位于器官表面的转移瘤,由于瘤结节中央出血、坏死而下陷,常形成"癌脐"。

（3）种植性转移:发生于体腔内器官的肿瘤侵及浆膜面时,部分肿瘤细胞可脱落并像播种一样种植到体腔的浆膜或体腔内其他器官的表面,形成转移瘤,称为种植性转移。种植性转移常见于腹腔器官的恶性肿瘤。如胃癌细胞穿透浆膜层,可种植到腹膜、大网膜或卵巢等处。手术也可造成种植性转移,应引起医务工作者的高度重视。种植性转移常伴血性积液和癌性粘连,临床上抽取体腔积液进行细胞学检查,以发现恶性肿瘤细胞,是诊断恶性肿瘤的重要方法之一。

第五节 肿瘤对机体的影响

肿瘤对机体的影响与肿瘤的性质、发生组织、所在部位及发展程度有关。一般早期多无明显症状。

一、良性肿瘤对机体的影响

良性肿瘤因分化成熟、生长缓慢、不侵袭破坏邻近组织,故一般说来,对机体影响较小,主要表现为局部压迫、阻塞等症状。如子宫平滑肌瘤,压迫膀胱可出现尿频、排尿障碍等,压迫直肠可致便秘、排便不畅等。但若生长在腔道或重要部位,可引起严重的后果。如生长于颅内或脊椎管内的良性肿瘤,压迫脑与脊髓,可引起颅内压升高及相应的神经系统症状,甚至危及生命。

二、恶性肿瘤对机体的影响

恶性肿瘤因分化不成熟、生长快、浸润并可发生转移,故对机体影响较大,除对周围组织、器官有压迫和阻塞作用外,还可引起以下症状。

1.侵袭与破坏 恶性肿瘤可侵袭、破坏正常器官结构及其功能。如肝癌广泛破坏正常肝细胞,导致肝功能障碍;骨肉瘤破坏正常骨质,导致病理性骨折。

2.出血和感染 恶性肿瘤常因瘤细胞的侵袭破坏作用或缺血性坏死而发生出血。肺癌患者常痰中带血;结肠癌患者常出现便血等。在坏死和出血的基础上容易继发感染,常排出恶臭分泌物,如晚期宫颈癌、阴茎癌等。

3.疼痛 恶性肿瘤晚期可因癌细胞侵犯或压迫神经,引起顽固性疼痛。如鼻咽癌侵犯三叉神经,引起头痛等。

4.发热 肿瘤的代谢产物、坏死分解产物或继发感染产生的毒性产物等吸收后,可引起发热。

5.恶病质 恶性肿瘤晚期患者,常出现疲乏无力、极度消瘦、严重贫血和全身衰竭的状态,称为恶病质。恶病质的发生可能与患者食欲差、消化吸收障碍,肿瘤快速生长大量消耗营养物质,出血、感染、发热及肿瘤组织坏死产生的毒性产物引起机体代谢紊乱等因素有关。

6.副肿瘤综合征 少数肿瘤患者由于肿瘤产物（异位激素）或异常免疫反应（交叉反应）或其他不明原因,引起内分泌、神经、消化、造血、骨关节、肾及皮肤等系统发生病变,出现相应的临床表现,而这些表现不是用肿瘤的直接蔓延或远处转移来解释,但可随肿瘤病情的缓解而减轻,也可随肿瘤的复发而加剧,故称为副肿瘤综合征。

第六节 良性肿瘤与恶性肿瘤的区别

依据肿瘤生物学特点和对机体的危害不同,将肿瘤分为良性肿瘤和恶性肿瘤两大类。良性肿瘤易于治疗,治疗效果好,对机体的危害较小;恶性肿瘤治疗措施复杂,治疗效果不理想,对机体危害较大。正确区分良性肿瘤和恶性肿瘤对肿瘤诊断与治疗具有重要的意义。现将良性肿瘤与恶性肿瘤的区别归纳如下（表5-2）。

表 5-2　良性肿瘤与恶性肿瘤的区别

	良 性 肿 瘤	恶 性 肿 瘤
分化程度	分化好,异型性小,与原有组织形态相似	分化差,异型性大,与原有组织形态差别大
核分裂	无或稀少,不见病理核分裂象	多见,并可见病理核分裂象
生长速度	缓慢	较快
生长方式	膨胀性和外生性生长,前者常有包膜形成,与周围组织一般分界清楚,故通常可推动	较快,浸润性生长,无包膜,分界不清楚,通常不能推动
继发改变	很少发生坏死、出血	常发生出血、坏死、溃疡形成等
转移	不转移	常有转移
复发	手术后很少复发	手术等治疗后较多复发
对机体影响	较少,主要为局部压迫或阻塞作用,如发生在重要脏器也可引起严重后果	较大,除压迫、阻塞外,还可以破坏原发处和转移处的组织,引起坏死、出血合并感染,甚至造成恶病质

必须强调,上述良、恶性肿瘤的区别是相对的。如血管瘤为良性肿瘤,但呈浸润性生长,无包膜、术后易复发;基底细胞癌在局部生长缓慢,很少转移。有的良性肿瘤如治疗不及时,可发生恶变,如结肠息肉状腺瘤恶变为腺癌;极个别恶性肿瘤可因机体免疫力增强等原因而停止生长,甚至自行消退,如黑色素瘤。良、恶性肿瘤之间并无绝对界限,某些肿瘤的生物学特性介于良、恶性之间,称为交界性肿瘤,如卵巢浆液性囊腺瘤。

第七节　肿瘤的命名与分类

一、肿瘤的命名原则

肿瘤的种类繁多,命名复杂,因此对肿瘤进行科学的命名和分类,对临床实践十分重要。一般根据其组织或细胞类型以及生物学行为来命名。

(一)良性肿瘤的命名

各种组织和器官的良性肿瘤都称为"瘤"。命名原则:一般是在发生部位和起源组织名称后加一"瘤"字,如子宫平滑肌瘤。有时还结合肿瘤的形态特点来命名,如皮肤乳头状瘤。

(二)恶性肿瘤的命名

恶性肿瘤的命名较复杂,主要包括以下几种。

1. 癌　来源于上皮组织的恶性肿瘤统称为癌(carcinoma)。命名时在其起源组织名称后加一"癌"字。如来源于子宫颈鳞状上皮的恶性肿瘤称为子宫颈鳞状细胞癌,来源于乳腺上皮的恶性肿瘤称为乳腺腺癌。但临床上多将起源组织名称略去,而简化为发生部位名称后加"癌",如食管鳞状细胞癌简称为食管癌。

2. 肉瘤　来源于间叶组织(包括纤维结缔组织、脂肪、肌肉、脉管、骨、软骨及滑膜组织等)的恶性肿瘤统称为肉瘤(sarcoma)。命名时在其起源组织名称后加"肉瘤"二字。如来源于纤维组织的恶性肿瘤称为纤维肉瘤,来源于骨的恶性肿瘤称为骨肉瘤。

同时具有癌和肉瘤两种成分的恶性肿瘤,称为癌肉瘤。而通常所说的癌症(cancer),泛指所有的恶性肿瘤。

(三)肿瘤的特殊命名

少数肿瘤不是按以上原则来命名的,如:

(1)母细胞瘤:来源于幼稚组织的肿瘤称为母细胞瘤,多数为恶性,如神经母细胞瘤、视网膜母细胞瘤、肾母细胞瘤,少数为良性,如骨母细胞瘤和脂肪母细胞瘤等。

(2)以"瘤"命名的恶性肿瘤:如精原细胞瘤、骨髓瘤等。

(3)在肿瘤名称前冠以"恶性"二字:如恶性黑色素瘤、恶性畸胎瘤等。

(4)以"人名"来命名的恶性肿瘤:如尤文肉瘤、霍奇金淋巴瘤等。

(5)以习惯命名的肿瘤:如白血病、葡萄胎等。

二、肿瘤的分类

肿瘤的分类常以肿瘤的起源组织为依据,分为五类,每一类又按照肿瘤分化程度、异型性和对机体的影响而分为两大类,即良性肿瘤与恶性肿瘤(表 5-3)。

表 5-3　常见肿瘤的分类

组 织 来 源	良 性 肿 瘤	恶 性 肿 瘤
1.上皮组织		
鳞状上皮	乳头状瘤	鳞状细胞癌
基底细胞		基底细胞癌
移行上皮	乳头状瘤	移行细胞癌
腺上皮	腺瘤	腺癌
	囊腺瘤	囊腺癌
	多形性腺瘤	恶性多形性腺瘤
2.间叶组织		
纤维组织	纤维瘤	纤维肉瘤
脂肪组织	脂肪瘤	脂肪肉瘤
平滑肌组织	平滑肌瘤	平滑肌肉瘤
横纹肌组织	横纹肌瘤	横纹肌肉瘤
血管组织	血管瘤	血管肉瘤
淋巴管组织	淋巴管瘤	淋巴管肉瘤
骨组织	骨瘤	骨肉瘤
软骨组织	软骨瘤	软骨肉瘤
滑膜组织	滑膜瘤	滑膜肉瘤
间皮	间皮瘤	恶性间皮瘤
3.淋巴造血组织		
淋巴组织		淋巴瘤
造血组织		白血病
		多发性骨髓瘤
4.神经组织		
神经鞘膜组织	神经纤维瘤	神经纤维肉瘤
神经鞘细胞	神经鞘瘤	恶性神经鞘瘤
胶质细胞	胶质细胞瘤	恶性胶质细胞瘤
原始神经细胞		髓母细胞瘤
脑膜细胞	脑膜瘤	恶性脑膜瘤
交感神经节	节细胞神经瘤	神经母细胞瘤

续表

组 织 来 源	良 性 肿 瘤	恶 性 肿 瘤
5.其他肿瘤		
黑色素细胞	色素痣	黑色素瘤
胎盘滋养叶细胞	葡萄胎	恶性葡萄胎
		绒毛膜细胞癌
生殖细胞		精原细胞瘤
		无性细胞瘤
		胚胎性癌
三个胚层组织	畸胎瘤	恶性畸胎瘤

第八节 癌前病变、上皮内瘤变、原位癌及早期浸润癌

正确认识癌前病变、上皮内瘤变、原位癌与早期浸润癌,对于早期发现、早期诊断、早期治疗肿瘤具有重要意义。

一、癌前病变

癌前病变(precancerous lesion)是指某些具有潜在癌变可能的良性病变,若长期不治愈,有可能发展为癌。早期发现与及时治疗癌前病变,对于预防肿瘤具有重要的意义。癌前病变可以是遗传性的或获得性的。遗传性的是指因染色体和基因异常,患某种肿瘤的几率增加。获得性癌前病变可能与某些不良生活习惯、感染或某些慢性的理化刺激有关。常见的癌前病变有以下几种。

1.大肠腺瘤 常见,可单发或多发,有绒毛状腺瘤、管状腺瘤等类型。其中绒毛状腺瘤发生癌变的可能性更大。家族性腺瘤性息肉病,发生癌变率高。

2.慢性萎缩性胃炎及胃溃疡 慢性萎缩性胃炎时,胃黏膜腺体可伴有肠上皮化生,这种化生与胃癌的发生有一定的关系。慢性胃溃疡时,溃疡周围的黏膜因长期受刺激而不断增生,进而发生癌变。

3.乳腺纤维囊性病 该病多见于 40 岁左右的女性,主要表现为乳腺导管囊性扩张、小叶和导管上皮增生,其中伴导管内乳头状增生者较易发生癌变。

4.慢性子宫颈炎和子宫颈糜烂 慢性子宫颈炎因长期刺激局部黏膜,黏膜上皮反复鳞化,可发展为子宫颈鳞状细胞癌。

5.黏膜白斑 常发生于宫颈、外阴、食道、口腔等湿润处的黏膜,呈白色斑块。鳞状上皮过度增生和角化,可出现异型性。长期不愈有可能转变为鳞癌。

6.皮肤慢性溃疡 由于长期慢性刺激,引起表皮的鳞状上皮增生和不典型增生,可进一步发展为癌。

7.肝硬化 慢性乙型肝炎所致的结节性肝硬化,可发展为肝细胞性肝癌。

二、上皮内瘤变

上皮内瘤变常用来描述上皮从非典型增生到原位癌这一连续的过程。非典型增生是指上皮细胞增生并出现异型性,但不足以诊断为癌。根据其异型性大小与累及范围,可分为轻、中、重三度(图 5-7)。轻度非典型增生只累及上皮层下部的 1/3,中度非典型增生累及上皮层下部的 1/3~2/3,重度非典型增生则累及上皮全层的 2/3 以上但未达到全层。目前将轻度、中度非典型增生分别称为上皮内瘤变Ⅰ级、Ⅱ级,将重度非典型增生和原位癌称为上皮内瘤变Ⅲ级。

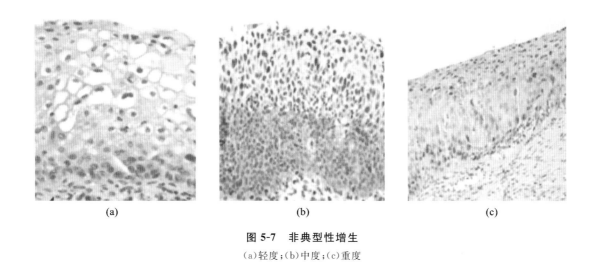

图 5-7 非典型性增生

(a)轻度;(b)中度;(c)重度

三、原位癌

原位癌是指癌细胞累及黏膜上皮全层或皮肤鳞状上皮全层,但尚未突破基底膜而向下浸润生长者(图5-8)。例如子宫颈、食管及皮肤的原位癌。原位癌是一种最早期的癌,其诊断主要依赖于病理组织学检查。原位癌若能及时发现并治疗,可以完全治愈。但若继续发展,可转变为早期浸润癌。

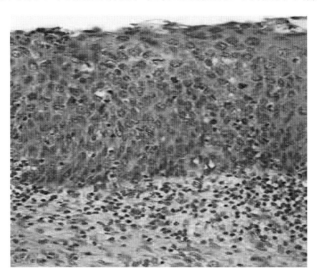

图 5-8 宫颈原位癌

四、早期浸润癌

早期浸润癌是指癌细胞已突破基底膜向深层浸润,但浸润深度不超过基底膜下 3～5 mm 或不超过黏膜下层,极少发生转移。此时若能及时发现并治疗,预后较好,5 年生存率接近 100%。

第九节　肿瘤的病因与发生机制

一、肿瘤的病因

肿瘤的病因十分复杂。大量实验证明,肿瘤是在各种外界因素和内在因素共同作用下,在基因水平上发生改变的结果。

（一）环境致癌因素

1. 化学致癌因素

（1）多环芳烃类化合物：包括3,4-苯并芘、苯蒽和甲基胆蒽等。3,4-苯并芘广泛存在于煤焦油、沥青、烟草燃烧的烟雾及烟熏和烧烤的食物中。小剂量即可引起局部细胞癌变，涂擦皮肤可引起皮肤癌，注射于皮下可引起肉瘤。

（2）芳香胺类及氨基偶氮类染料：如乙萘胺、联苯胺等，与印染工人和橡胶工人的膀胱癌发病率较高有关。若用过去在食品工业中使用的奶油黄、猩红等氨基偶氮类染料长期饲养大鼠可诱发肝癌。

（3）亚硝胺类：具有强烈致癌作用的物质，与食管癌、胃癌和肝癌发生有关。合成亚硝胺的前驱物质在自然界（如肉类、蔬菜、谷物及烟草）中广泛存在，在变质的蔬菜和食物中含量更高。我国河南林县的食管癌发病率很高，与食物中的亚硝胺含量高有关。

（4）黄曲霉毒素：黄曲霉毒菌主要存在于霉变的花生、玉米及谷类中。黄曲霉毒素有多种，其中黄曲霉毒素 B_1 的致癌作用最强，这种毒素主要诱发肝癌。

（5）其他：烷化剂和酰化剂，如环磷酰胺既是抗癌药物又是很强的免疫抑制剂，在长时间使用后可能诱发新的恶性肿瘤（如粒细胞性白血病），故应谨慎使用。金属元素镍、铬可引起鼻咽癌等。

2. 物理致癌因素

（1）电离辐射：长期接触X线及镭、铀等放射性同位素而又缺乏有效防护措施的人群，其皮肤癌、白血病等发生率高于一般人群。如开采放射性物质的矿工易患肺癌。所以，对于这类人员不能忽视职业性肿瘤的发生。

（2）紫外线：紫外线长期过量照射可以引起皮肤癌、基底细胞癌和恶性黑色素瘤。尤其是着色性干皮病患者，对日照十分敏感，皮肤癌发病率很高。

3. 生物致癌因素

（1）病毒：目前已知能引起人或动物肿瘤的病毒有上百种，如EB病毒与鼻咽癌、伯基特淋巴瘤相关，单纯疱疹病毒与宫颈癌有关，乙型肝炎病毒与肝癌有关。

（2）寄生虫：结肠癌的发生与日本血吸虫病有关；胆管细胞性肝癌的发生与华支睾吸虫病有关。

（3）细菌：幽门螺杆菌可能与胃癌、胃黏膜淋巴瘤的发生有关。

（二）内在因素

1. 遗传因素　遗传因素在一些肿瘤发生中起重要作用。例如，遗传性肿瘤综合征患者的染色体和基因异常，使他们比其他人患某些肿瘤的机会大大增加。根据一些高癌家族系谱的分析，发现人类肿瘤有不同的遗传方式。

（1）呈常染色体显性遗传的肿瘤：如视网膜母细胞瘤、家族性结肠腺瘤性息肉病等，主要表现为遗传性肿瘤抑制基因的失活。

（2）呈常染色体隐性遗传的肿瘤：如着色性干皮病患者经紫外线照射后易患皮肤癌，与患者先天缺乏修复DNA所需的酶，不能修复紫外线导致的DNA损伤有关。

（3）呈多基因遗传的肿瘤：如乳腺癌、肝癌、白血病等有明显的家族史。肿瘤的遗传因素与环境因素在肿瘤发生中起协同作用，而环境因素更为重要。

2. 免疫因素　机体的免疫功能状态与肿瘤的发生、发展密切相关。如艾滋病患者易患恶性肿瘤。肾移植长期使用免疫抑制剂的患者，肿瘤发生率较高。机体的抗肿瘤免疫以细胞免疫为主，通过免疫监视作用等多种途径溶解或杀伤肿瘤细胞。肿瘤细胞也可通过减少肿瘤抗原表达等方式，逃脱免疫监视；甚至通过诱导免疫细胞死亡，破坏机体的免疫系统。

3. 种族因素　某些肿瘤的发生有明显的种族差异。如胃癌以日本人多见，乳腺癌以欧美人多见，而鼻咽癌则以我国的广东人多见。可能与不同的地理环境、生活方式、遗传等多种因素有关。

4. 年龄、性别和激素因素

（1）年龄：年龄对肿瘤发生有一定的影响。如母细胞瘤好发于儿童；肉瘤好发于青年人；而大部分癌则以老年人多见。

(2)性别:肺癌、胃癌、肝癌、食管癌等男性较女性多见,而生殖系统、甲状腺、乳腺及胆囊肿瘤女性较男性多见。肿瘤发生的性别差异,可能与体内激素水平以及接触致癌物质的机会不同有关。

(3)激素:内分泌功能紊乱与某些肿瘤的发生、发展有关。如乳腺癌与雌激素和催乳素有关,子宫内膜癌也与雌激素有关。

二、肿瘤的发生机制

肿瘤从本质上来说是一种基因病。最近几十年的研究表明,肿瘤形成是一个十分复杂的过程,其发生机制非常复杂,目前比较公认的有以下几种观点。

(一)原癌基因的激活

原癌基因是指存在于正常细胞基因组中一组控制细胞生长、繁殖、分化的基因。当原癌基因发生某些异常时,能使细胞发生恶性转化。而原癌基因转变为细胞癌基因的过程,称为原癌基因的激活。

(二)肿瘤抑制基因的失活

肿瘤抑制基因本身也是在细胞生长与增殖的调控中起重要作用的基因,如 RB 和 p53 基因。这些基因的产物能限制细胞生长。当肿瘤抑制基因的两个等位基因都发生突变或丢失的时候,其功能丧失,可导致细胞发生转化,细胞分化不成熟和过度增生。

(三)凋亡调节基因和 DNA 修复基因

肿瘤的生长,取决于细胞增殖与细胞死亡的比例。除了原癌基因和肿瘤抑制基因的作用,调节细胞凋亡的基因在某些肿瘤的发生上也起着重要的作用。

正常细胞内 DNA 的轻微损害,可通过 DNA 修复机制予以修复,这对维持基因组稳定性很重要。DNA 修复机制有异常时,DNA 的损伤被保留下来,并可能在肿瘤发生中起作用。遗传性 DNA 修复基因异常者,如着色性干皮病患者,不能修复紫外线导致的 DNA 损伤,其皮肤癌的发生率极高。

(四)肿瘤发生的基本模式

各种环境和内在致瘤因素引起基因损伤、原癌基因激活、抑癌基因灭活,加上凋亡调节基因、DNA 修复基因以及其他重要调控基因功能紊乱,使细胞发生转化。转化的细胞出现多克隆性增殖,经过漫长的多阶段的演变,其中一个克隆相对无限制地增生,通过不断演进,形成具有不同生物学特性的亚克隆,从而获得浸润和转移的能力,形成恶性肿瘤。

第十节 常见肿瘤举例

一、上皮组织肿瘤

(一)上皮组织良性肿瘤

1. 乳头状瘤(papilloma) 由被覆上皮发生,呈外生性向体表或体腔面生长,常形成多个乳头状突起,也可呈菜花状或绒毛状。肿瘤的根部可有蒂与正常组织相连。镜下观:乳头轴心为血管和结缔组织,表面被覆增生的瘤细胞(图 5-9)。发生于外耳道、阴茎和膀胱的乳头状瘤易发生恶变。

2. 腺瘤(adenoma) 由腺上皮发生,多见于甲状腺、乳腺、胃肠道、卵巢等处。黏膜腺瘤多呈息肉状,腺器官的腺瘤多呈结节状,包膜完整,与周围正常组织分界清楚。腺瘤组织中的腺体与相应正常组织腺体结构相似,而且具有一定的分泌功能。根据腺瘤的组成成分与形态特点,可将其分为以下几种类型(图 5-10)。

(1)息肉状腺瘤:多发生胃肠道黏膜,呈息肉状,有蒂与黏膜相连,可单发也可多发。其中结肠绒毛状腺瘤和家族性腺瘤性息肉病,容易早期发生癌变,值得注意。

(2)纤维腺瘤:好发于女性乳腺,多为单个,结节状或分叶状,有包膜,境界清楚,灰白色。镜下观:肿瘤

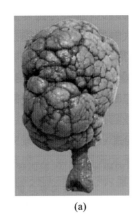

图 5-9　皮肤乳头状瘤

(a)肉眼观；(b)镜下观

的实质是由增生的乳腺导管上皮细胞及纤维结缔组织共同组成的。

（3）囊腺瘤：常发生于成年女性卵巢，瘤细胞分泌大量的黏液或浆液，使腺体扩大并互相融合成囊腔；瘤细胞可向囊腔内呈乳头状增生，形成乳头状囊腺瘤，此类腺瘤易发生癌变。

（4）多形性腺瘤：常见于中年人，发生于腮腺、颌下腺和舌下腺等。镜下可见腺管、鳞状上皮、黏液样基质和软骨样组织等多种成分。

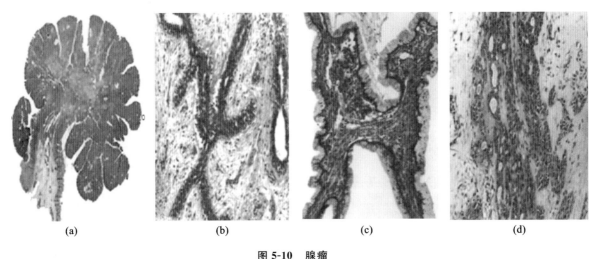

图 5-10　腺瘤

(a)息肉状腺瘤；(b)纤维腺瘤；(c)囊腺瘤；(d)多形性腺瘤

（二）上皮组织恶性肿瘤

由上皮组织起源的恶性肿瘤称为癌。癌是人类最常见的恶性肿瘤，好发于中老年人。癌生长速度快，呈浸润性生长，与周围组织分界不清，发生于皮肤、黏膜的癌常呈菜花状、蕈伞状或息肉状，表面常有坏死及溃疡形成。癌组织质地较硬，切面呈灰白色，较干燥。癌细胞形成癌巢，实质与间质分界清楚。癌组织在早期多经淋巴道转移，晚期可发生血道转移。

1.鳞状细胞癌（squamous cell carcinoma）　鳞状细胞癌简称鳞癌，常发生有鳞状上皮覆盖的部位，如皮肤、鼻咽、食管、阴道、阴茎、子宫颈等处，也可发生于非鳞状上皮被覆处，如出现鳞状上皮化生的部位，如支气管、胆囊、膀胱等处。肉眼观：多呈菜花状、蕈状，也可发生组织坏死脱落而形成溃疡。镜下观：癌组织形成不规则的片块状、条索状癌巢。高分化鳞癌可在癌巢中出现层状或呈同心圆状的红染角化物，称为角化珠或癌珠，细胞间可见细胞间桥（图5-11）。

2.基底细胞癌　基底细胞癌起源于皮肤的基底细胞，多见于老年人面部，如眼睑、颊及鼻翼处。癌巢主要由基底细胞样的癌细胞构成，边缘的癌细胞呈柱状或栅栏状排列（图5-12）。常形成边缘不规则的溃疡，可浸润、破坏深层组织。此癌很少发生转移，对放疗敏感，预后较好，属低度恶性肿瘤。

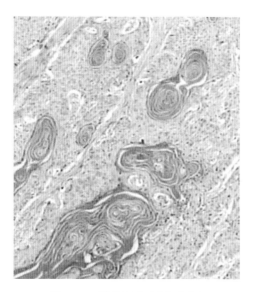

图 5-11 鳞状细胞癌(高分化)

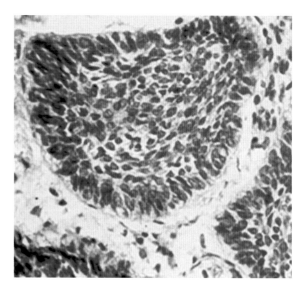

图 5-12 基底细胞癌

3. 腺癌(adenocarcinoma) 腺癌起源于腺上皮,常发生于乳腺、胃肠道、肺、胆囊、卵巢等处。肉眼观:呈息肉状、溃疡状、结节状等。根据癌细胞分化程度及组织形态,可分为:①管状腺癌:癌细胞形成大小不等、形态不规则的腺管样结构,为分化较好的腺癌(图 5-13)。②实性癌:癌细胞异型性大,形成片状或条索状的实性癌巢,为分化较差的腺癌。若癌巢小而少,间质纤维结缔组织丰富,质地硬,称为硬癌;反之,癌巢较大较多,而间质纤维结缔组织少,质地软如脑髓,称为髓样癌或软癌。③黏液癌:腺癌分泌大量黏液,常见于胃肠道。如黏液聚集于癌细胞内,将核挤向一侧,形似印戒状,称为印戒细胞癌。

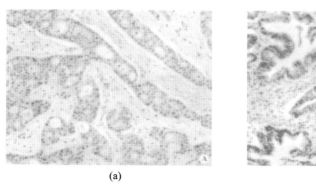

(a)　　　　　　　　　　　　　　(b)

图 5-13 管状腺癌

(a)胃腺癌;(b)肠腺癌

二、间叶组织肿瘤

间叶组织肿瘤种类繁多,包括脂肪组织、平滑肌、横纹肌、纤维组织、脉管和骨组织等的肿瘤。

(一)间叶组织良性肿瘤

1. 纤维瘤(fibroma) 纤维瘤来源于纤维结缔组织,多见于躯干及四肢皮下,呈结节状,有包膜,与周围组织分界清楚,切面呈灰白色,可见编织状条纹,质地韧。镜下观:胶原纤维排成束状,互相交织,其间有细长的纤维细胞(图 5-14)。纤维瘤生长缓慢,手术切除后不复发。

2. 脂肪瘤(lipoma) 脂肪瘤是最常见的良性肿瘤,好发于躯干及四肢近端皮下组织。肉眼观:常呈分叶状,有包膜,切面呈淡黄色,质地柔软,似正常脂肪组织。镜下观:由分化成熟的脂肪细胞构成,间质为少量纤维组织和血管(图 5-15)。一般无明显症状,手术易切除。

3. 血管瘤(hemangioma) 血管瘤多为先天性,故婴幼儿常见。可发生在皮肤、肌肉、内脏器官等部位。肉眼观:呈紫红色,平坦或隆起,边界不清,无包膜。有毛细血管瘤、海绵状血管瘤和混合型血管瘤等

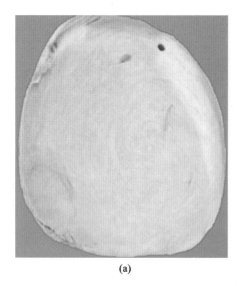
(a)

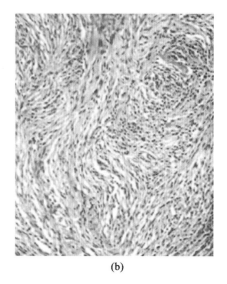
(b)

图 5-14　纤维瘤

（a）肉眼观；（b）镜下观

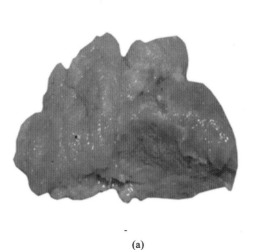
(a)

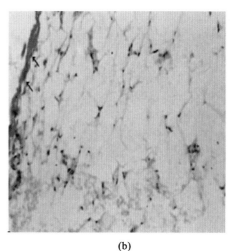
(b)

图 5-15　脂肪瘤

（a）肉眼观；（b）镜下观

类型。血管瘤可随着身体的发育而长大，成年后停止发展，甚至可自然消退。

（二）间叶组织恶性肿瘤

来源于间叶组织的恶性肿瘤统称为肉瘤（sarcoma）。发生率比癌低，多见于青少年。肿瘤呈结节状或分叶状，可挤压周围组织形成假包膜，或有清楚的边界。肉瘤往往体积较大，质软，灰红色，湿润，如鱼肉状。镜下观：肉瘤细胞常呈弥漫分布，间质内纤维结缔组织少，但血管丰富。故肉瘤多由血道转移。网状纤维染色可见肉瘤细胞间存在网状纤维。癌与肉瘤的鉴别见表 5-4。

1. 纤维肉瘤（fibrosarcoma）　本瘤较少见，好发于四肢与躯干的深部软组织。肉眼观：肿瘤呈结节状或不规则形，可有假包膜。切面呈灰白色、鱼肉状，常伴有出血、坏死。镜下观：瘤细胞大小不一，呈梭形或圆形，异型性明显，核分裂象多见（图 5-16）。

2. 脂肪肉瘤（liposarcoma）　本瘤好发于中老年人的大腿、腹膜后或其他深部软组织。极少发生于皮下脂肪层，这与脂肪瘤发生部位相反。肉眼观：肿瘤多呈结节状或分叶状，表面常有一层薄包膜，可似脂肪瘤，也可呈黏液样或鱼肉样。镜下观：脂肪肉瘤的组织形态多种多样，以出现脂肪母细胞为其特点（图 5-17）。脂肪母细胞呈星形、梭形、小圆形或多形性，胞质内可有多少不等、大小不一的脂质空泡。

3. 平滑肌肉瘤（leiomyosarcoma）　本瘤好发于子宫与胃肠道，常见于中老年人。肉眼观：肿瘤呈不规

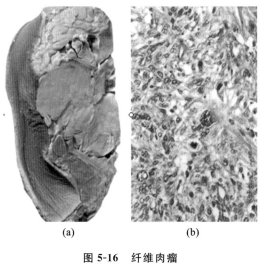

(a)   (b)

图 5-16　纤维肉瘤

(a)肉眼观;(b)镜下观

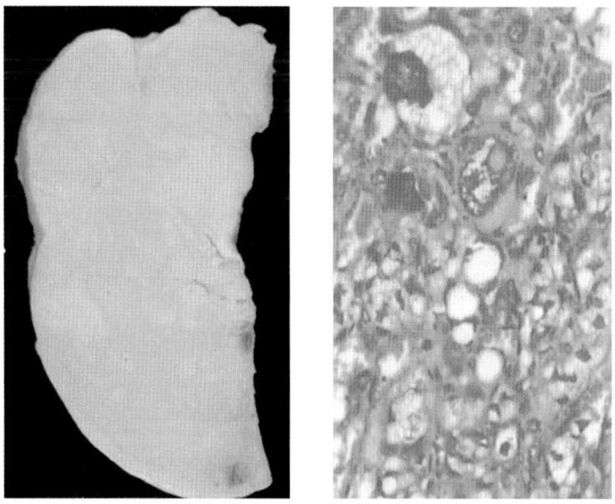

图 5-17　脂肪肉瘤

(a)肉眼观;(b)镜下观

则结节状,切面呈灰白色或灰红色,鱼肉状,常继发出血、坏死、囊性变等。镜下观:瘤细胞有轻重不等的异型性,核分裂象多见(图 5-18)。平滑肌肉瘤恶性度较高,手术后易复发,可发生血道转移至肺、肝及其他器官。

4.骨肉瘤(osteosarcoma) 本瘤为最常见的恶性肿瘤,多见于青少年。好发于四肢长骨骨骺端,尤其是骨外膜向周围呈浸润性生长,侵入周围软组织形成梭形肿块。切面呈灰白色、鱼肉状,常见出血坏死。镜下观:肿瘤细胞异型性明显,呈梭形或多边形,大小不一。瘤细胞直接形成肿瘤性骨组织或骨样组织(图 5-19),这是诊断骨肉瘤的重要组织学依据。肿瘤组织破坏骨皮质后,将表面的骨膜掀起,并刺激骨膜细胞产生反应性新生骨,在股骨下端、胫骨和肱骨上端。肿瘤自骨内膜上下端的骨皮质和掀起的骨膜之间形成三角形隆起,构成 X 线上所见的 Codman 三角。由于骨膜被掀起,在骨膜与骨皮质之间可形成与骨长轴垂直呈放射状反应性新生骨小梁,在 X 线上显示日光放射状阴影。这些影像学表现是骨肉瘤的特征。骨肉瘤恶性程度高,发展迅速,早期即可发生血道转移,危及生命。

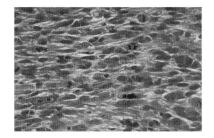

图 5-18　平滑肌肉瘤

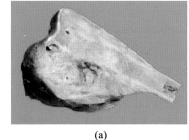

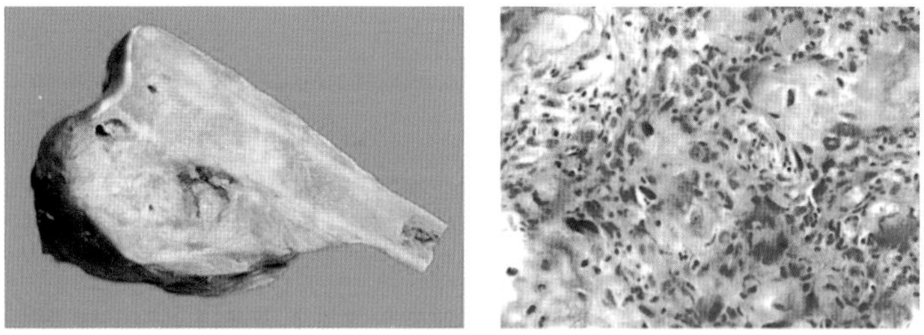

(a)   (b)

图 5-19　骨肉瘤

(a)肉眼观;(b)镜下观

表 5-4　癌与肉瘤的鉴别

	癌	肉　瘤
组织起源	上皮组织	间叶组织
发病率	较高,约为肉瘤的 9 倍,多见于 40 岁以上成人	较低,大多见于青少年
大体特点	质较硬、色灰白,较干燥	质软、色灰红,湿润、鱼肉状
镜下特点	多形成癌巢,实质与间质分界清楚,纤维组织常有增生	瘤细胞弥漫分布,实质与间质分界不清,间质内血管丰富,纤维组织少
网状纤维	见于癌巢周围,癌细胞间多无网状纤维	瘤细胞间多有网状纤维
转移	多经淋巴道转移	多经血道转移

三、其他组织肿瘤

(一)恶性淋巴瘤

恶性淋巴瘤是原发于淋巴结与结外淋巴组织的恶性肿瘤,多见于儿童和青少年。根据瘤细胞形态与组织结构,分为霍奇金淋巴瘤与非霍奇金淋巴瘤两大类(图5-20)。临床表现为淋巴结无痛性肿大,饱满质硬。镜下见淋巴结结构被破坏。其中霍奇金淋巴瘤占10%~20%,瘤细胞成分复杂、形态多样,其中双核对称性排列的R-S细胞形如"镜影",又称为镜影细胞,是诊断霍奇金淋巴瘤的重要形态学依据。非霍奇金淋巴瘤占80%~90%,镜下观的特点是淋巴样瘤细胞增生,弥漫分布,细胞成分相对单一,有不同程度的异型性和病理性核分裂象。

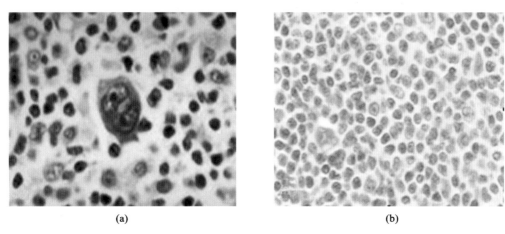

(a)   (b)

图5-20 恶性淋巴瘤

(a)霍奇金淋巴瘤;(b)非霍奇金淋巴瘤

(二)畸胎瘤

畸胎瘤是由具有多向分化潜能的生殖细胞发生的肿瘤。由两个胚层以上多种成分混杂构成,如同一个畸形的胎儿,称为畸胎瘤。好发于卵巢和睾丸,可分为良性(成熟型)与恶性(未成熟型)两大类。其中良性畸胎瘤常见于卵巢,多为囊性,囊壁内面常有结节状隆起,囊腔内有皮脂、毛发甚至牙齿等。而恶性畸胎瘤常见于睾丸,多为实性,主要由分化不成熟的胚胎样组织构成。

要点总结与考点提示

1.肿瘤的异型性。

2.肿瘤的生长方式和转移途径。

3.良性肿瘤与恶性肿瘤的区别。

4.癌与肉瘤的区别。

5.癌前病变、上皮内瘤变、原位癌及早期浸润癌的概念。

思考题

1.名词解释:肿瘤的异型性、转移、原位癌。

2.如何鉴别良性肿瘤和恶性肿瘤？

3.何谓癌前病变？请列举 5 种癌前病变。

4.试比较癌与肉瘤的区别。

（王江琼）

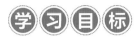

1. 掌握发热与过热的概念、发热的分期及各期代谢特点。
2. 熟悉发热时机体功能与代谢变化。
3. 了解发热的原因、发生机制及防治与护理的病理生理学基础。

第一节　概　述

正常人在体温调节中枢的调控下,机体的产热与散热过程保持动态平衡,故正常人的体温相对恒定,一般为36～37 ℃(表6-1),波动范围不超过1 ℃。

表6-1　成人不同部位体温平均值及正常范围

部　位	平均温度/℃	正常范围/℃
口腔温度	37.0	36.3～37.2
直肠温度	37.5	36.5～37.7
腋窝温度	36.5	36.0～37.0

临床上把体温超过正常值0.5 ℃称为体温升高,并非所有的体温升高都可以称为发热。体温升高包括两大类型,分别是生理性体温升高与病理性体温升高(图6-1)。在某些生理情况下,如月经前期、剧烈运动、应激时,体温也可超过正常值0.5 ℃,这属于生理性体温升高。病理性体温升高包括发热与过热。发热(fever)是指在致热原的作用下,体温调节中枢的调定点(set point,SP)上移而引起的调节性体温升高。过热(hyperthermia)是指由于产热过多(如甲状腺功能亢进)、散热障碍(如皮肤鱼鳞病、高温所致中暑等)或者体温调节障碍(下丘脑损伤)等使体温超过体温调节中枢的调定点,属于被动性体温升高。

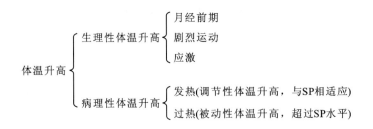

图6-1　体温升高的分类

发热是临床上的常见症状之一,也是临床上最常见的病理过程之一。因此,医护工作者应注意观察患者的体温曲线变化,从而有助于对疾病的诊断、评估疗效与估计预后。

第二节　发热的原因及发生机制

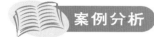 **案例分析**

患儿,男,4岁。因发热、咽喉痛1天,抽搐1次入院。

患儿于1天前因受凉出现咽喉痛、鼻塞、流涕、全身肌肉酸痛,体温37.7 ℃。今晨起体温升高至39.5 ℃,嗜睡。于入院前半小时出现头向后仰,四肢抽搐,双眼上翻,持续约2 min自行缓解。

查体:体温39.6 ℃,脉搏106次/分,呼吸30次/分,神志清楚,精神萎靡,面色苍白,呼吸急促,咽部明显充血,双侧扁桃体肿大Ⅱ度,有脓点。颈软,双肺呼吸音粗,心率106次/分,律齐。腹软,肝脾未触及。

实验室检查:血常规:WBC 27×10^9/L(正常值为$(4\sim10) \times 10^9$/L),中性90%。胸部X片无异常发现。

入院后给予物理降温,氨苄青霉素等治疗,住院6天后痊愈出院。

思考题:

(1)什么原因引起该患儿发热?

(2)该患儿为什么会出现惊厥?

(3)该患儿入院后的治疗措施是否合理?

(4)该患儿发热期间在饮食方面应注意哪些?

一、发热的原因

发热是由于发热激活物(pyrogenic activator)激活体内的产内生致热原细胞,使其产生与释放内生致热原(endogenous pyrogen,EP),继而引起发热。发热激活物种类很多,包括外致热原(exogenous pyrogen)与某些体内产物(图6-2)。

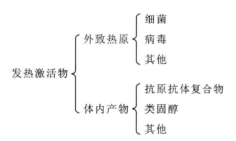

图6-2　发热激活物的种类

(一)外致热原

外致热原是指来自体外的发热激活物,主要包括各种病原微生物(如细菌、病毒、支原体、立克次体、螺旋体、真菌、寄生虫等)及代谢产物。这种由病原微生物引起的急性或慢性、局部或全身性感染导致的发热称为感染性发热(infective fever),占发热的50%~70%。

1.细菌　细菌感染引起的发热占所有发热原因的43%,是最常见的原因。革兰阳性菌(如葡萄球菌、链球菌、肺炎球菌、白喉杆菌等)和革兰阴性菌(大肠杆菌、伤寒杆菌、淋球菌、脑膜炎球菌等)的全菌体、代谢产物及毒素均为重要的致热物质。其中,革兰阴性菌所含的内毒素(endotoxin,ET)是一种具有较强致热性的发热激活物,主要成分为脂多糖,有较高的耐热性(通常需160 ℃,干热2 h才能灭活),一般方法难以灭活。

2.病毒　病毒感染也是发热的常见原因。常见的病毒有流感病毒、SARS(severe acute respiratory syndrome)病毒、麻疹病毒、柯萨奇病毒等。病毒常以全病毒体和其所含的血细胞凝集素、毒素样物质导致发热。

3.其他 支原体、真菌、螺旋体、寄生虫等均可作为发热激活物引起发热。

（二）体内产物

体内产物包括抗原抗体复合物、类固醇等，由体内产物引起的发热称为非感染性发热（noninfective fever）。

1.抗原抗体复合物 实验证明，抗原抗体复合物可激活体内的产内生致热原细胞。许多自身免疫性疾病（如类风湿性关节炎、风湿热、系统性红斑狼疮等）在病程中均可出现各种热型的发热。

2.类固醇 某些类固醇的代谢产物对机体有致热作用，特别是肾上腺皮质激素的中间代谢产物本胆烷醇酮可引起明显的发热反应。某些原因不明的周期性发热患者，血浆中的本胆烷醇酮含量常有所增高。

此外，硅酸结晶、尿酸盐结晶、组织无菌性坏死物质吸收（如大手术后、严重挤压伤、组织梗死等及恶性肿瘤、急性溶血反应所致的组织破坏）等对产内生致热原细胞具有一定的激活作用，从而导致发热。

发热激活物多为大分子物质（100万～200万），特别是细菌内毒素相对分子质量非常大，难以通过血脑屏障，因此不能直接作用于体温调节中枢引起发热。

二、内生致热原

内生致热原是指在发热激活物作用下，由机体的产内生致热原细胞产生与释放的发热物质。

（一）内生致热原的产生与释放

所有能够产生与释放内生致热原的细胞称为产内生致热原细胞，主要有单核细胞、巨噬细胞（如肝枯否细胞、肺尘细胞、脾巨噬细胞等）、内皮细胞、淋巴细胞以及肿瘤细胞等。当这些细胞与发热激活物结合后，即被激活，从而产生与释放内生致热原。

（二）内生致热原的种类

现已发现多种内生致热原，主要有以下几种：

1.白细胞介素-1（IL-1） IL-1是最早发现的内生致热原，它是一种小分子多肽类物质。目前已发现其有两种亚型：IL-1α和IL-1β，都作用于同一受体，有相同的生物学活性。IL-1受体分布于脑内，其中密度最大的区域位于体温调节中枢的下丘脑外侧。

2.肿瘤坏死因子（TNF） TNF的生物活性与IL-1相似，有TNFα与TNFβ两种亚型，都有相似的生物学活性。

3.干扰素（IFN） IFN是一种具有抗病毒、抗肿瘤作用的蛋白质，有多种亚型，其中与发热相关的是IFNα与IFNγ。

4.白细胞介素-6（IL-6） IL-6是一种由184个氨基酸组成的蛋白质，相对分子质量为21000。IL-6的致热作用弱于IL-1与TNF。

此外，巨噬细胞炎症蛋白-1（MIP-1）、白细胞介素-2（IL-2）、白细胞介素-8（IL-8）、睫状神经营养因子（CNTF）以及内皮素等也被认为与发热有一定的关系。

内生致热原相对分子质量小（1万～2万），可通过血脑屏障作用于位于视前区-下丘脑前部（POAH）的体温调节中枢，继而引起调节性体温升高。

三、发热的发生机制

发热的发生机制尚未定论，还有待进一步研究，但基本的环节可概括如下（图6-3）：①发热激活物激活产内生致热原细胞，产生与释放内生致热原；②内生致热原到达体温调节中枢后，引起发热中枢介质的释放（如前列腺素、环磷酸腺苷等），继而导致体温调定点升高；③第三个环节是体温调节中枢发出神经冲动，对产热与散热进行调整，把体温升高至与调定点水平相适应，然后产热与散热在体温调定点水平上保持动态平衡。

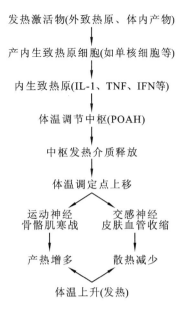

图 6-3 发热的发生机制示意图

第三节 发热的分期及热代谢特点

一、发热的过程

多数发热尤其是急性炎症与急性传染病引起的发热,其临床经过大致分为三个时期(图 6-4,表 6-2),每期均具有不同的临床表现及热代谢特点。

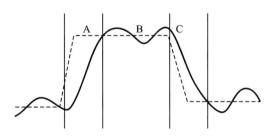

图 6-4 发热各期体温与调定点关系示意图

A.体温上升期;B.高温持续期;C.体温下降期

虚线代表调定点变化曲线;实线代表体温曲线

表 6-2 发热各期临床表现及代谢特点

	主要临床表现	热代谢特点
体温上升期	寒战、皮肤苍白、畏寒、鸡皮疙瘩	产热大于散热
高温持续期	皮肤发红、干燥	产热与散热在较高水平上保持相对平衡
体温下降期	大量出汗	散热大于产热

二、发热的分期

(一)体温上升期

在致热原的作用下,体温调节中枢调定点上移,此时体温调节中枢发出指令,通过运动神经到达产热器官,引起骨骼肌不随意的周期性收缩,发生寒战。寒战产热率高,其代谢可比正常增加 4～5 倍。同时体温调节中枢发出指令,通过交感神经引起皮肤血管收缩,皮肤浅层血流量减少,患者常有皮肤苍白并伴有皮肤温度下降,其结果导致散热减少。由于皮肤温度下降刺激皮肤冷觉感受器传至中枢,患者可畏寒。交感神经传出冲动可使竖毛肌收缩,皮肤可出现"鸡皮疙瘩"。此期热代谢的特点:产热增加而散热减少,产热大于散热,使体温上升。

体温上升包括骤升与缓升两种。骤升是指体温在数小时内达到39～40 ℃,常伴寒战。缓升是指体温逐渐上升,在数日内达到高峰,多不伴有寒战。

(二)高温持续期

此期由于体温上升到体温调节中枢新的调定点水平,机体产热与散热在较高水平上保持相对平衡。此期持续时间的长短因病因不同而有差异。如大叶性肺炎可持续数天,伤寒可为数周,疟疾仅几个小时。在此期,由于体温已与调定点相适应,所以体温调节中枢以正常的方式来调节产热与散热。体温调节中枢不再发出寒战冲动,故寒战消失。皮肤血管由收缩转为扩张,血液量增加,使皮肤发红,患者畏寒感消失并有酷热感。皮肤"鸡皮疙瘩"消失。此外,由于高热加强了皮肤水分的蒸发,因此皮肤与口唇比较干燥。此期热代谢的特点是产热与散热在较高水平上保持相对平衡。

(三)体温下降期

随着病因的消除,体温调节中枢的调定点逐渐降至正常水平,产热相对减少,机体出现明显的散热反应。汗腺分泌增多,可引起大量出汗,严重者由于体液大量丢失,易出现血压下降、脉搏细速等虚脱或休克现象。此期热代谢的特点是散热大于产热。

体温下降包括骤降与渐降两种。骤降是指体温在数小时内迅速降至正常。渐降是指体温在数天内逐渐降至正常。

第四节 发热时机体代谢与功能的变化

一、物质代谢的改变

发热时机体的物质代谢加快。一般体温每升高 1 ℃,基础代谢率增加 13%,急性感染性疾病可增加30%～60%,因此发热患者的物质消耗明显增多。如果患者持续发热,而又没有及时补充营养物质,常会出现消瘦与体重下降等。

(一)糖代谢

发热时,由于产热增加,因此对糖的需求增加,糖的分解代谢增强,糖原储备减少。尤其在寒战时糖原大量分解,从而会引起血糖升高,甚至出现糖尿。同时由于氧供应相对不足,会导致乳酸产量增加,患者可出现肌肉酸痛。

(二)脂肪代谢

发热时由于能量消耗增加,再加上患者食欲不振,机体会动员脂肪储备,脂肪分解代谢增强。所以长期发热患者可日渐消瘦。

(三)蛋白质代谢

发热时蛋白质分解代谢增强,再加上未能及时补充足够的蛋白质,可使发热患者产生负氮平衡,出现抵抗力下降,组织修复能力减弱。

(四)水盐及维生素代谢

体温上升期时,由于肾血流量减少,尿量明显减少,Na^+ 与 Cl^- 排出减少。而在高温持续期,皮肤与呼吸道水分蒸发增加,以及在体温下降期的大量出汗均可导致水分大量丢失,Na^+ 与 Cl^- 排出增加,严重者可引起脱水。

发热时由于患者食欲不振,常导致维生素摄入不足,长期发热又可使维生素消耗增多,因此患者易发生维生素缺乏,尤其维生素 B1 和维生素 C 缺乏更常见。

对于发热尤其是长期发热患者,由于糖、脂肪和蛋白质分解代谢增强,因此应给予高热量、高蛋白、高维生素的易消化食物,以补充发热的消耗。同时应鼓励患者多饮水,每日 2500～3000 mL,以补充发热消耗的水分。

二、生理功能的改变

(一)中枢神经系统功能改变

发热使中枢神经系统兴奋性增高,患者常有头痛、头晕、烦躁不安等症状,特别是高热(40～41 ℃)时,患者可出现谵妄、幻觉。有些高热患者可出现表情淡漠、嗜睡等症状,这可能与神经系统受抑制有关。小儿高热易引起高热惊厥,多见于 6 个月～3 岁小儿,发作时常出现全身或局部肌肉抽搐,常伴意识障碍,这可能与小儿中枢神经系统尚未发育成熟与脑缺氧有关。若反复发作可引起脑神经损害而致小儿智力发育障碍,因此,应注意预防。若发生高热惊厥,应及时合理救治。

(二)循环系统功能改变

一般体温每升高 1 ℃,心率约增加 18 次/分(但也有例外,如肠伤寒患者)。这主要与血温升高刺激了窦房结以及交感-肾上腺髓质系统兴奋性增高有关。心率在一定范围内增快(<150 次/分)可增加心输出量。若大于 150 次/分,心输出量反而下降,同时心率过快及心肌收缩力增强还会增加心脏负担。因此对于心肌损伤及心脏有潜在病灶的人由于心脏负担加重可诱发心力衰竭。在体温下降期或用解热药引起体温骤降时,由于外周血管舒张及大量出汗,患者可出现虚脱甚至外周循环衰竭,应注意预防。

(三)呼吸系统改变

体温升高可刺激呼吸中枢,引起呼吸加深、加快。深而快的呼吸虽能加强散热,但是通气过度会造成 CO_2 排出过多,引起呼吸性碱中毒。持续高热可抑制呼吸中枢,导致呼吸变浅、变慢。

(四)消化系统改变

发热时由于交感神经兴奋可引起消化液分泌减少,胃肠蠕动减慢,患者可出现食欲下降、恶心、呕吐、腹胀、便秘等临床表现。由于唾液分泌减少,可导致口腔干燥、口臭等。

(五)泌尿系统改变

体温上升期由于肾血管收缩,患者尿量减少,尿色变深,尿比重增高。高温持续期可导致肾小管上皮细胞受损,出现蛋白尿与管型尿。体温下降期尿量逐渐增加,尿比重恢复正常。

第五节 发热防治、护理的病理生理学基础

一、积极治疗原发病

对于发热患者的处理应首先寻找引起发热的原因,针对病因进行治疗,积极去除引起发热的原因,使体温恢复正常。

二、一般性发热的处理

对于体温低于 40 ℃,持续时间不是很长,病因不明且无严重疾病的发热可不急于解热。因为一定程度的发热可提高机体的抗感染能力,同时使某些免疫细胞功能增强,从而增强机体的抗病能力。同时疾病过程中的体温曲线变化可以反映病情变化,有助于诊断疾病、评估疗效与估计预后。若过早使用解热药物,常会掩盖病情,对诊断与治疗有害无益。因此不能遇热则退,临床实践中对于一般性发热患者的处理原则主要是及早找到病因,同时针对机体物质代谢增强与大量出汗的情况,相应补充足够的营养物质、维生素和水。

三、必须及时解热的病例

对于高热、持续过久的发热或发热可威胁生命的病例应及时解热。①高热（＞40 ℃）时，患者的中枢神经系统与心脏会受到较大影响，尤其是小儿高热，易导致高热惊厥，应及早预防；②肿瘤性发热将加重患者体内物质的消耗；③心脏病患者发热会导致心率加快，心脏负荷加重，易诱发心力衰竭，所以对于心脏病患者及有潜在心脏损害者应及早解热；④妊娠期妇女在妊娠早期发热时易导致胎儿发育畸形，妊娠中晚期由于循环血量增多，心脏负荷加重，发热会进一步加重心脏负荷而诱发心力衰竭。

四、发热的防治、护理要点

（一）降温

1. 物理降温　物理降温包括全身冷疗与局部冷疗两种。可用温水或乙醇进行全身擦浴，用冰帽、冰袋、冰囊或冷湿敷法置于头部或全身大血管分布处（如颈部、腋下、腹股沟等），从而有利于散热。也可将患者置于温度较低的环境中，加强空气流通以增强散热。

2. 药物降温　应根据发热的原因及药物的药理特性选用合适的药物解热。如水杨酸类（如阿司匹林等）、肾上腺糖皮质激素（如地塞米松等）及清热解毒中草药等。

（二）注意休息与饮食

高热者应绝对卧床休息，低热者应减少活动，适当休息。给予高热量、高蛋白、高维生素、易消化的食物。多饮水，防止脱水。

（三）加强口腔及皮肤护理

应在晨起、餐后、睡前协助患者漱口，防止口腔感染。应随时擦干汗液，保持皮肤清洁干燥。

（四）加强病情观察

一般每日测体温4次，高热患者应每隔4 h测量一次。对心肌梗死或有心肌损伤的发热患者，应进行心电监护。

要点总结与考点提示

1. 发热与过热的异同。
2. 发热各期代谢特点及主要临床表现。

思考题

1. 名词解释：发热、过热、发热激活物。
2. 体温升高是否就是发热，发热与过热的基本区别在哪里？
3. 简述发热的过程及各期临床表现与热代谢特点。
4. 哪些发热病例需及时采取解热措施？

（王江琼）

第七章　缺　氧

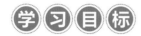

1. 掌握缺氧的概念。
2. 掌握乏氧性缺氧、循环性缺氧、血液性缺氧及组织性缺氧的概念、血氧变化特点。
3. 熟悉各血氧指标的概念、正常值、意义及其影响因素。
4. 熟悉缺氧时机体的功能代谢变化。
5. 了解影响机体对缺氧耐受性的因素。

案例分析

患者，男，42岁，农民。当日凌晨4:00在蔬菜大棚内为火炉添煤时，昏倒在温室内。被发现后急诊入院。查体：体温37.5 ℃，呼吸24次/分，脉搏110次/分，血压100/70 mmHg，神志不清，口唇呈樱桃红色。实验室检查：PaO_2 12.62 kPa，HbCO 30%。入院后立即吸氧，第二天进入高压氧舱治疗，不久即恢复出院。

思考题：

(1)患者为什么进入温室后突然昏倒？简述其发生机制。

(2)属于何种类型缺氧？

(3)为何进行高压氧舱治疗？

　　氧是维持生命活动所必需的物质之一。当氧供给减少或组织细胞利用氧障碍，导致机体发生代谢、功能和形态结构异常变化的病理过程称为缺氧（hypoxia）。在静息状态下，成年人的需氧量约为250 mL/min，而体内的储氧量仅有1500 mL，呼吸和心跳一旦停止，在数分钟内就可因氧耗竭而造成患者死亡。故缺氧是临床上极为常见的病理过程，也是许多疾病引起死亡的直接原因。

第一节　常用的血氧指标

一、血氧分压

　　血氧分压（PO_2）是指溶解在血液中的氧所产生的张力，又称氧张力。正常人动脉血氧分压（PaO_2）约为100 mmHg，主要取决于吸入气中氧分压的高低和肺的外呼吸功能；静脉血氧分压（PvO_2）约为40 mmHg，主要反映组织细胞摄取氧和利用氧的能力。

二、血氧容量

　　血氧容量（CO_{2max}）是指每100 mL血液中的血红蛋白被氧充分饱和时的最大带氧量，正常值约为200 mL/L。血氧容量的高低反映血液中的血红蛋白的质和量及携带氧的能力。

三、血氧含量

血氧含量（CO_2）是指每 100 mL 血液中血红蛋白实际的带氧量和溶解于血浆中的氧量（通常仅为 3 mL/L）。氧含量的高低取决于血氧分压和血氧容量。动脉血氧含量（CaO_2）约为 190 mL/L；静脉血氧含量（CvO_2）约为 140 mL/L。动-静脉氧含量差约为 50 mL/L，其大小反映组织的耗氧量。

四、血氧饱和度

血氧饱和度（SO_2）是指血红蛋白被氧饱和的程度。$SO_2 =$（血氧含量－溶解的氧量）/血氧容量×100%，正常人动脉血氧饱和度约为 95%，静脉血氧饱和度约为 75%。血氧饱和度的大小与氧分压的高低有关，两者的关系可用氧合血红蛋白解离曲线（简称氧解离曲线，ODS）表示（图 7-1），同时还受到其他因素的影响。当红细胞内的 2,3-二磷酸甘油酸（2,3-DPG）减少、碱中毒、二氧化碳减少及体温降低时，氧合血红蛋白解离曲线左移，氧饱和度变大，反映了血红蛋白与氧的亲和力增加，不容易释放氧，组织的摄氧量可降低。反之曲线则右移，有利于血液中氧的释放，以供给组织利用。

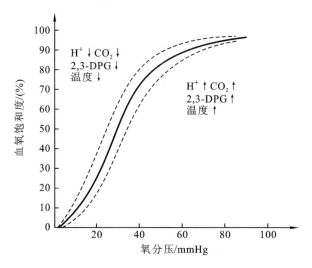

图 7-1　氧合血红蛋白解离曲线及其影响因素

第二节　缺氧的原因和类型

氧的获得和利用是个复杂的过程，包括外界空气供给氧、外呼吸、气体在血液中运输和内呼吸。空气中的氧被吸入肺泡，弥散进入血液和血红蛋白结合，再随血液运送到全身组织，经内呼吸为细胞所利用。整个过程其中任何一个环节发生障碍都能引起缺氧。根据缺氧的原因和血氧变化的特点，可将缺氧分为四种类型。

一、低张性缺氧

低张性缺氧（hypotonic hypoxia）是指因各种原因引起的以动脉血氧分压降低为基本特征的缺氧，又称为乏氧性缺氧（hypoxic hypoxia）。

（一）原因

1. 吸入气中氧分压过低　吸入气中氧分压过低多见于进入海拔 3000 m 以上的高空或高原，大气压降低，吸入气中的氧分压过低。也可发生在通风不良的矿井和坑道等环境。因吸入气中氧分压过低，进入肺泡进行气体交换的氧不足，导致动脉血氧分压下降，所以又称大气性缺氧。

2. 外呼吸功能障碍　外呼吸功能障碍是指由肺的通气功能障碍或换气功能障碍，引起动脉血氧分压降低所致的缺氧，又称为呼吸性缺氧。

3.静脉血分流入动脉血 静脉血分流入动脉血见于某些先天性心脏病,如法洛四联征,因其室间隔缺损伴有肺动脉狭窄或肺动脉高压,使右心的压力高于左心,未经氧合的静脉血直接掺入左心的动脉血中,导致动脉血氧分压降低而引起缺氧。

(二)血氧变化的特点

1.动脉血氧分压、血氧含量、血氧饱和度降低 低张性缺氧时,由于上述各种原因均可使吸入的氧量减少,血液溶解的氧也减少,和血红蛋白结合的氧量也随之减少。所以动脉血氧分压、血氧含量和血红蛋白氧饱和度降低,导致组织供氧不足,动、静脉氧含量差变小。但慢性缺氧时,组织对氧的利用能力代偿性增强,动、静脉氧含量差则变化不大。

2.血氧容量正常或增加 急性低张性缺氧时,由于血红蛋白的质和量未改变,故血氧容量一般是正常的;但慢性缺氧时,红细胞和血红蛋白可代偿性增多使血氧容量增加。

3.脱氧血红蛋白增加 在正常时,毛细血管中脱氧血红蛋白的平均浓度为 26 g/L。低张性缺氧时,毛细血管中氧合血红蛋白含量减少,而脱氧血红蛋白浓度增加,当毛细血管中脱氧血红蛋白的平均浓度超过 50 g/L 时,使皮肤和黏膜呈青紫色,称为发绀。发绀是缺氧常见的临床征象。乏氧性缺氧和淤血性缺氧时,易出现发绀,但缺氧不一定都出现发绀,如血液性和组织中毒性缺氧患者;另外,出现发绀也不一定都有缺氧,如真性红细胞增多症。

二、血液性缺氧

血液性缺氧(hemic hypoxia)是指血红蛋白的质或量改变导致血液携氧能力降低而引起的缺氧,称为血液性缺氧。

(一)原因

1.贫血 各种原因引起的严重贫血,患者血液中的血红蛋白含量减少,使携氧能力降低,供给细胞的氧不足而引起的缺氧,又称为贫血性缺氧。

2.一氧化碳中毒 一氧化碳与血红蛋白的亲和力比氧与血红蛋白的亲和力大 210 倍。当一氧化碳中毒时,一氧化碳和血红蛋白结合后形成碳氧血红蛋白(HbCO),从而丧失了携带氧的能力。另外,一氧化碳还能抑制红细胞内糖酵解,使 2,3-DPG 生成减少,氧解离曲线左移,血红蛋白和氧的亲和力增强,氧释放减少,从而进一步加重组织缺氧。临床上常见于煤气中毒等。

3.高铁血红蛋白血症 在生理状态下,血红素中的二价铁可在氧化剂的催化下氧化成三价铁,形成高铁血红蛋白,从而失去携氧能力。但血液中的还原剂如 NADH、维生素 C 和还原型谷胱甘肽等又不断地将高铁血红蛋白还原成二价铁的血红蛋白,使高铁血红蛋白含量仅占血红蛋白总量的 1%～2%。临床上当食用大量含硝酸盐的腌菜后,肠道细菌将硝酸盐还原成亚硝酸盐被吸收入血,使大量的血红蛋白氧化成高铁血红蛋白,引起肠源性高铁血红蛋白血症,致使组织缺氧,又称肠源性发绀。

(二)血氧变化的特点

1.动脉血氧分压、血氧饱和度正常 血液性缺氧时,因外呼吸功能正常,吸入的气体中氧分压正常,故动脉血氧分压及血氧饱和度正常,又称为等张性缺氧。贫血性缺氧时血氧容量和血氧含量等比下降,故血氧饱和度是正常的。

2.动脉血氧容量和血氧含量降低、动-静脉氧含量差减小 血液性缺氧时,因血红蛋白质或量改变,使血红蛋白带氧能力减弱,造成动脉血氧容量和血氧含量降低。因组织摄氧能力无明显改变,故动-静脉氧含量差减小。

3.皮肤颜色 血液性缺氧的患者,因毛细血管血液中脱氧血红蛋白的含量达不到 50 g/L,所以不会出现发绀。严重贫血的患者因血红蛋白数量减少,可出现面色苍白;一氧化碳中毒的患者血液中碳氧血红蛋白含量增多,因碳氧血红蛋白的颜色呈鲜红色,故患者皮肤黏膜呈现樱桃红色。高铁血红蛋白呈棕褐色,故患者的皮肤黏膜呈咖啡色或青石板色。

三、循环性缺氧

循环性缺氧(circulatory hypoxia)是指血液循环障碍致组织供氧量不足所引起的缺氧。可分为缺血性缺氧和淤血性缺氧。

（一）原因

1. 组织缺血　由于动脉压降低或动脉阻塞造成的组织缺氧称为缺血性缺氧。例如休克和心力衰竭时，因心排出量减少，使有效循环血量降低，动脉血压降低，组织灌流量不足，可引起全身性的缺血性缺氧，如动脉栓塞、动脉粥样硬化及动脉炎等，使动脉狭窄或阻塞而引起器官和组织局部性的缺血性缺氧。

2. 组织淤血　当静脉压升高使静脉血液回流受阻，毛细血管床淤血造成的组织缺氧称为淤血性缺氧。例如，右心衰竭时，上、下腔静脉血回流受阻，造成全身广泛的毛细血管床淤血性缺氧；静脉栓塞或受压、静脉炎等可引起局部静脉血回流障碍，造成局部组织淤血性缺氧。

（二）血氧变化的特点

1. 动脉血氧分压、血氧容量、血氧含量及血氧饱和度均正常　不累及肺血流的循环性缺氧，氧与血红蛋白结合无改变时，动脉血氧分压、血氧容量、血氧含量及血氧饱和度均可以是正常的。

2. 动-静脉氧含量差增大　由于缺血和淤血造成血流缓慢，使血液流经组织中的毛细血管的时间延长，组织细胞摄取的氧量增多，造成静脉血氧含量降低，因而动-静脉氧含量差增大。

3. 皮肤颜色　缺血性缺氧的患者，因动脉供血不足，皮肤呈苍白色；淤血性缺氧的患者，血液滞留在毛细血管中，酸性代谢产物增多，导致 pH 值下降，使氧解离曲线右移，氧容易释放，故脱氧血红蛋白含量增多，皮肤、黏膜可出现发绀。

四、组织性缺氧

组织性缺氧(histogenous hypoxia)是指在供氧正常的情况下，组织细胞不能有效地利用氧而导致的缺氧，又称为氧利用障碍性缺氧。

（一）原因

1. 组织中毒　临床上常见有氰化物、硫化物、磷等或某些药物使用过量而引起的组织中毒。各种氰化物如 HCN、KCN、$NaCN$ 和 NH_4CN 等，一旦经消化道、呼吸道、皮肤进入机体后，分解出 CN^-，迅速与氧化型细胞色素氧化酶的三价铁结合为氰化高铁细胞色素氧化酶，使之不能还原成还原型细胞色素氧化酶，从而丧失了传递电子的能力，以致呼吸链中断，组织细胞不能利用氧。

2. 细胞损伤　细菌毒素、严重缺血缺氧、大剂量放射线照射等都可以使线粒体损伤，引起组织细胞利用氧障碍。

3. 维生素缺乏　维生素 B1、维生素 B2、叶酸、尼克酰胺等均为呼吸酶的辅酶成分。当这些成分严重缺乏时，呼吸酶合成障碍，抑制细胞的生物氧化，导致氧的利用障碍。

（二）血氧变化的特点

1. 动脉血氧分压、血氧容量、血氧含量及血氧饱和度均正常　组织性缺氧时，由于细胞的生物氧化过程发生障碍，氧消耗减少，所以上述血氧指标均可正常。

2. 动-静脉氧含量差变小　由于组织细胞不能充分利用氧，故静脉血氧含量高于正常，使动-静脉氧含量差变小。

3. 皮肤颜色　因为组织细胞利用氧障碍，使毛细血管中的氧合血红蛋白含量高于正常，故组织性缺氧患者的皮肤黏膜呈玫瑰红色。在临床上，患者常发生混合性缺氧。例如：心力衰竭时，主要表现为循环性缺氧，但若合并肺淤血、水肿，使换气功能发生障碍时又可伴有低张性缺氧。各型缺氧的特点见表 7-1。

表 7-1　各型缺氧血氧变化的特点

缺氧类型	动脉血氧分压	血氧容量	血氧含量	血氧饱和度	动-静脉氧含量差	皮肤颜色
低张性缺氧	降低	正常	降低	降低	降低	发绀
血液性缺氧	正常	降低	降低	正常	降低	樱桃红色，苍白色，咖啡色
循环性缺氧	正常	正常	正常	正常	增高	发绀
组织性缺氧	正常	正常	正常	正常	降低	玫瑰红色

第三节　缺氧时机体的功能和代谢变化

缺氧对机体的影响因缺氧的原因、发生速度、持续时间及患者的反应性而不同。轻度缺氧主要引起机体的代偿反应;而重度缺氧,则出现功能和代谢的障碍,甚至发生结构的破坏。急性缺氧时,以损伤性变化为主;慢性缺氧时,机体的代偿反应和损伤表现并存。各型缺氧既有相似之处,又各具特点。现以低张性缺氧为例,介绍缺氧对机体的影响(图 7-2)。

一、呼吸系统的变化

（一）代偿性反应

当动脉血氧分压降低至 60 mmHg 时,可刺激颈动脉体和主动脉体化学感受器,反射性地引起呼吸加深、加快,从而使肺泡通气量增加,升高动脉血氧分压。血液性、组织性和循环性缺氧的患者,若不合并动脉血氧分压降低,呼吸运动一般不增强。

（二）损伤性变化

急性严重的缺氧,可引发肺水肿,表现为头痛、胸闷、咳嗽、咯血性泡沫样痰、呼吸困难、发绀、肺部听诊有湿性啰音等,例如高原性肺水肿。当动脉血氧分压<30 mmHg 时,可直接抑制呼吸中枢,导致中枢性呼吸衰竭。

二、循环系统的变化

（一）代偿性反应

1. 心输出量增加　急性缺氧时,机体通过心排出量的增加提高组织的供氧量,具有一定的代偿意义。机制是:①缺氧时,胸廓运动增强,刺激了肺的牵张感受器,反射性地使交感神经兴奋,心率加快;②缺氧同时也可作为一种应激原,使交感神经兴奋,儿茶酚胺释放增多,作用于心肌的 β 受体,使心肌细胞收缩力增强;③胸廓运动增大时,可促使静脉回心血量增加,心输出量增多。

2. 血液重新分布　急性缺氧时,皮肤、腹腔内脏及肾血管因交感神经兴奋,血管收缩,血流量减少;而心和脑血管主要受局部组织生成的大量代谢产物,如乳酸、腺苷等扩血管物质的作用,使血流量增加,从而保证了重要生命器官的血氧供应。

3. 肺血管收缩　低张性缺氧时,肺泡气氧分压降低,引起该处肺小动脉收缩,使缺氧肺泡的血流量减少,转向其他通气充分的肺泡,这种局部肺血管的收缩反应,有利于维持通气和血流比例相适应,有利于气体交换,可以提高动脉血氧分压。

4. 毛细血管增生　长期慢性缺氧可促使毛细血管增生,密度增加,尤其是心、脑和骨骼肌的毛细血管增生明显。毛细血管的数量增加可使氧从血管内向组织细胞弥散的距离缩短,从而增加了对组织的供氧量。

（二）损伤性变化

严重或长期的慢性缺氧可引起高原性心脏病、肺源性心脏病、贫血性心脏病,甚至发生心力衰竭。机制是:① 长期肺血管收缩,使管壁增厚,管腔狭窄,加之红细胞代偿性增多,血液黏稠度增加等,使肺循环阻力增大,引起肺动脉高压。久之,造成肺源性心脏病,导致右心肥大,甚至发生右心衰竭。② 缺氧时,使心肌 ATP 生成减少,能量供应不足,引起心肌收缩与舒张功能受损。③ 严重的动脉血氧分压降低可通过颈动脉体反射性地兴奋迷走神经,引起窦性心动过缓。也可使心肌细胞内外离子分布异常,细胞内钾离子减少,使静息膜电位降低,易发生异位心律,如期前收缩等。④ 缺氧使酸性代谢产物增多,外周血管扩张充血。当缺氧严重时可直接抑制呼吸中枢,胸廓的呼吸运动减弱,使回心血量减少,心排出量降低,发生循环功能障碍。

三、中枢神经系统的变化

脑组织的重量较轻,仅为体重的2%左右,但脑血流量充足,约占心排出量的15%,且脑组织的耗氧量很大,约占机体总耗氧量的23%。另外,脑细胞内葡萄糖和氧的储备量很少,其能量来源主要依靠葡萄糖的有氧氧化,因此脑组织对缺氧十分敏感,耐受能力极差。一旦发生缺氧,可直接损害中枢神经系统的功能。急性缺氧可出现头痛、情绪激动、思维力、记忆力、判断力降低甚至丧失以及运动不协调等,更严重者可发生惊厥和昏迷,甚至死亡。慢性缺氧时,表现为易疲劳、嗜睡、注意力不集中及精神抑郁等症状。

缺氧引起中枢神经系统功能障碍的主要机制有:①脑水肿:缺氧可直接扩张脑血管,使脑毛细血管内压升高,组织液生成增多,同时酸性代谢产物可增加毛细血管壁的通透性,造成间质性脑水肿及颅内压增高。②脑细胞损伤:缺氧致ATP生成减少,钠泵功能障碍,细胞内水钠潴留,导致脑细胞水肿。由于钠泵功能受损,使细胞内钾离子浓度降低,神经细胞膜电位降低,神经介质合成减少,能量代谢发生障碍、脑水肿和脑细胞变性坏死,最终导致中枢神经系统功能紊乱。

四、血液系统的变化

(一)代偿性反应

慢性缺氧使肾促红细胞生成素生成和释放增多,刺激骨髓造血干细胞,使红细胞生成增多,以增加血液的氧容量和氧含量,提高血液的携氧能力,增加组织供氧。急性缺氧时,肝、脾等储血器官的血液释放入体循环,增加血液的带氧量,以保证心脑的供氧量。另外,缺氧时,红细胞内2,3-DPG增加,使氧解离曲线右移,血红蛋白与氧的亲和力降低,有利于向组织细胞释放氧。

(二)损伤性变化

如果血液中红细胞增加过多,会引起血液的黏滞性增高,血流阻力增大,导致心脏的负荷增加而发生心力衰竭。

五、组织细胞变化

(一)代偿性反应

1.细胞利用氧的能力增强 慢性缺氧时,细胞内线粒体的数目和膜的表面积增加,呼吸酶如琥珀酸脱氢酶和细胞色素氧化酶等增加,酶活性也增高,使细胞的内呼吸功能增强。

2.糖酵解增强 缺氧时,ATP生成减少,ATP/ADP值降低,使糖酵解过程中最主要的限速酶磷酸果糖激酶的活性增强,通过促进糖酵解来补偿能量的不足。

3.肌红蛋白增加 慢性缺氧可使肌肉中的肌红蛋白含量增多。肌红蛋白与氧的亲和力高于血红蛋白与氧的亲和力。因此,肌红蛋白的增加使体内的储氧量增多,当动脉血氧分压进一步降低时,肌红蛋白可释放大量的氧供细胞利用。

4.低代谢状态 缺氧时,细胞的合成代谢减弱,如糖、蛋白质等合成减少,使细胞处于低代谢状态,减少能量的消耗,有利于组织细胞在缺氧时的生存。细胞内物质合成代谢减弱与酸中毒有关。

(二)损伤性变化

1.细胞膜的变化 缺氧时,细胞膜离子泵功能发生障碍,膜通透性增高,使离子顺浓度差通过细胞膜。

(1)钠离子内流增加:严重缺氧时,ATP生成减少,钠泵功能障碍,细胞外钠离子顺浓度差流入细胞,使细胞内钠离子增多,导致水钠潴留,细胞水肿。

(2)钾离子外流增加:由于细胞膜通透性增加,钠泵功能降低,细胞内钾离子顺浓度差流出细胞,使细胞外钾离子浓度升高,而细胞内缺钾。因钾离子是蛋白质和酶等物质合成代谢所必需的,细胞内钾缺乏会影响合成代谢及酶的功能。

(3)钙离子内流增加:缺氧时,ATP生成减少,钙泵功能障碍,细胞膜通透性增加,细胞外钙离子顺浓度差流入细胞内,使细胞内钙离子浓度升高。① 钙离子增加可激活磷脂酶,促进膜磷脂降解,进一步损伤细胞膜和细胞器膜。② 细胞内钙超载可抑制线粒体功能,加重ATP生成不足。③ 细胞内钙超载还可激活黄嘌呤氧化酶系统,导致大量自由基生成,加重细胞的损伤。

2.线粒体的损伤 严重缺氧时可抑制线粒体脱氢酶的功能,导致 ATP 生成进一步减少。当缺氧持续时,线粒体可出现结构损伤,表现为线粒体肿胀,嵴断裂、崩解,最终线粒体外膜破裂基质外溢等。

3.溶酶体的损伤 缺氧引起的酸中毒和钙超载,使溶酶体膜的稳定性降低,膜通透性增高,溶酶体可肿胀破裂,释放出大量蛋白水解酶,引起细胞自溶,同时也可使其他细胞溶解、坏死,造成广泛的组织损伤。缺氧时机体的功能和代谢变化见图 7-2。

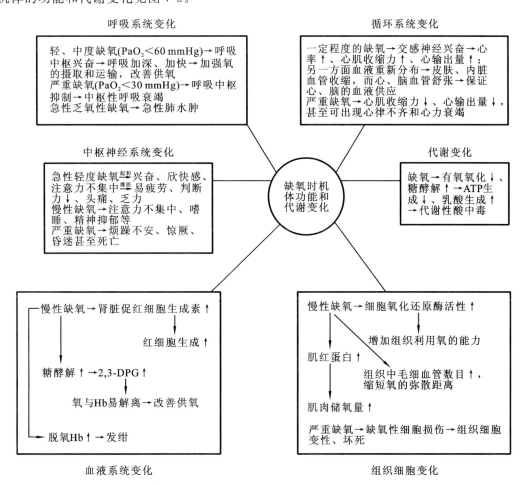

图 7-2 缺氧时机体的功能和代谢变化

第四节 影响机体对缺氧耐受性的因素

一、代谢耗氧率

代谢耗氧率的高低影响机体对缺氧的耐受性。基础代谢高者,代谢耗氧率高,对缺氧的耐受性降低。如高热、过热或甲状腺功能亢进等,都可使耗氧量增大。寒冷、体力活动、情绪激动等也可增加机体耗氧量,使代谢耗氧率升高,降低机体对缺氧的耐受性。体温降低、低温麻醉、人工冬眠等均可降低机体的耗氧量,使代谢耗氧率降低,从而提高机体对缺氧的耐受性。

二、机体的代偿能力

缺氧时机体可通过呼吸、循环和血液系统的代偿性反应来增加组织的供氧,还可通过组织、细胞的代偿性反应提高对氧的利用能力。在临床上这些代偿性反应存在着不同。心肺疾病及血液病的患者,代偿能力降低,对缺氧的耐受性也低;老年人因心肺的储备功能降低,造血系统功能减弱,以及细胞内呼吸酶活性降低等,使老年人对缺氧的代偿能力和耐受性降低。体育锻炼可提高机体的代偿能力,增强机体对缺氧的耐受性。

要点总结与考点提示

1.各型缺氧的血氧变化特点。
2.组织性缺氧的发生机制。
3.血液性缺氧和氧离曲线变化的意义。
4.循环系统功能在缺氧时的变化。
5.缺氧对 2,3-DPG 的影响。

思考题

1.名词解释:缺氧、发绀、低张性缺氧、血液性缺氧、循环性缺氧、组织性缺氧。
2.简述四种类型缺氧的血氧变化特点。
3.试述一氧化碳中毒和亚硝酸盐中毒的缺氧有何不同。

（刘　文）

第八章　水　肿

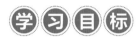

学习目标

1.掌握水肿、积水的概念。
2.掌握水肿的原因及发生机制。
3.熟悉常见水肿的原因及主要发生机制。
4.了解水肿的病变特点及对机体的影响。

过多的液体在组织间隙或体腔中积聚,称为水肿(edema)。体腔中液体积聚又称为积水或积液(hydrops),如胸腔积液、腹腔积液、心包积液等。

水肿不是独立的疾病,而是一种见于多种疾病的重要病理过程,分类方法如下:

(1)根据水肿波及的范围,分为全身性水肿和局部水肿。

(2)根据水肿发生的部位,分为脑水肿、肺水肿、喉头水肿、下肢水肿、皮下水肿等。

(3)根据水肿发生的原因,分为心性水肿、肾性水肿、肝性水肿、炎性水肿、营养不良性水肿、淋巴性水肿及特发性水肿(原因不明)等。

第一节　水肿的原因和发生机制

正常人体液容量和组织间液的容量保持相对恒定,这种恒定有赖于血管内外和体内外液体交换平衡来维持,如果平衡被破坏,就有可能发生水肿。

一、血管内外液体交换平衡失调——组织液生成大于回流

正常情况下组织间液和血浆之间不断进行液体交换,毛细血管的血压、组织间液的胶体渗透压促使毛细血管内液体从组织间隙滤出,血浆胶体渗透压及组织液的流体静压促使组织液回流入血。正常时组织液的生成略大于回流,多余的组织液可通过淋巴管回流入血液循环,保证了液体不会在组织间隙积聚,使组织液的生成和回流保持着动态平衡(图8-1),当这种平衡失调则可引起水肿,引起血管内外液体交换失平衡的原因如下。

1.毛细血管流体静压增高　毛细血管流体静压增高可使有效滤过压增大,组织液生成大于回流,可引起水肿。引起毛细血管流体静压增高的主要原因是静脉压增高,常见的因素如下。

(1)充血性心力衰竭时静脉回流受阻,静脉压增高导致全身性水肿。

(2)肿瘤压迫静脉或静脉血栓形成使回流受阻,静脉压增高引起局部水肿。

(3)动脉充血可引起毛细血管流体静压增高,为炎性水肿发生的重要原因之一。

2.血浆胶体渗透压降低　血浆胶体渗透压的高低主要取决于血浆白蛋白的含量。当血浆白蛋白含量减少时,血浆胶体渗透压下降,平均有效滤过压增大,组织液生成大于回流,可发生水肿。引起血浆白蛋白含量减少的主要原因如下。

(1)蛋白质摄入不足及合成障碍,见于严重的营养不良和肝硬化。

(2)蛋白质丢失过多,见于肾病综合征时大量蛋白质随尿排出。

(3)蛋白质分解代谢增强,见于慢性消耗性疾病如恶性肿瘤、慢性感染等。

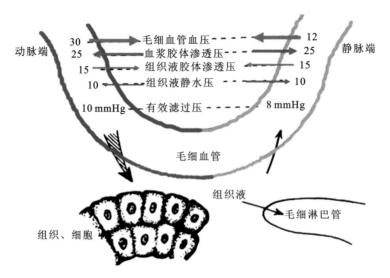

图 8-1　血管内外液体交换示意图

3.微血管壁通透性增加　正常时,毛细血管壁只允许小分子蛋白质滤过,因而在毛细血管内外形成了很大的胶体渗透压梯度。当微血管壁通透性增高时,血浆蛋白质大量从毛细血管和微静脉壁滤过,使血管内胶体渗透压下降而组织间液的胶体渗透压升高,促使血管内溶质和水分滤出,导致水肿。常见于感染、烧伤、冻伤、化学伤、过敏性疾病及昆虫咬伤等。

4.淋巴回流受阻　正常情况下,淋巴回流不仅能回收组织液及渗出的少量蛋白质,而且在组织液生成增多时,代偿回流,具有重要的抗水肿作用。在某些病理条件下,当淋巴干道被堵塞,淋巴回流受阻,含蛋白质的水肿液则积聚在组织间隙形成淋巴性水肿,常见原因如下。

(1)恶性肿瘤细胞侵入并堵塞淋巴管。

(2)乳腺癌根治术后摘除主要淋巴结,引起局部组织水肿。

(3)丝虫病时阻塞淋巴管,引起下肢和阴囊水肿。

二、体内外液体交换平衡失调——水钠潴留

正常情况下,水、钠的摄入量与排出量保持动态平衡,从而维持体液量的相对恒定。这种平衡的维持依赖于肾脏的正常结构和功能,以及体内的容量及渗透压调节。肾脏在调节水、钠平衡中起着重要作用,平时经肾小球滤过的水、钠总量,只有 0.5%～1% 排出体外,99%～99.5% 被肾小管重吸收。当某些因素导致肾小球-肾小管平衡失调时,便可导致水钠潴留,成为水肿发生的重要原因。

 知识链接

肾小球-肾小管平衡失调(球-管失衡)

肾脏在调节水、钠平衡中起着重要作用,其调节作用主要依赖于肾内的球-管平衡,即肾小球滤过率增加,肾小管重吸收也随之增加;反之,肾小球滤过率减少,肾小管重吸收也随之减少。如果肾小球滤过率减少,而肾小管重吸收功能正常;或肾小球滤过率正常,而肾小管重吸收功能增高;或肾小球滤过率减少,而肾小管重吸收功能增高,均可引起球-管失衡,导致水钠潴留而产生水肿。

1.肾小球滤过率(GFR)下降　当肾小球滤过水、钠减少,在不伴有肾小管重吸收相应减少时,就会导致水钠潴留。引起肾小球滤过率下降的常见原因如下。

(1)广泛的肾小球病变:如急性肾小球肾炎,由于肾小球毛细血管内皮细胞肿胀、增生和炎性渗出物阻

塞,肾小球滤过率下降。慢性肾小球肾炎时,因肾单位进行性破坏,滤过面积明显减少,肾小球滤过率下降。

(2)有效循环血量减少:充血性心力衰竭、肾病综合征、肝硬化腹腔积液时,有效循环血量减少,使肾血流量减少,肾小球滤过率降低。同时,继发性交感-肾上腺髓质系统、肾素-血管紧张素系统兴奋,使肾入球小动脉收缩,肾血流量和肾小球滤过率进一步下降,导致水钠潴留。

2.肾小管重吸收水、钠增多 引起水、钠重吸收增多的因素如下。

(1)肾血流重分布:生理情况下,约90%的肾血流进入皮质肾单位,皮质肾单位约占肾单位总数的85%,其髓袢短,不能进入髓质高渗区,对水、钠重吸收的能力较弱。近髓肾单位约占15%,其髓袢细而长,深入髓质高渗区,对水、钠重吸收的能力较强。当心力衰竭、肝硬化等使有效循环血量减少时,可发生肾血流重分布,即皮质肾单位血流量减少,髓质肾单位血流量增加,使水、钠重吸收增加,此现象称为肾血流重分布。

(2)近曲小管重吸收水、钠增多:当有效循环血量减少时,近曲小管重吸收水、钠增加,使肾排水减少,成为全身性水肿发病的重要原因。

①心房钠尿肽(ANP)减少:心房钠尿肽具有促进水、钠排出的功能。当有效循环血量减少时,ANP分泌、释放减少,对醛固酮和ADH释放的抑制减弱,加重水钠潴留。

②肾小球滤过分数(FF)增高:FF=肾小球滤过率/肾血浆流量,正常值约为20%。充血性心力衰竭、肾病综合征时,肾血流量随有效循环血量的减少而下降,由于出球小动脉收缩比入球小动脉收缩更明显,GFR相对增多,FF增高,由于血浆中非胶体成分滤过量相对增多,因此,通过肾小球后,流入肾小管周围毛细血管血流的血浆胶体渗透压增高,使近曲小管重吸收水、钠增加,导致水钠潴留。

(3)醛固酮和抗利尿激素分泌增加:远曲小管和集合管对水、钠的重吸收受激素调节。有效循环血量减少可激活肾素-血管紧张素-醛固酮系统和容量感受器,使醛固酮和ADH分泌增加,严重肝脏疾病可使醛固酮和ADH灭活减少,醛固酮的作用是促进远曲小管对钠的重吸收,抗利尿激素(ADH)的作用是促进远曲小管和集合管对水的重吸收,而引起水钠潴留。

以上是水肿发生的基本机制。一般而言,临床上单一因素引起的水肿并不多见,往往是多个因素综合作用的结果。因此,在治疗实践中,应具体分析并选择适宜的治疗和护理方案。

第二节 常见水肿类型

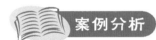
案例分析

患者,女,32岁,因发热、呼吸急促、心悸、食欲不振3周入院。

查体:体温39.8℃,脉搏165次/分,呼吸32次/分,血压110/80 mmHg。口唇发绀,半卧位,嗜睡,颈静脉怒张,心界向两侧扩大,心尖部可听到明显收缩期杂音,两肺可闻及广泛湿性啰音。肝、脾肿大,双下肢凹陷性水肿。入院诊断为右心衰竭。

思考题:该患者出现双下肢水肿的机制是什么?

一、心性水肿

心性水肿主要是指右心衰竭引起的全身性水肿。水肿早期出现于身体下垂部位如下肢,尤以踝部更明显,严重时波及全身,并伴有胸、腹腔积液及心包积液。引起心性水肿的主要因素是水钠潴留和毛细血管流体静压增高。发生机制如下。

1.水钠潴留 心泵功能减弱,使心输出量和有效循环血量减少,导致肾小球滤过率下降,同时,引起醛固酮和ADH分泌增多,使肾小管重吸收增强,导致水钠潴留。

2.毛细血管流体静压增高 右心衰竭导致静脉回流受阻而淤血,使毛细血管流体静压增高,组织间液生成增多。

3. 血浆胶体渗透压下降　右心衰竭导致胃肠道淤血,使蛋白质消化吸收障碍,同时,肝淤血使蛋白质合成障碍及水钠潴留造成的血液稀释,均使血浆胶体渗透压下降。

4. 淋巴回流受阻　右心衰竭导致体静脉压增高,限制了淋巴液的回流,可促使水肿的发生。

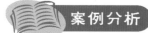

患者,男,48岁,既往有慢性活动性肝炎史。4个月来自觉全身乏力,食欲不振,腹胀,恶心,呕吐,常有鼻出血。近半月来腹胀加剧而入院。

查体:营养差,面色萎黄,巩膜轻度黄染,面部及上胸部可见蜘蛛痣,腹部胀满,有明显移动性浊音,下肢轻度凹陷性水肿。

实验室检查:HbsAg(+),红细胞 3×10^{12}/L,血红蛋白 100 g/L,血小板 61×10^9/L,血清胆红素 51 μmol/L,血钾 3.1 mmol/L,血浆白蛋白 25 g/L,球蛋白 40 g/L。

思考题:分析该患者腹腔积液的发生机制。

二、肝性水肿

由严重肝脏疾病引起的水肿,称为肝性水肿,最常见的原因是肝硬化,突出的表现为腹腔积液,发生机制如下。

1. 肝静脉回流受阻及门静脉高压　肝硬化引起肝静脉回流受阻,肝血窦淤血压力增高,使窦壁漏出的液体入腹腔,与因门静脉高压、肠毛细血管淤血、管壁通透性增加漏入腹腔的液体共同形成腹腔积液。

2. 血浆胶体渗透压下降　静脉回流受阻而使胃肠道淤血,蛋白质消化吸收障碍,同时,肝功能产生障碍,蛋白质合成减少,使血浆胶体渗透压下降,促进腹腔积液和水肿形成。

3. 水钠潴留　肝硬化腹腔积液后,有效循环血量减少,使肾小球滤过率下降,醛固酮和 ADH 分泌增多,同时因肝脏严重受损,对醛固酮和 ADH 灭活能力下降,导致肾小管重吸收增多而引起水钠潴留,使腹腔积液进一步加重。

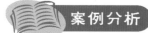

患者,男,7岁,因浮肿、尿少入院。患儿3周前曾患急性扁桃体炎,3天前晨起出现双眼睑浮肿并逐渐扩展到全身,并有尿少,呈浓茶色。

查体:体温36.8℃,脉搏90次/分,血压130/100 mmHg。眼睑浮肿,咽红,扁桃体Ⅱ度肿大。肾区叩击痛(+),双下肢轻度凹陷性水肿。

实验室检查:白细胞 8.2×10^9/L,中性粒细胞64%,淋巴细胞34%。

思考题:试分析该患者出现眼睑浮肿、双下肢轻度凹陷性水肿的原因和机制。

三、肾性水肿

肾性水肿是指由于肾脏疾患导致的全身性水肿。包括肾病性水肿和肾炎性水肿。病情轻者仅表现为眼睑和面部浮肿,重者可发生全身性水肿。

1. 肾病性水肿　发生机制为:肾病综合征时,大量蛋白质从尿中丢失,使血浆胶体渗透压下降,导致组织间液生成增多,同时有效循环血量减少,可激活肾素-血管紧张素-醛固酮系统,使醛固酮和 ADH 分泌增加,而导致水钠潴留。

2. 肾炎性水肿　发生机制为:急性肾小球肾炎,由于肾小球细胞增生肿胀压迫毛细血管,使肾小球毛细血管阻塞,肾小球滤过率下降,当肾血流量减少时,引起肾素-血管紧张素-醛固酮系统兴奋,可使肾小管重吸收水、钠增多而引起水钠潴留。

第三节 水肿的病变特点及对机体的影响

一、水肿的病变特点

1. 水肿液的性状 水肿液含血浆的全部晶体成分,根据蛋白质含量不同分为漏出液和渗出液。

(1)漏出液的特点:水肿液的比重低于 1.015;蛋白质含量低于 2.5%;细胞数少于 500/100 mL。

(2)渗出液的特点:水肿液的比重高于 1.018;蛋白质含量可达 3%～5%;可见多数的白细胞。后者由于毛细血管通透性增高所致,见于炎性水肿。但也有例外,如淋巴性水肿时虽微血管通透性不增高,水肿液的比重可不低于渗出液。

2. 水肿的皮肤特点 皮下水肿是全身或躯体局部水肿的重要体征。当皮下组织有过多的液体积聚时,皮肤肿胀、弹性差、皱纹变浅,用手指按压时可能有凹陷,称为凹陷性水肿(pitting edema),又称为显性水肿(frank edema)。实际上,全身性水肿患者在出现凹陷之前已有组织液的增多,并可达原体重的 10%,称为隐性水肿(recessive edema)。分布在组织间隙中的胶体网状物(化学成分是透明质酸、胶原及黏多糖等)对液体有强大的吸附能力和膨胀性。只有当液体的积聚超过胶体网状物的吸附能力时,才游离出来,形成游离的液体,后者在组织间隙中具有高度的移动性,当液体积聚到一定量时,用手指按压该部位皮肤,游离的液体乃从按压点向周围散开,形成凹陷。数秒后凹陷自然平复。

二、水肿对机体的影响

水肿对机体影响的大小与水肿发生的部位、发展速度及程度有关。水肿发生在喉头、肺或脑等重要部位可引起机体窒息、缺氧甚至导致机体死亡,发生在四肢和体表的水肿影响相对较小,若水肿持续过久,可引起组织细胞营养障碍、器官活动受限,局部易发生感染或伤口不易愈合等。但另一方面,当血容量明显增加时,水肿使大量液体转移至组织间隙,对循环系统压力急剧升高起到缓解作用。

要点总结与考点提示

1. 水肿的原因和发生机制。
2. 常见水肿类型的病变特点和发生机制。

思考题

1. 简述血管内外液体交换失衡导致水肿的机制。
2. 简述心性水肿的发生机制。

(徐雪冬)

第九章

休　克

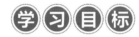

1. 掌握休克的概念、病因与分类。
2. 掌握休克的发展过程及各期微循环的变化特点。
3. 熟悉休克时细胞代谢改变及器官功能障碍。
4. 了解休克防治的病理生理基础。

休克是英语 shock 的音译,原意是打击、震荡。18 世纪法国医生首次用其来描述机体受创伤时的临床危重状态。19 世纪人们提出休克是由血管运动中枢麻痹所致。20 世纪 60 年代人们通过研究提出休克的关键环节是微循环衰竭。近年来从细胞、亚细胞和分子水平研究休克,发现许多体液因子参与休克的发展过程。目前认为休克是各种强烈的致病因素作用于机体,引起机体有效循环血量急剧减少,使组织微循环灌流严重不足,导致重要脏器功能障碍和细胞受损的全身性病理过程。

休克的主要临床表现:面色苍白、四肢湿冷、脉搏细速、血压下降、神志淡漠。休克是临床常见的危重病症,如不及时抢救,可危及生命。

第一节　休克的病因与分类

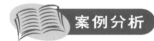

患者,男,35 岁,因车祸撞伤左季肋区,面色苍白,脉搏细速,四肢冰凉、出汗,烦躁不安。血压 85/60 mmHg,体温 37.6 ℃。在送往医院途中,患者逐渐转入昏迷,皮肤有淤斑,血压明显下降,最终死亡。尸体解剖见脾脏破裂,腹腔内积血及血凝块共约 1500 mL。

思考题:

(1)按病因、始动发病学环节和血流动力学,该患者发生了何种类型的休克?

(2)在送往医院途中病情有何变化? 患者经历了休克发展过程的哪些阶段?

(3)请从病理生理学角度提出抢救患者的原则。

休克的病因很多,分类方法不一,常用的方法有以下几种。

一、按休克的病因分类

(一)失血失液性休克

1. 失血　大量失血引起失血性休克。常见于外伤出血、胃溃疡出血、食管静脉曲张破裂出血、产后大出血等。失血后是否发生休克取决于失血量和失血速度,若短时间内失血超过总血量的 25%～30%,可引起失血性休克;若失血超过总血量的 50% 可迅速导致死亡。

2. 失液　失液是指剧烈呕吐或腹泻、肠梗阻、大汗等导致大量体液丢失,因机体有效循环血量的锐减而发生休克。

（二）烧伤性休克

大面积烧伤可伴有大量血浆渗出，导致体液丢失，有效循环血量减少，引起烧伤性休克。烧伤性休克早期主要与疼痛及低血容量有关，晚期因继发感染可发展为感染性休克。

（三）创伤性休克

严重创伤可引起创伤性休克，如战伤、骨折、挤压伤、手术创伤等。这种休克的发生与失血和疼痛的刺激有关。

（四）感染性休克

严重感染，尤其是革兰阴性菌感染时容易发生。由于细菌内毒素起着重要作用，亦称内毒素性休克或中毒性休克。

（五）心源性休克

大面积急性心肌梗死、急性心肌炎、急性心包填塞、严重心律失常等，因心输出量急剧减少，有效循环血量和组织灌流量显著下降，引起心源性休克。

（六）过敏性休克

过敏体质的人注射某种药物（如青霉素）、血清制剂或疫苗时，可发生过敏性休克。这种休克属于 I 型变态反应，发生机制是 IgE 与抗原在肥大细胞表面结合，引起组胺和缓激肽大量释放入血，导致血管平滑肌舒张、血管床容量增大，有效循环血量相对不足，组织灌流量下降和回心血量减少。

（七）神经源性休克

剧烈疼痛、高位脊髓麻醉或脊髓损伤，均可影响交感缩血管功能，使外周阻力降低，血管床容量增大，回心血量减少，血压下降。

二、按休克发生的始动环节分类

尽管休克的原因很多，但多数休克的共同基础是有效循环血量减少。正常有效循环血量的维持依赖三个因素：①足够的循环血量；②正常的血管舒缩功能；③正常心泵功能。各种病因均通过这三个环节来影响有效循环血量。因此，血容量减少、血管床容量增加、心排血量降低称为休克的始动环节。根据休克的始动环节，可将休克分为以下三类。

1. 低血容量性休克 低血容量性休克是指由于血容量减少引起的休克，常见于失血、失液、烧伤等。因血容量减少，静脉回流不足，心排血量减少和血压下降，压力感受器的负反馈调节冲动减弱，引起交感神经兴奋，外周血管收缩，组织灌流进一步减少。临床表现为"三低一高"，即中心静脉压低、心排血量低、动脉血压低，而外周阻力高。

2. 血管源性休克 血管源性休克是指由于外周血管扩张，血管床容量增加，大量血液淤滞在扩张小血管内，使有效循环血量相对不足，导致组织灌流及回心血量减少引起的休克，又称分布异常性休克。感染、过敏、神经源性休克时，患者血容量并不减少，但都有血管容量增大。

3. 心源性休克 心源性休克是指心脏泵血功能障碍，心排血量急剧减少，有效循环血量、微循环灌流量均显著下降引起的休克。其病因有心肌源性的，如急性心肌梗死、严重心肌炎、严重心律失常；非心肌源性的，如急性心脏压塞、张力性气胸、急性肺动脉栓塞等。这些因素最终导致心排血量下降，组织血液灌流减少。

将休克的病因与始动环节的内在联系见图 9-1。

三、按休克时血流动力学的变化分类

1. 低排高阻型休克 血流动力学特点是心排出量低，总外周阻力高。由于皮肤血管收缩，血流量减少使皮肤温度降低，又称"冷休克"。常见于低血容量性、心源性、创伤性和多数感染性休克。

2. 高排低阻型休克 血流动力学特点是总外周阻力降低，心排血量高。由于皮肤血管扩张，血流量增多使皮肤温度升高，又称为"暖休克"。多见于感染性休克的早期。

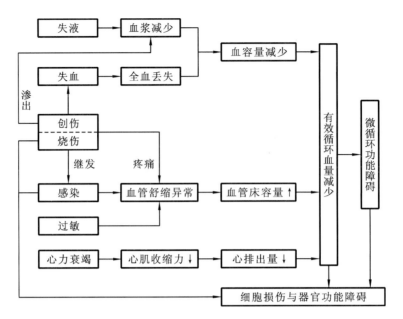

图 9-1 休克的病因、始动环节与共同基础

微循环是指微动脉与微静脉之间的血液循环,由微动脉、后微动脉、毛细血管前括约肌、真毛细血管、直捷通路、动-静脉吻合支和微静脉组成;其功能是血液和组织、细胞之间进行物质交换;微血管受神经-体液调节,当交感神经兴奋、儿茶酚胺增多时微血管收缩,而组胺、激肽、乳酸等增多时,微血管舒张。

第二节　休克的发展过程及其机制

各种原因所致休克的始动环节不尽相同,但休克时血流动力学和微循环的变化却有一定的阶段性,生命重要器官因缺氧而发生功能和代谢障碍是休克的共同特征。下面以临床常见的低血容量性休克为例,阐述休克的发展过程。

休克时微循环变化大致可分为三期。

一、缺血缺氧期(休克早期、休克代偿期)

(一)微循环变化特点:缺血

微循环的变化特点主要是毛细血管前阻力血管(微动脉、后微动脉和毛细血管前括约肌)明显收缩,而微静脉和小静脉对儿茶酚胺敏感性较低,收缩不明显,使毛细血管前阻力增加、真毛细血管关闭、真毛细血管网血流减少,血液由直捷通路和动-静脉吻合支回流,使组织灌流减少,缺血缺氧(图 9-2(b))。微循环出现"少灌少流,灌少于流"的现象。

(二)微循环变化机制

各种原因造成有效循环血量减少,引起交感-肾上腺髓质系统强烈兴奋,儿茶酚胺大量释放入血,使微血管收缩。由于皮肤、腹腔内脏和肾血管有丰富的交感缩血管纤维,而且 α 受体丰富,因此,这些部位前阻力血管强烈收缩,使毛细血管前阻力增大,微循环灌流急剧减少;而儿茶酚胺与 β 受体结合,使动-静脉吻合支开放,进一步加剧组织缺血缺氧。

(三)代偿意义

此期微循环变化一方面引起皮肤、腹腔内脏和肾脏等器官缺血缺氧,另一方面对整体有一定的代偿意义。主要表现如下。

1.血液重新分布　由于不同器官的血管对儿茶酚胺反应不同,此期皮肤、腹腔内脏和肾血管 α-受体密度较高,对儿茶酚胺较敏感,收缩明显;脑和冠状动脉血管无明显改变,这种有效循环血量重新分布,起

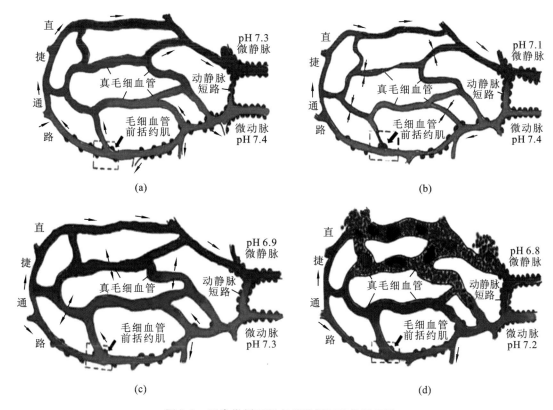

图 9-2　正常微循环及各期微循环变化示意图

(a)正常微循环;(b)缺血缺氧期;(c)淤血缺氧期;(d)休克难治期

"移缓救急"的作用,保证了心、脑等重要生命器官的血液供应。

2."**自身输血**"　血管收缩,血管容量减少,尤其是容纳机体总血量70%的静脉收缩及肝、脾储血库收缩,可迅速减少血管容量,增加回心血量,这种代偿起到了"自身输血"的作用。

3."**自身输液**"　由于微动脉、后微动脉和毛细血管前括约肌比微静脉对儿茶酚胺更为敏感,导致毛细血管前阻力大于后阻力,使毛细血管中流体静压下降,促使组织液回流进入血管,起到"自身输液"的作用。

(四)病理临床联系

缺血缺氧期患者临床主要表现为面色苍白、四肢湿冷、出冷汗、脉搏细速、血压可正常、脉压减小、尿量减少、烦躁不安等,其发生机制见图9-3。

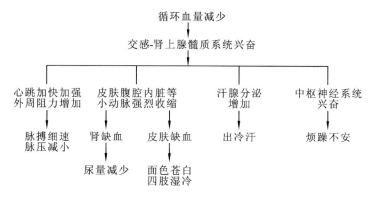

图 9-3　缺血缺氧期临床表现及机制

缺血缺氧期为休克的可逆阶段,此期应积极治疗原发病,及时补充血容量,恢复有效循环血量,防止休克进一步发展。否则病情可进一步发展到淤血缺氧期。

二、淤血缺氧期（休克期、休克失代偿期）

（一）微循环变化特点：淤血

毛细血管前阻力血管（微动脉、后微动脉和毛细血管前括约肌）舒张，血液通过舒张的毛细血管前括约肌大量进入真毛细血管网。毛细血管后阻力大于前阻力。此期微循环灌流特点是多灌少流，灌多于流，组织淤血性缺氧（图9-2(c)）。

（二）微循环变化机制

与长时间微血管收缩，加重微循环缺血、缺氧，酸中毒及多种体液因子的作用有关。

1.酸中毒 缺氧使组织内CO_2和乳酸堆积，发生酸中毒，导致血管平滑肌对儿茶酚胺反应性降低，使微血管舒张。

2.局部舒血管代谢产物增多 长期缺血、缺氧及酸中毒刺激肥大细胞释放组胺；ATP分解产物腺苷堆积，激肽类物质增多等使血管平滑肌舒张和毛细血管扩张。

3.血液流变学改变 缺氧和组胺的作用，使微血管壁通透性增高，血浆外渗，血液黏度增高；血流缓慢，红细胞易聚集；灌注压下降，使白细胞黏附于内皮细胞，嵌塞毛细血管，使血流受阻，毛细血管后阻力增加。

（三）失代偿表现

1.心、脑血液灌流减少 淤血缺氧期毛细血管前阻力血管舒张，真毛细血管网大量开放，血液淤滞在肠、肝、肺等内脏器官，以及细胞嵌塞，静脉回流受阻，使回心血量急剧减少，动脉血压下降，冠状动脉和脑血管灌流不足。

2.“自身输液”停止 由于内脏毛细血管血液淤滞，毛细血管内流体静压升高，“自身输液”停止。

3.“自身输血”丧失 由于酸中毒、组胺、激肽等作用，引起毛细血管通透性增高，血浆外渗，血液浓缩，使回心血量进一步减少，“自身输血”的效果丧失。

（四）病理临床联系

淤血缺氧期患者血压进行性下降，心搏无力、心音低钝，神志淡漠甚至昏迷，少尿甚至无尿。皮肤发绀，可出现花斑，其发生机制见图9-4。

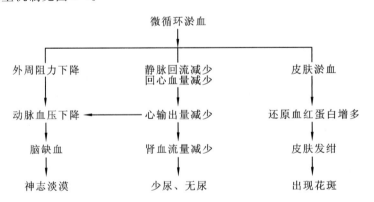

图9-4 淤血缺氧期临床表现及机制

淤血缺氧期机体由代偿向失代偿发展，失代偿初期积极救治仍属可逆，若持续时间较长，则进入休克难治期。

三、休克难治期（休克晚期、微循环衰竭期）

（一）微循环变化特点：微血栓形成

微循环严重淤滞，微血管平滑肌麻痹，对血管活性物质失去反应，微血管舒张，微循环血流停止，不灌不流，组织得不到足够的氧和营养物质。随着缺氧和酸中毒的加重，可诱发弥散性血管内凝血（disseminated intravascular coagulation，DIC）（图9-2(d)）。

（二）微循环变化机制

休克难治期,尤其是感染性休克、创伤性休克、异型输血容易诱发 DIC,主要与下列因素有关。

1.血管内皮细胞损伤 严重缺氧、酸中毒或内毒素可损伤血管内皮细胞,胶原暴露,激活内源性凝血系统。

2.严重创伤、烧伤 大量组织破坏,使组织因子入血,激活外源性凝血系统。

3.异型输血引起急性溶血 红细胞大量破坏、释放 ADP 可触发血小板释放反应,使血小板第 3 因子大量入血而促进凝血过程。

4.血液流变学改变 微循环淤血加重,血流缓慢,血液浓缩,血浆黏度增加,使血小板、红细胞易于聚集,促进 DIC 发生。

（三）微循环状态改变的后果

休克一旦发生 DIC,使病情恶化,将对微循环和各器官功能产生严重影响。原因如下:①微血栓阻塞微循环通道,使回心血量锐减;②凝血物质消耗,继发纤溶引起出血,使循环血量进一步减少;③由于缺血、缺氧、酸中毒及各种生物活性物质(溶酶体酶、氧自由基等)损伤血管壁,加重出血,使循环血量更为减少;④器官栓塞、梗死,加重器官功能障碍;⑤全身炎症反应失控,无论感染与非感染因子都可直接或间接引起多种细胞、多种体液因子参与的复杂反应,进而促炎-抗炎介质平衡紊乱,使休克进一步恶化,给治疗造成极大困难。

（四）病理临床联系

患者血压进一步下降,给予升压药物难以恢复,脉搏细速,中心静脉压降低,静脉塌陷,出现循环衰竭;皮肤、黏膜出现淤斑;全身微循环灌流严重不足,细胞受损乃至死亡,心、脑、肺、肾、肠等脏器功能障碍甚至衰竭,其发生机制见图 9-5。

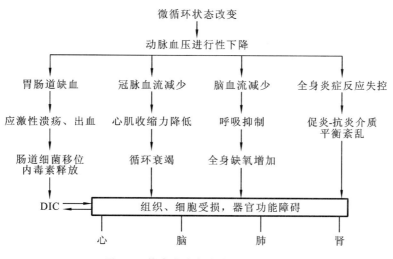

图 9-5 休克难治期临床表现及机制

由于导致休克的病因和始动环节不同,不同类型休克的发展并不完全遵循这一规律。如严重过敏性休克,由于微血管大量开放和毛细血管通透性增高,可能一开始就出现淤血缺氧期的改变;严重感染性休克可能很快进入休克难治期。

第三节 休克时细胞代谢改变及器官功能障碍

一、休克时细胞代谢改变

（一）能量代谢障碍

休克时,由于组织严重缺氧,细胞有氧氧化发生障碍,无氧酵解增强,使 ATP 生成减少。ATP 生成不

足使细胞膜上的 Na^+-K^+-ATP 酶运转失灵,因此细胞内 Na^+ 增多,而细胞外 K^+ 增多,导致细胞水肿和高钾血症。

(二)代谢性酸中毒

休克时,常发生酸碱平衡紊乱,最常见的是代谢性酸中毒,其原因是:①缺氧时糖无氧酵解增强,乳酸生成增多;②肝脏因缺血缺氧功能障碍,糖异生能力降低,使体内乳酸堆积;③肾脏血流减少,肾功能障碍,使酸性代谢产物排出减少。酸中毒可造成机体多方面损害,成为促使休克发展恶化的重要因素。

二、器官功能障碍

休克时由于细胞直接损伤和(或)血液灌注减少,引起各器官的功能障碍甚至衰竭,其中主要是肾、肺、心、脑、肝和胃肠功能的变化。

(一)肾功能的变化

由于休克时血液重新分布的特点,故肾脏是最早受损害的器官之一。在休克早期,肾血液灌流严重不足、肾小球滤过减少,发生急性功能性肾衰竭。若及时恢复有效循环血量,肾血液灌流得以恢复,则肾功能可迅速恢复正常。如果休克时间较长,或不恰当地长时间大剂量应用缩血管药物,由于严重的肾缺血引起急性肾小管坏死,此时即使恢复了正常的肾血流量,肾功能也难以逆转,只有在肾小管上皮再生修复后肾功能才能恢复,称为器质性肾功能衰竭。

(二)肺功能的变化

休克早期由于缺氧等刺激呼吸中枢,呼吸加快,通气过度,可出现低碳酸血症甚至发生呼吸性碱中毒。休克进一步发展可出现急性呼吸窘迫综合征(acute respiratory distress syndrome,ARDS)。肺的病理变化是肺充血、水肿、出血、局灶性肺不张、微血栓形成和肺泡内透明膜形成,曾称之为"休克肺"。ARDS 的病因各异,但发病的共同基础是肺泡-毛细血管的急性损伤。肺内(直接)和肺外(间接)的各种因素引起急性炎症,导致呼吸膜损伤,主要表现为:①小血管内中性粒细胞聚集、黏附,内皮细胞受损,使肺毛细血管内微血栓形成;②活化的中性粒细胞释放氧自由基、蛋白酶和炎症介质,进一步损伤内皮细胞,使毛细血管通透性增加,形成肺水肿;③Ⅱ型肺泡上皮损伤,肺泡表面活性物质合成减少,形成局灶性肺不张;④血浆蛋白透过毛细血管沉着在肺泡腔,形成透明膜。

(三)心功能障碍

除心源性休克伴有原发性心功能障碍外,其他类型休克早期,由于机体的代偿,心功能一般不受到明显影响。但随着休克的发展,心功能明显障碍,甚至发生心力衰竭,主要机制有:①休克时血压下降以及心率加快所引起的心室舒张期缩短,使冠状动脉灌流减少和心肌供血不足;②交感-肾上腺髓质系统兴奋引起心率加快、心肌收缩加强,使心肌耗氧量增加,加重了心肌缺氧;③酸中毒和高钾血症,使心肌收缩力下降;④心肌抑制因子等体液因子抑制心肌收缩力;⑤心肌内 DIC 形成使心肌变性、坏死。

(四)脑功能障碍

休克早期,由于血液重分布,保证了脑的血液供应,除因应激引起烦躁不安外,一般没有明显的脑功能障碍。休克晚期血压进行性下降,脑组织供血不足。若脑内 DIC 形成,则加重脑循环障碍,脑的耗氧量高,对缺血、缺氧极为敏感,因缺氧加重,故兴奋转为抑制,患者神志淡漠,甚至昏迷。同时缺血、缺氧使脑血管通透性增高,引起脑水肿、颅内压升高,严重者可形成脑疝,压迫延髓中枢,导致患者死亡。

(五)肝功能的变化

休克时常伴有肝功能障碍。在休克早期血流重分布,并随着休克的发展,腹腔脏器血供更为减少,导致肝脏血流显著减少。肝内微循环障碍和 DIC 形成,更加重肝细胞缺血、缺氧;肠道产生的毒性物质经门静脉进入肝,同时肝脏本身毒性代谢产物的蓄积,直接损伤肝细胞;肝功能障碍时肝细胞生物转化功能严重障碍,利用乳酸能力降低,使乳酸蓄积,引起酸中毒,使休克进一步恶化。

(六)胃肠道功能变化

休克患者胃肠道的变化主要是应激性溃疡和出血,临床表现为腹痛、消化不良、呕血和黑便。由于休克早期就有腹腔内脏血管收缩,胃肠道血流减少。胃肠道缺血、缺氧,淤血和 DIC 形成,导致胃肠黏膜变性、坏死,形成应激性溃疡;由于胃肠黏膜糜烂,如果损伤穿透到黏膜下层破坏血管,可发生胃肠道出血。

上述胃肠道变化,可通过下列机制促使休克恶化:①胃肠道出血,使血容量进一步减少。②胃肠道缺血、缺氧,可刺激肥大细胞释放组胺等血管活性物质,使微循环障碍进一步加重。③由于胃肠黏膜屏障功能减弱,肠道细菌繁殖、大量内毒素进入血液,促使休克进一步发展。

(七)多器官功能障碍综合征(multiple organ dysfunction syndrome,MODS)

MODS 是指在严重创伤、感染和休克时,原无器官功能障碍的患者,在短时间内同时或相继出现两个以上器官系统的功能障碍,使机体内环境的稳定必须靠临床干预才能维持的综合征。

MODS 的发病多与休克有关,尤其是感染性休克 MODS 的发病率最高。其发病机制分原发与继发两种,前者主要由损伤直接引起,后者不完全由损伤本身引起,可能与多个环节紊乱有关。MODS 患者机体内环境严重紊乱,必须靠临床干预才能维持,若未能有效控制,则病情进一步加重可发展为多系统器官衰竭(multiple system organ failure,MSOF)。

第四节 休克防治的病理生理基础

一、病因学防治

积极防治原发病,去除可能促进休克发生的各种因素,如止血、镇痛、控制感染等措施。

二、发病学治疗

(一)改善微循环

1. 补充血容量 各种休克都存在有效循环血量减少,导致组织灌流减少。除心源性休克外,补充血容量是提高心排血量,改善组织灌流的基本措施。补液原则是"需多少,补多少"。提倡早、快、足,补液量大于丢失量。在扩容时必须动态观察静脉充盈程度、尿量、血压、脉搏等,作为监控输液量多少的参考指标。有条件时应动态监测中心静脉压(central venous pressure,CVP)和肺动脉楔入压(pulmonary artery wedge pressure,PAWP)。CVP 和 PAWP 超过正常,说明补液过量,CVP 和 PAWP 低于正常,说明血容量不足,可以继续补液。CVP 反映进入右心的血量和功能;PAWP 反映进入左心的血量和功能。因此,CVP 和 PAWP 是更好的检测指标。

休克时有血液流变学紊乱,临床上在补充血容量的同时,要考虑输血和输液的比例以纠正血液浓缩、黏度增高等变化。可参考血细胞压积的变化,选择全血、胶体或晶体溶液,将血细胞压积控制在 35%～40% 的范围。

2. 纠正酸中毒 休克时缺血、缺氧,必然导致代谢性酸中毒。酸中毒又加重微循环障碍,促进 DIC 形成;酸中毒可导致高钾血症;酸中毒时 H^+ 和 Ca^{2+} 的竞争作用,直接影响血管活性药物的疗效,也影响心肌收缩力。临床上根据酸中毒的程度应及时补碱,纠正酸中毒。

3. 合理应用血管活性药物 在补足血容量的基础上,根据休克的不同类型和阶段,选用血管活性药物,以提高微循环血液灌流量。

(1)扩血管药物:适用于低血容量性休克、高阻力型感染性和心源性休克,以解除小血管和微血管的痉挛,改善微循环的灌流和增加回心血量。但是,扩血管药必须在血容量得到充分补充的基础上才能应用,否则,由于血管扩张会使血压进一步下降,而减少心、脑的血液供应。

(2)缩血管药物:过敏性休克和神经源性休克的首选药。在紧急情况下,患者血压过低而又不能立即补液时,应用缩血管药,可提高动脉压以维持心、脑的血液供应。

4. 防治细胞损伤 休克时细胞损伤,首先是生物膜(细胞膜、线粒体膜、溶酶体膜)的损伤,而溶酶体膜破损释放溶酶,引起细胞自溶。因此,使用溶酶体稳定剂如糖皮质激素、前列腺素等可保护溶酶体膜;钙拮

抗剂能抑制 Ca^{2+} 内流,降低胞质 Ca^{2+} 的浓度,从而降低生物膜磷脂酶的活性,减少细胞各种膜结构的损伤。目前,拮抗体液因子的药物和试剂,虽处于实验性治疗阶段,但已显示出有一定抗休克作用。

5.防治多器官功能障碍与衰竭 应积极预防 DIC 及缺血-再灌注损伤的出现,一旦发生 MODS,应针对不同器官功能障碍采取不同的治疗措施。如出现心力衰竭,除停止或减少补液外,应及时强心、利尿,并适当降低前、后负荷;若出现呼吸衰竭,则应及时给氧,改善呼吸功能;如发生肾功能衰竭,应采用利尿、透析等措施。

（二）支持与保护疗法

一般患者应给予营养支持,确保热量平衡;对危重患者,应作代谢支持,确保正氮平衡。提高蛋白质和氨基酸摄入量,为保护肠黏膜的屏障功能,尽量缩短禁食时间;运用连续性血液净化疗法。对 MODS 患者,连续性血液滤过、内毒素吸附柱血液灌注等技术,比传统的血液透析疗效要好,而且安全,危险性也小。

要点总结与考点提示

1.休克分类。

2.休克时微循环变化特点及其机制（表 9-1）。

表 9-1　休克各期的主要特点

	休 克 早 期	休 克 期	休 克 晚 期
微循环变化	微循环缺血	微循环淤血	微循环衰竭
发生机制	交感-肾上腺髓质系统兴奋	酸中毒、局部代谢产物堆积	微循环血流状态紊乱凝血系统被激活
组织灌流	少灌少流,灌少于流	多灌少流,灌多于流	不灌不流,血流停止
血压	正常或稍下降	进行性下降	进一步下降或测不到
尿量	减少（<30 mL/h）	减少（<20 mL/h）	无尿
对机体影响	代偿阶段保证心、脑血供	失代偿阶段心、脑功能障碍	难治阶段各脏器功能衰竭

3.休克时肾、肺、心、脑的功能变化。

 # 思考题

1.名词解释:休克、自身输血、自身输液、ARDS。

2.休克缺血缺氧期有何代偿意义?简述其发生机制。

3.休克淤血缺氧期,微循环变化特点及机制是什么?

4.休克各期发病、微循环变化及病理临床联系的主要特点是什么?

（杨　鑫）

第十章 弥散性血管内凝血

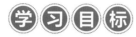

1.掌握 DIC 的概念、发生机制,DIC 的分期、临床表现及其机制。

2.熟悉 DIC 的常见原因、影响 DIC 发生、发展的因素。

3.了解 DIC 的病因、影响因素和分型。

生理状况下,血液的凝血系统和抗凝血系统保持动态平衡,血液不易形成血栓而保持液体状态,同时一旦出血,血液可迅速凝固形成血栓止血。当二者动态平衡紊乱时,即可发生凝血或出血(图 10-1)。

弥散性血管内凝血(disseminated intravascular coagulation,DIC)是一种危重的临床综合征,是指在某些致病因子作用下,凝血因子和血小板被激活,大量促凝物质入血,使机体凝血系统被激活,引起以广泛的微血栓形成和凝血机能障碍为主要特征的病理过程。大量的微血栓形成消耗了大量凝血因子和血小板,同时继发性纤维蛋白溶解功能增强,临床表现为严重的出血、休克、器官功能障碍及溶血性贫血。

第一节 弥散性血管内凝血的原因和发生机制

案例分析

患者,女,33 岁,因第二胎孕 33 周,自觉无胎动 2 周入院。入院诊断为宫内死胎。入院后行死胎引产术,胎盘娩出后阴道出血 1500 mL,血液不凝,血压下降至 80/49 mmHg,神志淡漠,注射部位渗血不止。实验室检查:凝血酶原时间 28 s,3P 试验(+)。

思考题:

(1)患者为何出现注射部位渗血不止?

(2)导致患者发生 DIC 的原因和机制是什么?

一、引起 DIC 常见的原发性疾病

引起 DIC 常见的原发性疾病见表 10-1。

表 10-1 引起 DIC 常见的原发性疾病

类 型	主 要 疾 病
感染性疾病	革兰阴性菌或阳性菌感染、败血症等;重症病毒性肝炎、流行性出血热、病毒性心肌炎等
肿瘤性疾病	胰腺癌、结肠癌、食管癌、胆囊癌、肝癌、胃癌、白血病、前列腺癌、肾癌、膀胱癌、绒毛膜上皮癌、卵巢癌、子宫颈癌、恶性葡萄胎等。
妇产科疾病	流产、妊娠中毒症、子痫及先兆子痫、胎盘早期剥离、羊水栓塞、子宫破裂、宫内死胎、腹腔妊娠、剖宫产术等
创伤及手术	严重软组织创伤,挤压综合征,大面积烧伤,前列腺、肝、脑、肺、胰腺等脏器大手术,器官移植术等

二、DIC 的发生机制

DIC 发生机制十分复杂，但最主要的原因是由于各种因素引起血管内皮损伤和组织损伤，分别启动了内源性凝血途径和外源性凝血途径，从而引起一系列的以凝血功能失常为主的病理生理改变(图 10-1)。

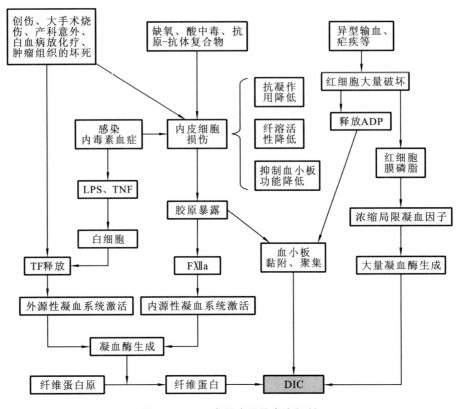

图 10-1　DIC 常见病因及发生机制

（一）血管内皮损伤，启动内源性凝血途径

细菌、病毒、抗原抗体复合物、创伤及大手术、缺氧、酸中毒等均可引起血管内皮损伤，使内皮下的带有负电荷的胶原暴露，使Ⅻ因子激活，从而启动内源性凝血途径。另一方面Ⅻ因子与Ⅻa可经蛋白酶水解生成Ⅻf，Ⅻa与Ⅻf可进一步激活激肽原(prekallikrein，PK)转变为激肽释放酶(kallikrein，KK)，加速Ⅻ因子活化，触发内源性凝血系统；此外，血浆中高分子质量激肽原(high molecular weight kininogen，HK)也能促使Ⅻ因子活化。激肽释放酶又可激活激肽系统、补体系统和纤溶系统，促进 DIC 的发生与发展。

（二）组织损伤，启动外源性凝血途径

在大手术、严重创伤、产科意外(如胎盘早期剥离、宫内死胎等)、恶性肿瘤或实质性器官严重破坏时，有大量的组织因子(tissue factor，TF)或称组织凝血活酶(tissue thromboplastin，TTP)释放入血，在 Ca^{2+} 存在的条件下，TF 与Ⅶ因子结合形成复合物，从而启动外源性凝血途径。

（三）血细胞大量破坏，释放促凝物质

1. 血小板的激活　血小板的黏附、聚集与释放在 DIC 的发生、发展中起着重要的作用。内毒素、免疫复合物、颗粒物质、凝血酶等都可直接损伤血小板，促进它的聚集。微血管内皮细胞损伤，内皮下胶原和微纤维的暴露是引起局部血小板黏附、聚集、释放反应的主要原因。血小板释放大量 ADP、5-羟色胺(5-HT)、纤维蛋白原、纤维粘连蛋白、凝血酶敏感蛋白等粘连蛋白及血栓素 A_2(thromboxane A_2，TXA_2)，可反馈激活血小板，进一步促进血小板聚集作用。

2. 白细胞的破坏或激活　血液中的单核细胞、中性粒细胞等，在内毒素、IL-1、TNF-α 等刺激下均可诱导表达 TF，从而启动凝血反应。此外，急性早幼粒细胞性白血病患者，在化疗、放疗等治疗后，导致白细胞大量破坏时，释放组织因子样物质，也可促进 DIC 的发生。

3.红细胞的大量破坏 异型输血、蚕豆病、恶性疟疾等急性溶血性疾病时,红细胞大量破坏,一方面可释放出大量 ADP 等促凝物质,促进血小板黏附、聚集,释放出血小板第 3 因子(PF3),导致凝血;另一方面,红细胞膜磷脂可浓缩、局限 Ⅶ 因子、Ⅸ 因子、Ⅹ 因子及凝血酶原等,导致大量凝血酶生成,促进 DIC 产生。

(四)外源性促凝物质入血

某些物质,不但能损伤血管内皮和组织诱发 DIC,还可直接激活凝血因子促进 DIC 的发生。蛇毒或蜂毒中含有的蛋白水解酶,有组织因子样作用,当机体被咬伤后,可使外部凝血途径激活。某些毒蛇还可直接分解纤维蛋白原或纤维蛋白。细菌、病毒、内毒素、饱和脂肪酸入血,能直接激活 Ⅻ 因子,启动内源性凝血途径。胰腺炎时,胰蛋白酶入血,可直接分解纤维蛋白原或纤维蛋白。羊水中含有胎粪、脱落的胎儿表皮等颗粒物质,具有较强的促凝活性,可激活内源性凝血系统。某些药物(如高分子右旋糖酐、左旋门冬酰胺酶)可直接激活 Ⅻ 因子,启动内源性凝血途径。

(五)蛋白 C 缺乏或活性下降

蛋白 C 系统是体内重要的天然抗凝系统,由蛋白 C(protein C,PC)、蛋白 S(protein S,PS)、血栓调节蛋白(thrombomodulin,TM)和 PC 抑制物(PC inhibitor,PCI)组成。该系统对凝血瀑布反应起着重要的调节作用。

蛋白 C 是在肝脏合成后分泌入血,以酶原形式存在于血液中的蛋白酶类物质。当蛋白 C 被内皮细胞上的凝血酶激活后,形成具有活性的蛋白 C(active PC,APC),后者是一种强抗凝剂,可水解灭活因子 Ⅴ(Ⅴa)和因子 Ⅷ(Ⅷa)而达抗凝作用。当肝脏受损时,血浆 PC 水平降低,减弱了对因子 Ⅴa 及因子 Ⅷa 的灭活作用,促进凝血过程。

(六)纤溶活性改变

体内纤溶系统的主要功能是清除沉积于血管壁的纤维蛋白、溶解血凝块,维持血流通畅。

纤溶系统主要由纤溶酶原(plasminogen)、纤溶酶原激活物(plasminogen activator,PA)和激活物特异性抑制剂(PA inhibitor,PAI)、纤溶酶(plasmin)以及纤溶酶抑制剂组成。PA 分为组织型纤溶酶原激活物(t-PA)和尿激酶型(u-PA)两种,前者是血管内生理性纤溶酶原活化剂,而后者主要在血管外组织中形成纤溶酶,起纤溶活化作用。传统观点认为,DIC 时,由于凝血系统被激活,在广泛的血管内凝血基础上消耗了大量凝血因子,继发性的激活了纤溶系统。但一些研究表明,纤溶系统的激活也可以是直接的,如临床研究发现败血症患者早期纤溶系统被激活,随后被抑制。其机制之一是由于某些细胞因子(TNF-α)促使内皮细胞释放 t-PA 和 u-PA 增多,从而激活纤溶酶而不依赖于凝血系统的激活。随后由于 PAI 的介导,使纤溶系统活性受到抑制。

启动纤溶过程的关键因子为 t-PA,剧烈运动、应激反应、休克、缺氧等生理和病理过程均能影响 t-PA 活性,而缺氧和细胞因子(TNF、IL-1 等)也能使 PAI 释放增加,抑制纤溶系统。

第二节 影响弥散性血管内凝血的发生、发展因素

一、单核-巨噬细胞系统功能降低

单核-巨噬细胞系统具有清除血液循环中的凝血物质、激活的凝血因子、纤维蛋白降解产物(fibrin degradation product,FDP)及其他促凝物质的作用。当单核-巨噬细胞系统功能障碍时,消除凝血物质的作用减弱,可促进 DIC 的发生。如严重的革兰阴性菌所致内毒素休克时,单核-巨噬细胞系统因吞噬大量的细菌或内毒素而使其功能处于"封闭"状态,此时机体再与内毒素接触就易发生 DIC。

二、微循环障碍

微循环灌流量下降,血流缓慢常见于休克、低血容量、低血压、心力衰竭及高黏血症等情况。若毛细血

管血流减慢的同时又有大量的促凝物质进入血液循环,此时极易诱发DIC。休克发生时,会引起:①微循环血流减慢,引起红细胞和血小板聚集并导致微血栓形成;②有效循环血量减少,血液浓缩并伴有血液黏度增加;③组织缺血、缺氧易产生酸中毒,使血液凝固性增加(见下述);④休克失代偿期,组织缺血、坏死还可致组织因子释放入血,通过外源性凝血途径导致血栓形成。

三、血液高凝状态

常见于组织缺氧及酸中毒、妊娠及某些药物使用不当:①缺氧和酸中毒可能损伤血管内皮,使内皮下胶原暴露,激活因子Ⅻ,启动内源性凝血途径。同时,肝素的活性下降,生理性抗凝机制减弱;促进血小板聚集并释放促凝因子增加。②妊娠3周开始,母体内血小板及多种凝血因子(Ⅰ、Ⅱ、Ⅴ、Ⅶ、Ⅸ、Ⅹ及Ⅻ等)增多,而AT-Ⅲ、t-PA和u-PA等抗凝血物质减少;另外,胎盘产生的纤溶酶原激活物抑制物(PAI-2)增加,使纤溶系统抑制而凝血活性相对加强。妊娠后,孕妇血液凝固性逐渐升高,到妊娠末期,血液呈明显的高凝状态,出现产科意外(如宫内死胎、羊水栓塞、胎盘早期剥离等)时易导致DIC。③对于有DIC发生倾向的患者,不适当地应用纤溶酶抑制(如6-氨基己酸),减少纤维蛋白的溶解来阻止纤溶过程,破坏了体内凝血与抗凝血之间的平衡,可促进DIC的发生。

四、肝功能严重障碍

肝细胞受到明显损伤时,产生的抗凝血物质减少,同时对已激活的凝血因子的灭活作用减弱,因而增加了血液的凝固性。肝细胞大量坏死,又可释放组织凝血活酶样物质。因此,当肝细胞功能严重受损时,可加剧和促进DIC的发生。

第三节　弥散性血管内凝血的分期和分型

一、分期

典型的DIC的发生、发展过程,其凝血机能异常可分三个阶段(表10-2)。

表10-2　DIC各期主要特点

	高　凝　期	消耗性低凝期	继发性纤溶亢进期
凝血系统 纤溶系统	激活,凝血酶↑, 微血栓形成	凝血系统激活的同时纤溶系统也被激活;凝血因子和血小板消耗	纤溶系统继发性激活,纤溶酶大量生成;FDP产生
血液凝固性	升高	降低	降低
实验室检查	凝血时间↓,血小板黏附性↑	血小板↓,Fg↓,凝血时间延长,3P试验(＋)	血小板↓↓,Fg↓,FDP↑,3P试验(＋),凝血酶时间延长

二、分型

(一)按DIC发生快慢分型

1.急性型　DIC可在几小时或1～2天内发生。患者临床表现明显,以休克和出血为主,病情迅速恶化,分期不明显,实验室检查结果明显异常。

2.亚急性型　DIC在数天内逐渐形成,常见于恶性肿瘤转移、宫内死胎等患者,病情介于急性型和慢性型之间。

3.慢性型　此型由于机体有一定的代偿能力,单核-巨噬细胞系统的功能也较健全,所以各种异常表现均轻微而不明显。病程较长,临床诊断较困难,常以器官功能不全的表现为主。

(二)按DIC代偿情况分为代偿型、失代偿型和过度代偿型

在DIC发生、发展过程中,血浆凝血因子与血小板不断消耗,但是骨髓生成血小板和肝脏合成凝血因

子的功能相应增强起到代偿作用。因此根据凝血因子和血小板的消耗与代偿关系,可将 DIC 分为以下三型。

1.代偿型 此型见于轻度 DIC。此型 DIC 凝血因子与血小板的消耗与生成间基本保持平衡。患者可无明显临床表现或仅有轻度出血和血栓形成的症状。

2.失代偿型 此型主要见于急性型 DIC。此型 DIC 凝血因子和血小板的消耗超过生成。患者出血、休克等表现明显,实验室检查发现血小板和纤维蛋白原等凝血因子均明显减少。

3.过度代偿型 凝血因子和血小板的生成超过消耗,有时可出现纤维蛋白原等凝血因子暂时升高的表现。患者出血或栓塞症状太明显。

第四节 弥散性血管内凝血的临床表现

DIC 的主要表现是出血、休克、溶血性贫血和器官功能障碍。

一、出血

DIC 患者最初的临床表现常为出血。可有多部位出血倾向,如:皮肤淤斑,紫癜;呕血、黑便;咯血、血尿、牙龈出血、鼻出血及阴道出血等。出血程度不一,严重者可同时多部位大量出血;轻者可只有伤口或注射部位渗血不止等。引起出血的机制可能与以下因素有关:

(一)凝血物质的消耗

在 DIC 发生发展过程中,大量的微血栓形成消耗了各种凝血因子和血小板,特别是纤维蛋白原、凝血酶原、凝血因子 V、凝血因子 Ⅷ、凝血因子 X 及血小板普遍减少。此时因凝血物质大量减少,凝血功能受阻而出血。

(二)纤溶系统的激活

DIC 时在凝血系统激活后,凝血因子 Ⅻ 与凝血因子 Ⅻa 可经水解产生凝血因子 Ⅻf,凝血因子 Ⅻf 使激肽释放酶原转变成激肽释放酶,后者使纤溶酶原变为纤溶酶。一些富含纤溶酶原激活物的器官(如子宫、前列腺、肺等)因血管内凝血而发生变性坏死时,激活物使大量纤溶酶原激活物释放入血而激活纤溶系统。血管内皮细胞受损、缺氧、应激等皆可激活纤溶系统,导致纤溶酶增多。纤溶酶除能使纤维蛋白(原)降解外,还能水解凝血因子 V、凝血因子 Ⅷ 和凝血酶原等,故这些凝血因子进一步减少,从而引起凝血障碍和出血。

(三)纤维蛋白(原)降解产物(fibrin degradation product,FDP)的形成

纤溶酶产生后,可分解纤维蛋白(原)(Fbg)及纤维蛋白(Fbn)。纤溶酶可使 Fbg 裂解出纤维肽 A、B、D、E、X、Y 片段。纤溶酶作用于 Fbn,使其降解为 X′、Y′、D′、E′碎片及各种二聚体、多聚体等片段。

纤溶酶水解 Fbg 及 Fbn 产生的各种片段,统称为纤维蛋白(原)降解产物(FgDP 或 FDP),这些片段中,X、Y、D 片段均可妨碍纤维蛋白单体聚合,Y、E 片段有抗凝血酶作用;此外,多数碎片可与血小板膜结合,降低血小板的黏附、聚集、释放等功能,这些使患者出血倾向进一步加重。

FDP 片段的检查在 DIC 的诊断中具有重要的意义,临床上一般常用血浆鱼精蛋白副凝试验(plasma protamine paracoagulation test,3P 试验)和 D-二聚体(D-dimer,DD)检查。①3P 试验:主要是反映纤维蛋白降解产物中 X′片段的试验。DIC 患者呈阳性反应,而晚期 DIC 患者血浆中 X′片段减少,D、E′片段明显增多,因此 3P 试验反而呈阴性。②D-二聚体检测:DD 是纤溶酶分解纤维蛋白(Fbn)的产物之一,反映继发性纤溶亢进的重要指标。在继发性纤溶亢进时,血液中才会出现 D-二聚体。原发性纤溶亢进时,血中 FDP 升高,但 D-二聚体并不增高。

二、休克

DIC,特别是急性 DIC,常伴有休克。重度及晚期休克又可能促进 DIC 的形成,二者互为因果,形成恶

性循环。

DIC 引起休克的原因有:①毛细血管和微静脉中广泛的血小板聚集和(或)纤维蛋白性微血栓形成,使回心血量明显减少;②同时,广泛的微血栓形成使冠状动脉供血减少,心肌受损,心舒缩功能下降,以致心输出量减少;③出血使血容量减少,有效循环血量严重下降,心输出量进一步减少,出现全身微循环障碍。④此外,在 DIC 的形成过程中,具有扩血管活性的激肽和某些补体成分(如 C3a、C5a 等)生成增多,从而使外周阻力显著降低,动脉血压下降。⑤DIC 时,由于继发性纤溶亢进,FDP 的形成增多,微血管扩张及通透性升高,因而更易产生休克。在上述各种因素作用下,使微循环衰竭而导致休克的发生。

三、溶血病性贫血

DIC 有时可伴发一种特殊类型的贫血,即微血管病性溶血性贫血(microangiopathic hemolytic anemia)。这种贫血除具备溶血性贫血的一般特征外,外周血涂片中发现有某些形态特殊的变形的红细胞如裂体细胞(schistocyte),其外形呈盔形、星形、新月形等,统称其为红细胞碎片(图 10-2)。

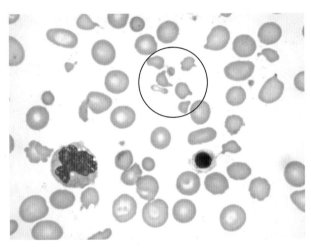

图 10-2 溶血病性贫血的血涂片

这些红细胞碎片的产生原因是由于 DIC 时,微血管中有广泛的纤维蛋白性微血栓形成,在最初,纤维蛋白丝在微血管内形成细网,当红细胞流过这些网孔时,受到机械性损伤而引起变形碎裂,出现溶血现象。红细胞的破坏除了有机械性因素外,还有红细胞自身的因素,如 DIC 时常伴有休克发生,组织缺血、缺氧而致血液 pH 值降低和渗透压升高,可使红细胞内黏度增加;ATP 缺乏影响了细胞膜的正常功能,红细胞变形能力下降,这些因素可使红细胞处于"前溶解状态",在经过纤维蛋白网孔和血流冲击的作用下容易破坏。

四、器官功能衰竭

DIC 患者尸检或活检时,常发现微血管内有微血栓存在。典型的微血栓是纤维蛋白性微血栓,但亦可为血小板血栓,可以是在局部所形成的,也可来自别处,从而阻塞微血管,引起器官缺血,严重时可造成脏器功能衰竭。如果微血栓在肾脏形成,则病变可累及入球小动脉或肾小球毛细血管,严重时可出现双侧肾皮质坏死和急性肾功能衰竭,临床上表现为少尿、无尿、蛋白尿、血尿等。肺部微血栓形成,可引起呼吸困难、紫绀、咯血,严重者导致急性呼吸功能衰竭。消化系统的病变可导致恶心、呕吐、腹痛、腹泻、消化道出血。肝脏受累时可出现黄疸及肝功能衰竭。内分泌腺的病变常见为肾上腺皮质出血性坏死造成的急性肾上腺皮质功能衰竭,称华-佛氏综合征(Waterhouse-Friderichsen syndrome)。垂体出血、坏死可导致席汉氏综合征(Sheehan's syndrome)。

总之,由于 DIC 发生的范围、病程及严重程度不同,轻者可影响个别器官的部分功能;重者可累及一个以上(或多个)器官,造成其功能衰竭,即多器官功能衰竭,甚至死亡。

要点总结与考点提示

1.DIC 的概念、三个分期。

2.DIC 的发生机制与诱发因素。

3.DIC 临床病理联系。

思考题

1.名词解释:弥散性血管内凝血、华-佛氏综合征、微血管病性溶血性贫血。

2.严重感染会导致 DIC,试述其通过哪些途径促进 DIC 发生。

3.DIC 为什么能引起和加重休克?

(张可丽)

第十一章

心血管系统疾病

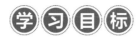

1. 掌握动脉粥样硬化的基本病变特点及其对机体的影响。
2. 掌握原发性高血压的基本病理改变、各脏器的病变特点及危害性。
3. 熟悉风湿病基本病变及其结局,感染性心内膜炎的病理变化及临床病理联系。
4. 熟悉慢性心瓣膜病病理形态学特点及临床病理联系。
5. 了解动脉粥样硬化、高血压病、风湿病、感染性心内膜炎、心瓣膜病的病因及发病机理。

心血管系统疾病是危害人类健康和生命的最大一组疾病。我国心血管疾病的死亡率仅次于恶性肿瘤,居第二位。心血管系统疾病的种类很多,如动脉粥样硬化、高血压病、风湿性心脏病、感染性心内膜炎、心瓣膜病等。

第一节　动脉粥样硬化

动脉粥样硬化(atherosclerosis,AS)是动脉硬化中最常见、最重要的一种,也是心血管系统疾病中最常见的疾病。动脉硬化(arteriosclerosis)是指动脉壁增厚、变硬及弹性降低的病变。动脉硬化一般分为三种:①动脉粥样硬化,以动脉内膜形成粥样斑块为特征;②细动脉硬化,常与高血压和糖尿病有关,其基本病变主要是细动脉玻璃样变性;③动脉中层钙化性硬化,多见于老年人。我国的 AS 发病多见于中、老年人,以 40～50 岁最为多见。AS 主要累及大、中动脉,基本病变为脂质在动脉内膜下沉积,内膜呈灶状纤维化,形成粥样斑块。致使管壁变硬,管腔狭窄,并引起心、脑、肾等器官的一系列继发性病变。

一、病因和发病机制

动脉粥样硬化的病因和发病机制目前仍未完全清楚,与以下因素有关。

1.血脂异常　AS 病变中脂质来源于游离胆固醇及胆固醇脂、甘油三酯、磷脂和载脂蛋白 B。大多数 AS 患者都有血脂过高,尤其是血β脂蛋白、胆固醇和三酰甘油含量明显增高,低密度脂蛋白(LDL)、极低密度脂蛋白(VLDL)水平持续升高与 AS 发病成正相关。此外,一些伴有胆固醇增高的疾病,如糖尿病、高胰岛素血症、肾病综合征和家族性高胆固醇血症的患者,与同年龄正常人相比,动脉粥样硬化发生得比较早,且进展快。说明血脂过高能促进脂质向动脉内壁渗入、沉积,脂质代谢障碍是动脉粥样硬化发生的重要因素。

2.高血压　血压增高是冠心病发病的独立危险因素。高血压患者比同龄、同性别无高血压者 AS 发病早,病变重。可能与高血压血流的压力和冲击力对血管内皮细胞的损伤有关。

3.吸烟　吸烟是动脉粥样硬化的危险因素之一,也是心肌梗死主要的、独立的危险因子。其机制可能是吸烟能使血中一氧化碳(CO)浓度增高,使血管内皮细胞发生缺氧性损伤。同时吸烟可使血中 LDL 氧化,促使单核细胞向内膜迁入转变为泡沫细胞。吸烟可促使血管平滑肌细胞增生,促进 AS 发生。

4.遗传因素　家族性高胆固醇血症、家族性脂蛋白脂酶缺乏症等患者动脉粥样硬化的发病率显著高于对照组,提示遗传因素是动脉粥样硬化的危险因素。

5.其他因素　①年龄:动脉粥样硬化的检出率和病变程度的严重性随年龄增加而增高。②性别:女性在绝经期前发病率低于同年龄组男性,绝经期后发病率男女无明显差别。这可能与雌激素的改善内皮细胞功能和降低胆固醇作用有关。③内分泌:垂体激素、肾上腺皮质激素、性激素及甲状腺激素等均能影响脂质代谢,甲状腺激素在动物实验上有与雌激素同样的作用,其机制是它能降低 β 脂蛋白。④体重超重或肥胖:肥胖者易患高血脂、高血压和糖尿病,间接促进 AS 的发生。⑤神经精神因素:长期精神紧张可能使血胆固醇升高。调查发现,在同样膳食的条件下,AS 患者在工作紧迫的阶段,其血胆固醇比平时有明显升高。

二、病理变化

动脉粥样硬化主要发生于大、中动脉,好发于腹主动脉,其次为冠状动脉、降主动脉、颈动脉和脑底 Willis 环。按病变轻重分为 4 个阶段。

1.脂斑、脂纹(fatty streak) 动脉粥样硬化早期的病变。肉眼观,动脉内膜见黄色针帽大斑块或 0.3~5 cm 长的条纹,平坦或微隆起动脉内膜,血管分支开口处更为明显。光镜下,内膜间隙增宽,内膜下聚集大量的泡沫细胞(图 11-1),泡沫细胞体积大,圆形或椭圆形,胞质内含有大量小空泡。泡沫细胞来源于巨噬细胞和中膜平滑肌细胞(SMC)。

2.纤维斑块(fibrous plaque) 脂点、脂纹进一步发展而来。肉眼观,内膜表面散在不规则、隆起的斑块,呈瓷白色蜡滴状。斑块直径 0.3~1.5 cm,可融合。光镜下,典型的病变主要有三层:①纤维帽,是指内皮下和坏死中心之间的纤维层,由密集的胶原纤维、散在性 SMC、巨噬细胞和两者所形成的泡沫细胞以及少量弹力纤维和蛋白聚糖组成。②脂质层,由泡沫细胞、细胞外脂质和坏死碎片组成,该区较小或不明显。③基底部,由增生的 SMC、结缔组织和炎性细胞组成。不同斑块三层略有不同。

3.粥样斑块(atheromatous plaque) 纤维斑块深层组织因营养不良发生变性、坏死而崩解,崩解物与脂质混合成为黄色粥糜样物质,故称粥样斑块,亦称粥瘤(atheroma)。肉眼观,灰黄色斑块既向内膜表面隆起又向深部压迫中膜。切面,斑块的管腔面为白色质硬组织,深部为黄色或黄白色质软的粥样物质(图 11-2)。光镜下,粥样病灶的表层为玻璃样变性的纤维结缔组织,纤维帽之下含有大量不定形的坏死崩解产物、胆固醇结晶和钙盐沉积。斑块底部可见肉芽组织、少量淋巴细胞、泡沫细胞。中膜 SMC 萎缩、弹力纤维断裂变薄。

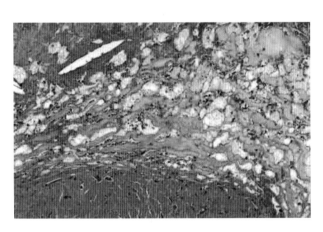

图 11-1 动脉粥样硬化
内膜下泡沫细胞聚集(镜下观)

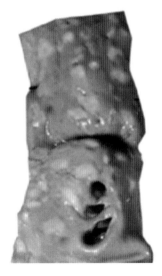

图 11-2 动脉粥样硬化(大体)
斑块的深部为黄色或黄白色质软的粥样物质

4.继发性改变 继发性改变是指在纤维斑块和粥样斑块的基础上继发的病变,主要包括:①斑块内出血:斑块内出血可以来自斑块边缘或新生的毛细血管破裂出血形成血肿。②斑块破裂:斑块纤维帽破裂,粥糜样坏死物自裂口释放入血形成胆固醇栓子,引起栓塞。斑块表面形成溃疡。动脉内血液可直接经破裂口进入斑块内,形成斑块内血肿,加重管腔狭窄,甚至使细小的动脉完全闭塞,导致急性供血中断,引发梗死。③血栓形成:斑块破裂后形成溃疡,内皮细胞损伤,暴露胶原促使血栓形成,血栓脱落可导致栓塞。④钙化:钙化多发生在陈旧的粥样硬化斑块内,导致管壁变硬、变脆,容易发生破裂。⑤动脉瘤形成:严重的粥样斑块由于其底部中膜 SMC 发生不同程度的萎缩变薄和弹性下降,形成动脉瘤,动脉瘤破裂可致大出血。

三、主要动脉粥样硬化及后果

(一)主动脉粥样硬化

病变多发生于主动脉后壁及其分支开口处。腹主动脉病变最重,其余依次是胸主动脉、主动脉弓和升主动脉。主动脉血管口径较大,血流较快,虽有严重粥样硬化,通常不引起管腔狭窄和临床症状。当粥样硬化斑块并发的血栓脱落或粥样硬化灶破裂后,粥糜样物质入血成为栓子,引起器官栓塞。当病变严重时,中膜萎缩及弹力板断裂,管壁薄弱受压形成动脉瘤。动脉瘤破裂,可引起致命性大出血。

(二)冠状动脉粥样硬化

冠状动脉粥样硬化(coronary atherosclerosis)是动脉粥样硬化中对人类威胁最大的疾病。尸检病变狭窄检出率均以前降支最高,其余依次为右主干、左主干或左旋支、后降支。其发病率具有性别差异,20～50 岁病变检出率,男性显著高于女性;60 岁以后男女无明显差异。

冠状动脉粥样硬化的病变程度不一,轻者见少数脂纹或脂斑,重者病变范围广泛,粥样硬化斑块多,且多伴有钙化。粥样硬化斑块的分布多在近心端,且在分支开口处较重;早期,斑块分散,呈节段性分布,随着疾病的进展,相邻的斑块可互相融合。管壁变硬,失去弹性,横切面上斑块多呈新月形,管腔呈不同程度的狭窄。有时可并发血栓形成,使管腔完全阻塞(图 11-3)。根据管腔狭窄的程度可将其分为 4 级:Ⅰ级,管腔狭窄在 25%以下;Ⅱ级,狭窄在 26%～50%;Ⅲ级,狭窄 51%～75%;Ⅳ级,管腔狭窄在 76%以上。

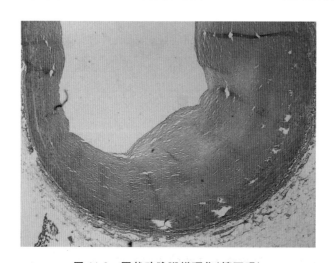

图 11-3　冠状动脉粥样硬化(镜下观)
冠状动脉管腔变小、管壁呈偏心性增厚,增厚处内膜下有纤维增生和脂质沉积

冠状动脉粥样硬化常伴发冠状动脉痉挛或血栓形成,痉挛或血栓加重管腔狭窄,甚至导致供血中断,引起心肌缺血或梗死。

(三)颈动脉及脑动脉粥样硬化

颈动脉及脑动脉粥样硬化的重要性仅次于冠状动脉粥样硬化。它发生较迟,一般在 40 岁以后才出现斑块。病变首先发生在颈内动脉及基底动脉大分支的分叉处及其开始部,逐渐向远端小分支延伸。脑动脉粥样硬化以 Willis 环和大脑中动脉最显著。可有不同程度的管腔狭窄、斑块内出血、溃疡及附壁血栓形成。

由于脑动脉管腔狭窄,脑组织因长期供血不足而发生萎缩。大脑皮质变薄,脑回变窄,脑沟变宽、加深,重量减轻。严重者常有智力减退,甚至痴呆。严重的脑动脉粥样硬化使管腔高度狭窄,常继发血栓栓塞引起脑软化,多见于颞叶、内囊、尾状核、豆状核和丘脑等部位。严重脑梗死可引起患者失语、偏瘫,甚至死亡。发生在延髓的软化灶可引起呼吸、循环中枢麻痹。脑动脉粥样硬化病变可形成小动脉瘤,多见于Willis 环部,当血压突然升高时可破裂出血。

(四)肾动脉粥样硬化

80％肾动脉粥样硬化发生在肾动脉开口处或主干近侧端,严重者肾动脉高度狭窄,甚至形成血栓完全阻塞动脉管腔。前者引起顽固性肾血管性高血压,后者引起受累动脉供血区域的梗死,梗死灶切面呈楔形,机化后形成较大块的凹陷瘢痕。多个瘢痕使肾缩小变形,称为动脉粥样硬化性固缩肾。由于病变只累及部分肾组织,其他肾组织相对正常,一般不会发生肾功能不全。

(五)四肢动脉粥样硬化

下肢动脉粥样硬化更为常见,且较为严重。常发生于髂动脉、股动脉、腘动脉。四肢动脉吻合支较丰富,较小的动脉管腔逐渐狭窄以至闭塞时,一般后果不严重。当较大动脉管腔明显狭窄时,可因肢体缺血在行走时出现跛行症状。长期缺血引发肌肉萎缩,严重可发生梗死,甚至发展为坏疽。

第二节　冠状动脉粥样硬化性心脏病

冠状动脉粥样硬化性心脏病(coronary atherosclerotic heart disease)简称冠心病,是指因冠状动脉狭窄、供血不足致心肌缺血而引起的心肌功能障碍和(或)器质性病变。

冠心病时心肌缺血、缺氧的原因及机制有:①冠状动脉供血不足:主要为冠状动脉粥样硬化斑块、继发的复合性病变和冠状动脉痉挛引起的管腔狭窄,使冠状动脉供血下降,引发缺血性心脏病。低血压、冠状动脉灌注期缩短(如心动过速等)、体内血液重新分布(如饱餐后)等也可加重冠心病。②心肌耗氧量剧增:当血压骤升、劳累过度、情绪激动、心动过速及心肌肥大等各种原因导致心肌负荷增加,使冠状动脉供血相对不足,加之冠状动脉狭窄可引发冠心病。冠心病临床可表现为心绞痛、心肌梗死、心肌纤维化及冠状动脉性猝死。

一、心绞痛

心绞痛(angina pectoris)是指冠状动脉供血不足,心肌急剧的、暂时的缺血与缺氧所引起的临床综合征。心绞痛既可因心肌耗氧量暂时增加超出了已狭窄的冠状动脉供氧能力而发生(劳力型心绞痛,可以在体力活动、情绪激动、寒冷、暴饮暴食等的情况下发作),亦可因冠状动脉痉挛导致心肌供氧不足而引起(自发型心绞痛)。

心绞痛的发生是由于心肌缺血、缺氧而造成代谢产物的堆积,这些物质刺激心脏局部的交感神经末梢,由传入神经经下段颈及上段胸交感神经节和相应脊髓段送至大脑后,在相应脊髓段的脊神经所分布的皮肤区域产生不适感,其性质往往不是疼痛而是憋闷或紧缩感。所以,心绞痛是心肌缺血、缺氧所引起的反射性症状。临床上心绞痛可分为以下类型。

1. 稳定性心绞痛　稳定性心绞痛亦称为轻型心绞痛,此时心绞痛一般数月稳定不发作,仅在重体力劳动时发作。此类心绞痛是由于暂时性急性或慢性相对性心肌缺血所引起。

2. 不稳定性心绞痛　不稳定性心绞痛(instable angina pectoris)临床上颇不稳定,可在负荷时或休息时发作,或其强度和(或)频度增加。此类患者大多至少有 1 支冠状动脉大支近侧端高度狭窄。在心绞痛强度增加的病例常见冠状动脉主干和 3 支冠状动脉狭窄。镜下,常见到因弥散性心肌细胞坏死引起的弥漫性间质性心肌纤维化,可导致慢性肌原性心功能不全,伴有左心室扩张。

3. 变异型心绞痛　变异型心绞痛(variant angina pectoris)亦称为 Prinzmetal 心绞痛,多无明显诱因而在休息时发作,仅少数在工作负荷中发病。发作时心电图见 ST 段升高。血管造影证明,此型心绞痛时可见到冠状动脉痉挛甚至管腔狭窄。此型对血管扩张药反应良好。

二、心肌梗死

心肌梗死(myocardial infarction)是指由于冠状动脉供血区的持续性缺血而导致的较大范围的心肌坏死。绝大多数(95%)的心肌梗死局限于左心室一定范围,并大多累及心壁各层,少数病例仅累及心肌的心内膜下层。临床上有剧烈而持久的胸骨后疼痛,硝酸酯类药物或休息不能完全缓解,可并发心律失常、休克或心力衰竭。

根据累及范围和深度可分两种类型:①心内膜下心肌梗死:其特点是坏死主要累及心室壁内层 1/3 的心肌,并波及肉柱和乳头肌。②区域性心肌梗死:亦称为透壁性心肌梗死,梗死区多位于左心室,且多累及心壁三层组织。

(一)病因和发病机制

心肌梗死大多数由冠状动脉粥样硬化引起,在冠状动脉粥样硬化基础上并发血栓形成或斑块内出血,引起管腔突然闭塞或持续痉挛。加之心脏耗氧量急剧增加,侧支循环不能及时建立,使心肌发生缺血性坏死。

心肌梗死多发生在左心室。其中左心室前壁、心尖部及室间隔前 2/3,约占全部心肌梗死的 50%;约 25%的心肌梗死发生在左心室后壁、室间隔后 1/3 及右心室;此外见于左心室侧壁,相当于左冠状动脉回旋支供血区域。

(二)病理变化

肉眼观,心肌梗死灶形状不规则。一般于梗死 6 h 后肉眼才能辨认,梗死灶呈苍白色,8～9 h 后呈黄色或土黄色,干燥,较硬,失去正常光泽。第 4 天在梗死灶周边出现明显充血、出血带。2～3 周后由于肉芽组织增生而呈红色。5 周后梗死灶逐渐被瘢痕组织取代,呈灰白色(陈旧性梗死灶)。

镜下观,心肌梗死最常表现为凝固性坏死,心肌细胞胞质嗜酸性增高,继而胞核消失。肌原纤维结构可保持较长时间,最终融合成均质红染物。梗死灶边缘可见充血带及中性粒细胞浸润,在该处可见到心肌细胞肿胀,胞质内出现颗粒状物及不规则横带。另一部分心肌细胞则出现空泡变性,继而肌原纤维及细胞核溶解消失。

心肌缺血早期可引起心肌肌红蛋白缺失。心肌受损时,肌红蛋白迅速从肌细胞释出,进入血液,并从尿中排出,因此急性心肌梗死时能很快从血和尿中测出肌红蛋白值升高。心肌坏死时,一些酶,如谷氨酸-草酰乙酸转氨酶(GOT)、谷氨酸-丙酮酸转氨酶(GPT)、肌酸磷酸激酶(CPK)及乳酸脱氢酶(LDH),可释放入血,使这些酶在血中的浓度升高。其中尤以 CPK 对心肌梗死的临床诊断颇有帮助。

(三)合并症及后果

1. 心脏破裂 较少见,占心肌梗死所致死亡病例的 3%～13%。常发生在心肌梗死后 1～2 周内,主要由于梗死灶周围中性粒细胞和单核细胞释出的蛋白水解酶以及坏死的心肌自身溶酶体酶使坏死的心肌溶解所致。好发部位为:①左心室前壁下 1/3 处,心脏破裂后血液流入心包,引起心包填塞而致急死。②室间隔破裂,左心室血流入右心室,引起右心功能不全。③左心室乳头肌断裂,引起急性二尖瓣关闭不全,导致急性左心衰竭。

2. 室壁瘤(ventricular aneurysm) 10%～38%的心肌梗死病例合并室壁瘤,可发生于心肌梗死急性期,但更常发生在愈合期。由于梗死区坏死组织或瘢痕组织在室内血液压力作用下,局部组织向外膨出而成。多发生于左心室前壁近心尖处,可引起心功能不全或继发附壁血栓。

3. 附壁血栓形成(mural thrombosis) 多见于左心室。由于梗死区心内膜粗糙,室壁瘤处及心室纤维性颤动时出现涡流等原因,为血栓形成提供了条件。血栓可发生机化,或脱落引起体循环动脉栓塞。

4. 心外膜炎 心肌梗死波及心外膜时,可出现无菌性纤维素性心外膜炎。

5. 心功能不全 梗死的心肌收缩力显著减弱以至丧失,可引起左心、右心或全心充血性心力衰竭,是患者死亡最常见的原因之一。

6. 心源性休克 有人认为,当左心室梗死范围达 40%时,心室收缩力极度减弱,心输出量显著减少,即可发生心源性休克,导致患者死亡。

7.机化瘢痕形成 心肌梗死后,若患者仍然存活,则梗死灶被机化修复而成瘢痕。小梗死灶约需 2 周,大梗死灶 4～6 周即可机化。

三、心肌纤维化

心肌纤维化是由中、重度冠状动脉粥样硬化性狭窄引起的持续和反复加重的缺血、缺氧产生的,是逐渐发展为心力衰竭的慢性缺血性心脏病。肉眼观,心脏体积增大,重量增加,心腔增大以左心室明显。镜下观,心肌细胞弥漫性空泡变,有多灶性的陈旧性心肌梗死或瘢痕灶。

四、冠状动脉性猝死

冠状动脉性猝死(sudden coronary death)较为常见。多见于 30～49 岁的人,患病率男性比女性高 3.9 倍。一般在某种诱因作用下(如饮酒、劳累、吸烟、运动、争吵、斗殴等)或在夜间睡眠中发病。患者可突然昏倒在地、四肢肌肉痉挛、小便失禁,或突然发生呼吸困难、口吐泡沫、大汗淋漓,很快昏迷。症状发作后迅即死亡,或在 1 h 至数小时内死亡。

第三节 高 血 压 病

高血压病(hypertension disease)是人类最常见的心血管病之一,据流行病学调查,估计我国现有高血压患者约 5000 万人,每年新发病例约 120 万人。广义而言,体循环长期持续的不正常的血压升高称为高血压。

正常人的血压在不同的生理状况下有一定的波动幅度。收缩压和舒张压均随年龄的增长而升高,但是,舒张压升高不明显。据世界卫生组织(WHO)建议,成年人高血压的诊断标准为:收缩压为140 mmHg 或以上和(或)舒张压在 90 mmHg 或以上。高血压可分为原发性高血压(primary hypertension)和继发性高血压(secondary hypertension)。前者又称特发性高血压(essential hypertension),后者又称为症状性高血压(symptomatic hypertension)。前者原因尚未完全明了,后者由某些疾病引起,如慢性肾小球肾炎、肾动脉狭窄、肾上腺和垂体的肿瘤等。原发性高血压比较常见,多发生于中年(35～40 岁)以后,男性与女性的患病率无明显差别。

一、病因

原发性高血压的病因和发病机制尚未完全明了,目前认为高血压并非由单一因素引起,而是由彼此之间相互影响的多种因素造成的。与高血压发病有关的因素有以下几种。

1.遗传因素 约 75% 的原发性高血压患者具有遗传素质(genetic predisposition),同一家族中高血压患者常集中出现。目前认为原发性高血压是多基因遗传病。双亲均有高血压者与无高血压家族史者相比,高血压患病率升高 2～3 倍。

据报道,高血压患者及有高血压家族史而血压正常者有跨膜电解质转运紊乱,其血清中有一种激素样物质,可抑制 Na^+-K^+-ATP 酶活性,以致钠钾泵功能降低,导致细胞内 Na^+、Ca^{2+} 浓度增加,动脉壁 SMC 收缩加强,肾上腺素能受体(adrenergic receptor)密度增加,血管反应性加强。这些都有助于动脉血压升高。近来研究发现,血管紧张素(AGT)基因可能有 15 种缺陷,正常血压的人偶见缺陷,而高血压患者在 AGT 基因上的 3 个特定部位均有相同的变异。患高血压的兄弟或姐妹可获得父母的 AGT 基因的同一拷贝。有这种遗传缺陷的高血压患者,其血浆血管紧张素原水平高于对照组。

2.膳食因素 ①高钠饮食:日均摄盐量高的人群,其血压升高百分率或平均血压高于摄盐量低者。WHO 在预防高血压措施中建议每人每日摄盐量应控制在 5g 以下。②肥胖:体重指数增高的血压水平和高血压患病率均逐步升高。肥胖也是提高心血管病发病的独立因素。③饮酒:中度以上饮酒是高血压发病的因素之一。可能与血中儿茶酚胺类物质及其他激素作用有关。

3.社会心理应激 调查表明,精神长期或反复处在紧张状态与高血压发病有密切关系。这可能与大脑皮层功能失调,失去对皮层下血管舒张中枢的调控能力有关,当血管舒缩中枢产生持久的以收缩为主的兴奋时,引起全身细小动脉痉挛而增加外周阻力,从而使血压升高。

4. 神经内分泌因素 一般认为,细动脉的交感神经纤维兴奋性增强是本病发病的重要神经因素。缩血管神经递质(神经肽 Y 及去甲肾上腺素)和扩血管神经递质(降钙素基因相关肽及 P 物质)水平异常导致交感神经功能失衡,即前者功能强于后者时,才引起血压升高。

二、发病机制

高血压的发病机制尚未完全清楚。动脉的波动幅度与心排出量大小和大动脉弹性有关。凡是能引起心排出量和外周阻力改变的因素均可导致血压升高。

1. 血管神经调节异常 交感神经广泛分布于心血管系统中。交感神经兴奋性增高作用于心脏,可导致心率增快,心肌收缩力加强和心输出量增加;作用于血管 α 受体可使小动脉收缩,外周血管阻力增加和血压升高。作为交感神经递质的去甲肾上腺素具有强烈缩血管和升压作用,表明交感神经功能紊乱和活性增加在高血压发病机制中具有一定作用。

2. 心输出量改变 早期高血压患者常有心输出量增加,表明心输出量增加在原发性高血压的始动机制中起到一定作用,可能与交感兴奋、儿茶酚胺类活性物质分泌增多有关。

3. 肾素-血管紧张素-醛固酮系统(RAAS) 本系统由一系列激素及相应的酶所组成,RAAS 在调节水、电解质平衡以及血容量、血管张力和血压方面具有重要作用。肾素主要由肾近球细胞合成和分泌,它能促进主要由肝脏合成的血管紧张素原转变为血管紧张素 I(Ang I)。Ang I 无生物活性,必须由血管紧张素转换酶转换成血管紧张素 II(Ang II),才能对血管平滑肌、肾上腺皮质和脑发挥作用。Ang II 在氨基肽酶作用下可转变成血管紧张素 III(Ang III),但 Ang III 收缩血管能力仅为 Ang II 的 30%～50%,其加压作用仅为 Ang II 的 20%。Ang II 为强力加压物质,能使小动脉平滑肌直接收缩,也可通过脑和自主神经系统间接加压,并能促进肾上腺皮质球状带分泌醛固酮,后者具有潴留水钠、增加血容量作用。正常情况下,肾素、血管紧张素和醛固酮三者处于动态平衡之中,相互反馈和制约。病理情况下,RAAS 可成为高血压发生的重要机制。近年来研究证实,不同组织(心脏、血管壁、肾、脑等)内能自分泌和旁分泌RAAS。上述组织内 RAAS 分泌异常,在导致血管平滑肌细胞增殖、血管收缩、心肌细胞肥厚和心肌细胞纤维化,使血管壁增厚,血管阻力增高,左心室肥厚和顺应性降低,以及血压持续升高等方面具有更重要的作用。

4. 钠离子转运异常 目前证实原发性高血压患者存在着内向的钠、钾协同运转功能低下和钠泵抑制,从而使细胞内钠离子增多。钠离子不仅促进动脉管壁对血中某些收缩血管活性物质的敏感性增加,同时增加血管平滑肌细胞膜对钙离子的通透性,使细胞内钙离子增加,加强了血管平滑肌兴奋-收缩耦联,使血管收缩或痉挛,导致外周血管阻力增加和血压升高。另外钠离子通道蛋白异常,可导致钠离子潴留,使细胞外液增加,使心排出量增多,血压升高。

5. 血管结构异常 血管内皮细胞既可产生收缩血管物质,也能产生舒血管物质。血管内皮功能紊乱主要表现为血管舒缩物质异常、血管反应性异常和血管舒缩机制失衡,难以维持血管张力和血压稳定。加之血管平滑肌细胞增生肥大,使管壁增厚、管腔狭小、外周阻力增加,从而使血压升高。

三、类型及病理变化

(一)良性高血压

良性高血压(benign hypertension)又称缓进型高血压,占原发性高血压的 95%。早期多无症状,往往是偶然发现。开始表现为全身细动脉和小动脉痉挛,呈间断性,血压亦处于波动状态,其后血压呈持续性升高,可出现心血管并发症,如冠状动脉粥样硬化。晚期可因心力衰竭、心肌梗死或脑出血致死。因肾功能衰竭致死者少见。该病一般病程较长,进展缓慢。按照病变的发展可分为三个时期。

1. 功能紊乱期 功能紊乱期为高血压早期阶段。全身小动脉间歇性痉挛性收缩,血压升高,动脉无器质性病变,痉挛缓解后血压可恢复正常。临床上表现血压升高,有波动,可伴有头晕、头痛,休息或药物治疗后可恢复正常。

2. 动脉病变期

(1)细动脉硬化:高血压主要病变特征,表现为细动脉玻璃样变性。细动脉玻璃样变性最易累及肾的入球小动脉和视网膜动脉。由于细动脉反复痉挛,血管内压持续升高,使内皮细胞受损,内皮细胞间间隙扩大,血浆蛋白(含免疫球蛋白及纤维蛋白原)渗入内皮下间隙。局部区域中膜 SMC 可发生坏死,溶酶体酶释出,并可引起局部性蛋白溶解,以致该处管壁通透性升高。血浆蛋白的渗入连同由未坏死 SMC 产生的修复性胶原纤维及蛋白多糖使细动脉壁细胞逐渐减少而陷于玻璃样变性,形成细动脉硬化(arteriolosclerosis)。镜下观,细动脉内皮与中膜 SMC 之间有玻璃样物质沉积,其内的胶原纤维亦陷于均质化。随着疾病的发展,细动脉管壁逐渐增厚、变硬,管腔变得狭窄,甚至可使管腔闭塞。

(2)小动脉硬化:病变主要累及肾小叶间动脉、弓形动脉及脑动脉。小动脉内膜胶原纤维和弹力纤维增生,内膜弹力板断裂,中膜平滑肌细胞增生肥大,胶原纤维和弹力纤维增生,血管壁增厚,管腔狭窄。

(3)大动脉硬化:如主动脉及其主要分支发生动脉粥样硬化。

3. 内脏病变期

(1)心脏:主要为左心室肥大,这是对持续性血压升高,心肌工作负荷增加的一种适应性反应。在心脏处于代偿期时,肥大的心脏心腔不扩张,甚至略微缩小,称为向心性肥大(concentric hypertrophy)。心脏重量增加,一般达 400 g 以上,甚至可增重 1 倍。肉眼观,左心室壁增厚,可达 1.5～2 cm;左心室乳头肌和肉柱明显增粗。镜下观,肥大的心肌细胞变粗,变长,并有较多分支。细胞核肥大,圆形或椭圆形,核深染。晚期左心室失代偿,心肌收缩力降低,心腔逐渐扩张,称为离心性肥大(eccentric hypertrophy)。严重者可发生心力衰竭。

(2)肾脏:高血压时,入球小动脉玻璃样变性和肌型小动脉硬化,管壁增厚,管腔狭窄,致病变区肾小球缺血,发生纤维化、硬化和玻璃样变性。相应肾小管萎缩、消失,间质纤维组织增生和淋巴细胞浸润。周围残存的肾小球代偿性肥大,相应的肾小管代偿性扩张。

肉眼观,肾体积双侧对称性缩小,质地变硬,重量减轻,单侧肾重量一般小于或等于 100 g(正常成年人一侧肾重约为 150g)。表面布满无数均匀的红色细颗粒。切面,肾皮质变薄,一般小于或等于 2 mm(正常厚 3～6 mm)。髓质变化不明显,但肾盂和肾周围脂肪组织明显增生。此种肾脏改变称为原发性颗粒性固缩肾。

临床上,可多年不出现肾功能障碍。晚期由于病变的肾单位越来越多,肾血流量逐渐减少,肾小球滤过率逐渐降低。患者可发生水肿,出现蛋白尿及管型尿。严重者可出现尿毒症的临床表现。

(3)脑:高血压时,由于脑内细动脉的痉挛和病变,患者可出现不同程度的高血压脑病(hypertensive encephalopathy)症状,如头痛、头晕、眼花等,甚至出现高血压危象。患者有明显的中枢神经症状,如意识模糊、剧烈头痛、恶心、呕吐、视力障碍及癫痫发作等。脑可发生以下病变。

①脑动脉病变:严重的病例细动脉和小动脉管壁可发生纤维素样坏死,可并发血栓形成及微动脉瘤(microaneurysm)。后者好发于壳核、丘脑、脑桥、小脑和大脑,这些部位也是高血压性脑出血及脑梗死发生率最高之处。

②脑软化:由于细动脉、小动脉病变造成其所供养区域脑组织缺血的结果,脑组织内可出现多数小软化灶,即微梗死灶(microinfarct)。梗死灶内脑组织坏死液化,形成染色较浅、质地疏松的筛网状病灶。灶内可见坏死的细胞碎屑,周围有胶质细胞增生及少量炎性细胞浸润。最后,坏死组织被吸收,由胶质瘢痕修复。由于软化灶较小,一般不引起严重后果。

③脑出血:高血压最严重的甚至是致命性的并发症。多为大出血灶,常发生于基底节、内囊,其次为大脑白质、脑桥和小脑。出血区域的脑组织完全被破坏,形成囊腔状,其内充满坏死的脑组织和凝血块。有时出血范围甚大,可破入侧脑室。引起脑出血的原因一方面由于细、小动脉的病变;另一方面,脑出血多发生于基底节区域(尤以豆状核最多见),供养该区的豆纹动脉从大脑中动脉呈直角分出,直接受到大脑中动脉压力较高的血流冲击,易使已有病变的豆纹动脉破裂出血。此外,血压突然升高(如情绪激动时)亦易使病变的动脉破裂出血。临床上,患者常骤然发生昏迷、呼吸加深和脉搏加快。严重者可发生陈-施(Cheyne-Stokes)呼吸、瞳孔反射及角膜反射消失、肢体弛缓、腱反射消失、大小便失禁等症状。出血灶扩展至内囊时,引起对侧肢体偏瘫及感觉消失。出血灶破入侧脑室时,患者发生昏迷,常导致死亡。左侧脑

出血常引起失语,脑桥出血可引起同侧面神经麻痹及对侧上下肢瘫痪。

④视网膜的病变:视网膜中央动脉亦常发生硬化。眼底镜检查可见这些血管迂曲,颜色苍白,反光增强,呈银丝样改变。动、静脉交叉处静脉呈受压现象。严重者视乳头发生水肿,视网膜渗出和出血,患者视物模糊。

(二)恶性高血压

恶性高血压(malignant hypertension)又称为急进型高血压,可由良性高血压恶化而来,或起病即为急进性。多见于青少年,血压显著升高,常超过 230/130 mmHg,病变进展迅速,可发生高血压脑病或较早就出现肾衰竭。

该病特征性病理改变为细动脉坏死(arteriolonecrosis)(纤维素样坏死)和增生性小动脉硬化。主要累及肾,坏死累及动脉内膜和中膜层,并有血浆成分内渗,使管壁极度增厚。HE 染色切片上,受累血管壁呈嗜酸性和折光性,小动脉表现为增生性动脉内膜炎,内膜显著增厚,其内有多数 SMC 增生,并呈向心性排列,形成层状葱皮样病变。SMC 产生大量胶原及蛋白多糖,管腔高度狭窄。肉眼观,肾表面平滑,可见多数出血点,切面可见多数斑点状微梗死灶。脑的细、小动脉亦可发生同样病变,常引起局部缺血、微梗死和脑出血。

临床上患者有严重的高血压,血压值超过 230/130 mmHg。可发生高血压脑病。常有持续蛋白尿、血尿及管型尿。患者多于一年内因尿毒症、脑出血或心力衰竭致死。

第四节 风 湿 病

风湿病(rheumatism)是一种与 A 组乙型溶血性链球菌感染有关的变态反应性疾病。病变主要累及全身结缔组织,呈急性或慢性结缔组织炎症,胶原纤维发生纤维素样坏死。最常累及心脏、关节和血管,以心脏病变最为严重。急性期称为风湿热(rheumatic fever),临床上,除有心脏和关节症状外,常伴有发热、毒血症、皮疹、皮下结节、舞蹈症等症状和体征;血液检查,抗链球菌溶血素 O 抗体滴度增高,血沉加快,白细胞增多。急性期过后常造成轻重不等的心脏病变,特别是心瓣膜的器质性病变,形成慢性心瓣膜病。

本病多始发于 5~14 岁儿童,发病高峰为 6~9 岁,男女无差别。心瓣膜器质性病变常发生于 20~40 岁之间。

风湿病多发生于寒冷地区,热带地区少见。在我国,以东北和华北地区发病较多,是一种常见病。

一、病因和发病机制

风湿病的病因和发病机制尚未完全明了,但其发生与 A 组乙型溶血性链球菌的感染有关。本病多发生于寒冷地区,与链球菌感染盛行地区一致。冬、春季气候寒冷而潮湿,易发生急性扁桃体炎、咽峡炎,从而导致风湿病。广泛应用抗生素不但能预防和治疗咽峡炎、扁桃体炎,也能明显减少风湿病的发生和复发。

风湿病发病机制并不清楚,有以下学说:①链球菌感染学说;②链球菌毒素学说;③变态反应学说;④自身免疫学说,目前较多倾向于此种学说,即链球菌与组织成分之间存在交叉反应,即 M-蛋白与心肌抗原之间(将 M-蛋白注射于动物体内,产生的抗体可与心肌内膜起反应),链球菌多糖与心肌糖蛋白之间,以及链球菌透明质酸与软骨的蛋白多糖复合物之间的交叉反应。在活动性风湿性全心炎患者,免疫荧光检查证明,心肌内有弥漫的免疫球蛋白沉积;心瓣膜(主要在闭锁缘)有 IgG 沉积,然而是否有自身抗体性质尚无定论。总之,体液因素(Ⅲ型超敏反应、自身免疫)、细胞介导免疫及毒素作用都可能参与发病环节。

二、基本病理变化

风湿病根据病变发展过程大致可分为三期。

1. 变质渗出期 变质渗出期是风湿病早期改变,结缔组织纤维发生黏液样变性,可见胶原纤维肿胀,结缔组织基质内蛋白多糖(主要为氨基葡聚糖)增多。继而肿胀的胶原纤维断裂、崩解成无结构的颗粒状物,病灶中有少量浆液和炎性细胞(淋巴细胞、个别中性粒细胞和单核细胞)浸润。此期持续约 1 个月。

2. 增生期 增生期亦称为肉芽肿期(granulomatous phase),其特点是形成具有疾病特征性的风湿性肉芽肿,即 Aschoff 小体(Aschoff body),对本病具有诊断意义。

Aschoff 小体多发生于心肌间质、心内膜下和皮下结缔组织;心外膜、关节和血管等处少见。在心肌间质内者多位于小血管旁,略呈圆形或梭形,其中心部为纤维素样坏死灶,周围有各种细胞成分:①Aschoff细胞:胞质丰富,嗜碱性,核大,呈卵圆形、空泡状。染色质集中于核的中央,核的横切面状似枭眼;纵切面上,染色质状如毛虫。②小体内还有少量淋巴细胞(主要为 T 细胞)和个别中性粒细胞。此期可持续 2~3 个月。

3. 瘢痕期或愈合期 Aschoff 细胞逐渐减少,出现成纤维细胞,产生胶原纤维,并变为纤维细胞。整个小体变为梭形小瘢痕。此期可持续 2~3 个月。

本病病程为 4~6 个月,但常反复发作,因此,新旧病变常同时并存。

三、各器官的病变

(一)风湿性心脏病

风湿病时病变常累及心脏各层,按累及的部位分为以下几种。

1. 风湿性心内膜炎 风湿性心内膜炎(rheumatic endocarditis)常侵犯心瓣膜,其中二尖瓣最常被累及,其次为二尖瓣和主动脉瓣同时受累。三尖瓣和肺动脉瓣一般不被累及。腱索和左心房壁内膜有时也可被侵犯。

病变早期表现为浆液性心内膜炎,瓣膜肿胀、透亮。镜下观,瓣膜因浆液性渗出物而变得疏松,伴有巨噬细胞的游入,胶原纤维发生纤维素样坏死。其后,坏死灶周围出现 Aschoff 细胞,严重病例可有 Aschoff 小体形成。几周后,在瓣膜闭锁缘上有单行排列的,直径为 1~2 mm 的疣状赘生物(简称疣赘物)。此种心内膜炎又称为疣状心内膜炎(verrucous endocarditis)。这些疣赘物呈灰白色半透明状,附着牢固,一般不易脱落。镜下观,疣赘物为由血小板和纤维素构成的白色血栓。

病变后期,心内膜下病灶发生纤维化,疣赘物亦发生机化。由于风湿病常反复发作,瘢痕形成越来越多。心壁内膜可增厚、粗糙和皱缩,尤以左心房后壁更为显著,称为 McCallum 斑(McCallum's patch)。

心瓣膜由于病变反复发作和机化,大量结缔组织增生,致使瓣膜增厚、卷曲、缩短以及钙化,瓣叶之间可发生粘连和纤维性愈着,腱索增粗和缩短,终致形成慢性心瓣膜病。

2. 风湿性心肌炎 风湿性心肌炎(rheumatic myocarditis)主要累及心肌间质结缔组织。心肌小动脉近旁的结缔组织发生纤维素样坏死,继而形成 Aschoff 小体。Aschoff 小体呈弥漫性或局限性分布,大小不一,多呈梭形,最常见于左心室后壁、室间隔、左心房及左心耳等处。后期,小体发生纤维化,形成梭形小瘢痕。儿童渗出性病变特别明显,心肌间质发生明显水肿及弥漫性炎性细胞浸润。严重者常引起心功能不全。

风湿性心肌炎常可影响心肌收缩力,临床上表现为心搏加快、第一心音低钝,严重者可导致心功能不全。心电图常见 P-R 间期延长,可能是由于病变波及房室结或迷走神经兴奋所致。

3. 风湿性心外膜炎 风湿病时病变主要累及心包脏层,呈浆液性或浆液纤维素性炎症,心外膜结缔组织可发生纤维素样变性。心包腔内可有大量浆液渗出(心包积液)。叩诊心界向左、右扩大;听诊时心音遥远;X 线检查,心脏呈梨形。当有大量纤维蛋白渗出时,心外膜表面的纤维素因心脏的不停搏动而呈绒毛状,称为绒毛心。恢复期,浆液逐渐被吸收,纤维素亦大部分被溶解吸收,少部分发生机化,致使心包的脏、壁两层发生部分粘连,极少数病例可完全愈合,形成缩窄性心包炎(constrictive pericarditis)。

(二)风湿性关节炎

约 75% 风湿热患者早期出现风湿性关节炎(rheumatic arthritis)。常累及大关节,最常见于膝和踝关节,其次是肩、腕、肘等关节。各关节常先后受累,反复发作,局部出现红、肿、热、痛和功能障碍。镜下观,病变主要为浆液性炎,并有少量淋巴细胞和纤维素渗出,有时在关节周围结缔组织内可有少数 Aschoff 小体形成。恢复时,浆液性渗出物被完全吸收,一般不留后遗症。

（三）风湿性动脉炎

风湿性动脉炎（rheumatic arteritis）可发生于冠状动脉、肾动脉、肠系膜动脉、脑动脉、主动脉和肺动脉等。急性期，血管壁发生黏液样变性和纤维素样坏死，伴有炎性细胞浸润，可有 Aschoff 小体形成，并可继发血栓形成。后期，血管壁因瘢痕形成而呈不规则增厚，管腔狭窄。

（四）皮肤病变

1. 环形红斑　为环形或半环形淡红色斑，1～2 日可消退，发生于风湿热的急性期，对急性风湿病有诊断意义。镜下观，红斑处真皮浅层血管充血，血管周围水肿及炎性细胞浸润。

2. 皮下结节　多见于肘、腕、膝、踝关节附近伸侧面皮下，直径 0.5～2 cm，圆形或椭圆形，质地较硬，活动，压之不痛。镜下观，结节中心为大片纤维素样坏死物质，其周围可见增生的成纤维细胞和 Aschoff 细胞呈栅状排列，伴有炎性细胞（主要为淋巴细胞）浸润。数周后，结节逐渐纤维化而变为瘢痕组织。风湿热时，皮下结节并不经常出现，但有诊断意义。

（五）中枢神经系统病变

中枢神经系统病变多见于 5～12 岁儿童，女孩多于男孩。主要病变为风湿性动脉炎，可有神经细胞变性、胶质细胞增生及胶质结节形成。病变主要累及大脑皮质、基底节、丘脑及小脑皮层。当锥体外系受累较重时，患儿出现肢体的不自主运动，称为小舞蹈症（chorea minor）。

第五节　感染性心内膜炎

感染性心内膜炎（infective endocarditis）是指由病原微生物直接侵袭心内膜而引起的炎症性疾病，在心瓣膜表面形成的血栓（疣赘物）中含有病原微生物。引起心内膜感染的因素有：①病原体侵入血流，引起菌血症、败血症或脓毒血症，并侵袭心内膜；②心瓣膜异常，有利于病原微生物的寄居繁殖；③防御机制的抑制，如肿瘤患者使用细胞毒性药物和器官移植患者用免疫抑制剂时。病原微生物包括各种细菌、真菌及立克次体等，以细菌最为多见。

一、急性感染性心内膜炎

急性感染性心内膜炎（acute infective endocarditis）起病急剧，多由毒力较强的化脓菌引起，其中大多为金黄色葡萄球菌，其次为化脓链球菌。通常病原菌先在机体某局部引起化脓性炎症（如化脓性骨髓炎、痈、产褥热等），当机体抵抗力降低时（如肿瘤、心脏手术、免疫抑制等）病原菌则侵入血流，引起败血症并侵犯心内膜。此型心内膜炎多发生在本来正常的心内膜上，多单独侵犯主动脉瓣，或侵犯二尖瓣。

病变早期，瓣膜闭锁缘上可见污秽黄色脓性渗出物覆盖，瓣膜可被破坏，坏死组织脱落后形成溃疡，其底部多有血栓形成。血栓、坏死组织和大量细菌菌落混合在一起，形成疣状赘生物。此种赘生物一般较大，质地松软，呈灰黄色或浅绿色，易脱落而形成带有细菌的栓子，可引起体循环一些器官的梗死和多发性栓塞性小脓肿（脓毒血症）。严重者，可发生瓣膜破裂或穿孔和（或）腱索断裂，可导致急性心瓣膜关闭不全而猝死。镜下，瓣膜溃疡底部组织坏死，有大量中性粒细胞浸润及肉芽组织形成。血栓主要由血小板、纤维素构成，混有坏死组织和大量细菌。

此型心内膜炎病程颇短，患者可在数周至数月死亡。近年来，由于抗生素的广泛应用，死亡率已大大下降。

二、亚急性感染性心内膜炎

亚急性感染性心内膜炎（subacute infective endocarditis）通常由毒力较弱的细菌引起。75% 为草绿色链球菌，此菌为口腔、咽部的正常菌群。在拔牙、扁桃体摘除术时可有一时性菌血症，细菌亦可从感染灶（牙周炎、扁桃体炎）侵入血流。其次为肠球菌、革兰阴性菌、真菌（如白色念珠菌）引起。亚急性感染性心内膜炎常发生于已有病变的瓣膜（如风湿性心内膜炎）或并发于先天性心脏病（如室间隔缺损、法洛四联征等)。行修补术后的瓣膜亦易被感染。此型心内膜炎最常侵犯二尖瓣和主动脉瓣,并可累及其他部位心内膜。

肉眼观,可见在原有病变的瓣膜上形成疣状赘生物。瓣膜呈不同程度增厚、变形,常发生溃疡,其表面可见大小不一、单个或多个息肉状或菜花样疣状赘生物。赘生物为污秽灰黄色,干燥而质脆,易脱落而引起栓塞。病变瓣膜僵硬,常发生钙化。

镜下观,疣状赘生物由血小板、纤维素、细菌菌落、炎性细胞和少量坏死组织构成,瓣膜溃疡底部可见不同程度的肉芽组织增生和淋巴细胞、单核细胞及少量中性粒细胞浸润。

本病的治愈率较高,但瘢痕形成极易造成严重的瓣膜变形和腱索增粗、缩短,导致瓣口狭窄和(或)关闭不全(慢性心瓣膜病)。少数病例可由于瓣膜穿孔或腱索断离而导致致命性急性瓣膜功能不全。

疣状赘生物内的病原菌可侵入血流,引起败血症,患者皮肤、黏膜和眼底常有出血点。脾一般呈中度肿大,镜下,脾单核-巨噬细胞增生,脾窦扩张充血。由于脾功能亢进和草绿色链球菌的轻度溶血作用,患者常有贫血。

瓣膜上的疣状赘生物颇易脱落,进入血流,可引起各器官的栓塞。栓塞最多见于脑动脉,其次为肾及脾动脉,冠状动脉栓塞少见。由于栓子多来自血栓的最外层,不含微生物或者由于病原菌毒力弱,在局部不能存活,因此多引起非感染性梗死。

由于病原菌长期释放抗原入血,可导致免疫复合物形成,伴有补体水平降低。高水平的循环免疫复合物可引起关节炎,指甲下线状出血、紫癜及肾小球肾炎。后者大多为局灶性肾小球肾炎,少数病例为弥漫性增生性肾小球肾炎。皮肤可见红色有压痛的小结节(称为 Osler 结节)。

第六节 心 瓣 膜 病

心瓣膜病是指心瓣膜受到各种致病因素损伤后或先天性发育异常所造成的器质性病变,表现为瓣膜口狭窄和(或)关闭不全。瓣膜关闭不全和瓣膜口狭窄可单独发生,但通常两者合并存在。病变可累及一个瓣膜,或两个以上瓣膜同时或先后受累(联合瓣膜病)。瓣膜病早期,由于心脏的代偿功能可克服一些瓣膜病变的危害,后期由于心脏失代偿最终导致心功能不全,引起全身血液循环障碍。

瓣膜关闭不全是指心瓣膜关闭时不能完全闭合,使一部分血流反流。瓣膜关闭不全是由于瓣膜增厚、变硬、卷曲、缩短,或由于瓣膜破裂和穿孔,亦可因腱索增粗、缩短和与瓣膜粘连而引起。

瓣膜口狭窄是指瓣膜口在开放时不能充分张开,造成血流通过障碍。主要由于瓣膜炎症修复过程中相邻瓣膜之间(近瓣联合处)互相粘连、瓣膜纤维性增厚、弹性减弱或丧失、瓣膜环硬化和缩窄等引起。

一、二尖瓣狭窄

二尖瓣狭窄(mitral stenosis)大多由风湿性心内膜炎所致,少数可由感染性心内膜炎引起。正常成人二尖瓣口面积约 5 cm²,可通过两个手指。当瓣膜口狭窄时,轻者,瓣膜轻度增厚,形如隔膜,重者,瓣膜极度增厚,瓣口形如鱼口。瓣口面积可缩小到 1~2 cm²,甚至 0.5 cm²,或仅能通过医用探针。

血流动力学和心脏变化:早期,左心房发生代偿性扩张和肥大。由于二尖瓣口狭窄,舒张期时血液从左心房注入左心室受到障碍,以致舒张末期仍有部分血液滞留于左心房内,加上来自肺静脉的血液,致左心房内血容量比正常增多。此时,心肌纤维拉长以加强收缩力,心腔扩大以容纳更多血液,这种心腔扩大称为代偿性扩张。随着左心房心肌负荷增加,导致其代偿性肥大。后期,左心房代偿失调,心房收缩力减弱而呈高度扩张(肌源性扩张)。此时,左心房血液在舒张期时不能充分排入左心室。由于左心房内血液淤积,肺静脉回流受阻,引起肺淤血、肺水肿或漏出性出血。由于肺静脉血压升高,通过神经反射引起肺内小动脉收缩,使肺动脉血压升高。由于长期肺动脉压升高,导致右心室代偿性肥大,心肌纤维增粗。以后,右心室发生心肌劳损,出现肌源性扩张。继而右心房淤血。当右心室高度扩张时,右心室瓣膜环随之扩大,可出现三尖瓣相对性关闭不全。收缩期,一部分血液自右心室回流至右心房,加重右心房的血液淤积,引起体循环淤血。二尖瓣口狭窄时,左心室内流入血量减少,心室腔一般无明显变化。当狭窄非常严重时,左心室可出现轻度缩小。

临床表现:二尖瓣口狭窄,听诊时在心尖区可闻及隆隆样舒张期杂音。X线检查,显示左心房增大。左心房血液出现涡流,易于继发附壁血栓,多见于左心房后壁及左心耳内。血栓脱落后可引起栓塞。由于肺淤血、水肿及漏出性出血,肺内气体交换受到影响,患者常咳出带血的泡沫痰,出现呼吸困难、发绀。患者常出现面颊潮红(二尖瓣面容)。右心衰竭时,体循环淤血,出现颈静脉怒张,各器官淤血水肿,肝淤血肿大,下肢水肿,浆膜腔积液。晚期左心室缩小,X线显示为"梨形心"。

二、二尖瓣关闭不全

二尖瓣关闭不全(mitral insufficiency)也常是风湿性心内膜炎的后果,也可由亚急性感染性心内膜炎等引起。

血流动力学、心脏变化及临床表现:二尖瓣关闭不全时,在心收缩期,左心室一部分血液通过关闭不全的二尖瓣口反流到左心房内,加上肺静脉输入的血液,左心房血容量较正常增加,压力升高。久之,左心房代偿性肥大。在心舒张期,大量的血液涌入左心室,使左心室因收缩加强而发生代偿性肥大。以后,左心室和左心房均可发生代偿失调(左心衰竭),从而依次出现肺淤血、肺动脉高压、右心室和右心房代偿性肥大、右心衰竭及体循环淤血。二尖瓣关闭不全与二尖瓣口狭窄相比,除瓣膜的变化不同外,还有左心室代偿性肥大和失代偿后出现的肌源性扩张。X线检查,左心室肥大,听诊时心尖区可闻及吹风样收缩期杂音,其他血液循环变化与二尖瓣口狭窄的相同。后期,瓣膜口狭窄和关闭不全常合并发生。左心房、肺循环、右心及大循环的变化与前述相同,而左心室的增大随着二尖瓣关闭不全的严重程度而愈趋明显。

三、主动脉瓣关闭不全

主动脉瓣关闭不全(aortic insufficiency)主要由风湿性主动脉瓣膜炎造成,也可由感染性主动脉瓣膜炎,以及主动脉粥样硬化和梅毒性主动脉炎等累及主动脉瓣膜引起。此外,梅毒性主动脉炎、类风湿性主动脉炎及Marfan综合征均可引起瓣膜环扩大而造成相对性主动脉瓣关闭不全。

血流动力学及心脏变化:由于瓣膜口关闭不全,在心舒张期,主动脉部分血液反流至左心室,使左心室因血容量比正常增加而逐渐发生代偿性肥大。久之,发生失代偿性肌源性扩张,依次引起肺淤血、肺动脉高压、右心肥大、右心衰竭、体循环淤血。

临床表现:主动脉关闭不全,听诊时,在主动脉瓣区可闻舒张期杂音。由于舒张期主动脉部分血液反流,舒张压下降,故脉压增大。患者可出现水冲脉、血管枪击音及毛细血管搏动现象。由于舒张压降低,冠状动脉供血不足,有时可出现心绞痛。

四、主动脉瓣狭窄

主动脉瓣狭窄(aortic stenosis)主要是慢性风湿性主动脉瓣膜炎的后果,常与风湿性二尖瓣病变合并发生。少数由于先天性发育异常,或动脉粥样硬化引起主动脉瓣钙化所致。

血流动力学及心脏变化:心收缩期,左心室血液排出受阻,久之,左心室出现代偿性肥大,左心室壁肥厚,但心腔不扩张(向心性肥大)。后期,左心室代偿失调而出现肌源性扩张,左心室血量增加,继之出现左心房淤血。久之,左心房衰竭,引起肺循环、右心功能和体循环障碍。

临床表现:X线检查,心脏呈靴形,并向左、向下扩大,向后转位,这是由于其主要病变为左心室肥大。听诊时,主动脉瓣听诊区可闻及吹风样收缩期杂音。严重狭窄者,心输出量极度减少,血压降低,内脏特别是冠状动脉供血不足。晚期常出现左心衰竭,引起肺淤血。

第七节 心肌病和心肌炎

一、心肌病

心肌病是指心肌病变伴心功能不全。原因不明非继发于全身或其他器官系统疾病的心肌原发性损害定名为原发性心肌病。它是非风湿性、非高血压性、非冠状动脉性心肌结构和功能的病理改变。相反,若心肌病变与已知病因有关,或继发或伴发于某种全身性疾病时,则称为继发性心肌病。原发性心肌病较少见,但分布于世界各地。本节主要介绍原发性心肌病。

1980 年 WHO 将原发性心肌病分为三型。

（一）扩张性心肌病

扩张性(充血性)心肌病是原因不明的各种心肌疾病的最后结局,以心腔高度扩张和明显的心搏出力降低(心力衰竭)为特征。大多数病例可查出抗心内膜的自身抗体,其发病学意义尚不清楚。发病年龄为20～50 岁,男多于女。患者多因两侧心力衰竭而就医。多数患者常因心力衰竭进行性加重而死亡或因心律失常而发生猝死。

肉眼观,典型变化是两侧心室肥大,四个心腔扩张,心尖部变薄呈钝圆形(离心性肥大),状如牛心。重量比正常增加 25％～50％(心重 400～750g),由于心腔扩张,左心室壁厚度多在正常范围内;右心室壁常轻度增厚。心内膜纤维化在儿童患者较为明显,常伴有心内膜纤维弹性组织增生症。附壁血栓机化后可导致斑块状心内膜纤维化。由于左、右心室扩张,瓣环扩大,可导致二尖瓣及三尖瓣关闭不全。

镜下观,心肌细胞通常显示肥大和不同程度的伸长及肌浆变性,失去收缩成分。肥大的心肌细胞由于整个细胞的伸长,其横径多在正常范围,但其核大、浓染。心肌间质纤维化是此型心肌病最常见的变化,可见到血管周围和心肌细胞周围纤细的胶原纤维束,或致密的代替性纤维化灶。间质性纤维化通常以左心室心内膜、心肌为重。心内膜纤维化通常较轻,但附壁血栓处纤维化明显。有些病例可见间质淋巴细胞浸润灶伴有心肌细胞变性和坏死。

（二）肥厚性心肌病

肥厚性心肌病(hypertrophic cardiomyopathy)的特点是左心室显著肥厚,室间隔不匀称增厚。临床表现为不同程度的心室排空受阻而非充盈受限。根据左心室流出道有无梗阻现象可将其分为梗阻性和非梗阻性两型。右心室流出道或两心室流出道均受阻者少见。常导致猝死,亦可并发感染性心内膜炎。肥厚性心肌病常有家族史。约 50％有基因变化,多为常染色体显性遗传。

肉眼观,两侧心室显著肥大,心脏重量增加,为正常平均心重的 1～2 倍(成人患者平均心重 582g,少数可达 1000g)。绝大多数病例的室间隔厚度大于左室游离壁,肥厚可为局限性,可累及心肌底部(主动脉瓣下)、室间隔中部或心尖区。收缩期二尖瓣向前移动与室间隔接触的结果,可导致二尖瓣增厚和主动脉瓣下心内膜纤维化。在心力衰竭发生之前,左心室一般不扩张。

镜下观,心肌细胞显著肥大,核大而浓染。核周有亮区包围,组织化学染色证明为糖原堆积,具有一定的诊断意义。心肌细胞排列紊乱较其他型心肌病为甚,而且常呈旋涡状或缠绕呈簇状排列,细胞内肌原纤维不呈平行排列,而是向各个方向、互相交错排列。常有间质纤维化灶形成,但以内膜纤维化,尤其位于主动脉瓣下区的内膜纤维化为突出。位于肥厚的室间隔内的冠状动脉分支管壁常有增厚现象。

（三）限制性心肌病

限制性心肌病(restrictive cardiomyopathy)是以心室充盈受限制为特点。典型病变为心室内膜和内膜下心肌进行性纤维化,导致心室壁顺应性降低,心腔狭窄,是目前了解最少的一种少见的心肌病。

肉眼观,右心室内膜纤维化,尤以心尖部为明显,内膜增厚 2～3 mm,灰白色,表面可有血栓形成。心尖部内膜纤维性增厚向上蔓延,可将乳头肌、肉柱埋陷在内,腱索变粗,缩短,可导致三瓣关闭不全。左心室内膜纤维化主要在流入道或心尖部,表面亦可有血栓形成。当二尖瓣后瓣叶与左心室后壁粘连时,引起二尖瓣关闭不全。

镜下观,可见增厚的内膜主要为致密的玻璃样变性的胶原纤维,可有钙化。表面可见陈旧的附壁血栓。心内膜下心肌常见萎缩、变性改变。

二、心肌炎

心肌炎(myocarditis)是指由各种原因引起的心肌的局限性或弥漫性炎症。引起心肌炎的原因很多,诸如病毒、细菌、真菌、寄生虫、免疫反应,以及物理、化学因素等均可引起心肌炎。心肌炎的分类颇不一致,根据病因将其常见类型分述如下。

(一)病毒性心肌炎

病毒性心肌炎(viral myocarditis)较为常见,是由亲心肌病毒引起的原发性心肌炎症,常累及心包,引起心包心肌炎。事实上,所谓特发性心肌炎极可能是因病毒感染引起。

1.病因 可引起心肌炎的病毒种类颇多,其中最常见的是柯萨奇病毒、ECHO病毒(即人肠孤病毒)、风疹病毒、流行性感冒病毒、腮腺炎病毒等。由于在妊娠最初3个月内感染柯萨奇病毒和风疹病毒时可引起胎儿的先天性心脏畸形,因此,这两种病毒占有特别重要的地位。人类的心肌炎以柯萨奇病毒B组感染最为常见。

2.病变 本病病变依患者年龄不同而有所不同。妊娠最初3个月的胎儿感染风疹病毒时,可引起心内膜下心肌的无反应性心肌细胞坏死。在妊娠后期,胎儿感染柯萨奇病毒时则可引起全心炎,大多伴有纤维弹性组织增生。初生儿的病毒性心肌炎可见到心肌细胞坏死及粒细胞浸润。其后,代之以巨噬细胞、淋巴细胞、浆细胞浸润及肉芽组织形成。在成人,多累及心房后壁、室间隔及心尖区,有时可累及传导系统。镜下观,主要病变为坏死性心肌炎。晚期,可见到明显的心肌间质纤维化,伴有代偿性心肌肥大及心腔扩张(充血性心肌病)。

(二)细菌性心肌炎

细菌性心肌炎(bacterial myocarditis)可由细菌直接感染,或细菌产生的毒素对心肌的作用,或细菌产物所致的变态反应而引起。

1.心肌脓肿 常由化脓菌引起,如葡萄球菌、链球菌、肺炎双球菌、脑膜炎双球菌等。化脓菌来源于脓毒败血症时的转移性细菌菌落,或来自细菌性心内膜炎时的化脓性血栓栓子。肉眼观,心脏表面及切面可见多发性黄色小脓肿,周围有充血带。镜下观,脓肿内心肌细胞坏死液化,脓腔内有大量脓细胞及数量不等的细菌集落。脓肿周围心肌有不同程度的变性、坏死,间质内有中性粒细胞及单核细胞浸润。

2.白喉性心肌炎 白喉性心肌炎是由白喉杆菌引起的,一方面可阻断心肌细胞核蛋白体的蛋白质合成,另一方面可阻断肉碱介导的长链脂肪酸运入线粒体,导致心肌细胞脂肪变性和坏死。镜下观,可见灶状心肌变性坏死,心肌细胞出现嗜酸性变、肌浆凝聚、脂肪变性及肌浆溶解。病灶内可见淋巴细胞、单核细胞及少数中性粒细胞浸润。病灶多见于右心室壁,愈合后形成细网状小瘢痕。有的病例出现弥漫性心肌坏死,可导致心性猝死。

3.非特异性心肌炎 在上呼吸道链球菌感染(急性咽峡炎、扁桃体炎)及猩红热时,可并发急性非风湿性心肌炎。其发病机制尚未明了,可能是由链球菌毒素引起。病变是间质性心肌炎。镜下,心肌间质结缔组织内及小血管周围有淋巴细胞、单核细胞浸润,心肌细胞有程度不等的变性、坏死。

 要点总结与考点提示

1.动脉粥样硬化的基本病变及其发生、发展过程。

2.人体主要大中型动脉发生动脉粥样硬化后对机体的影响。

3.冠状动脉粥样硬化性心脏病的概念、类型和临床病理联系。

案例分析

患者,男,58岁,身高1.72 m,体重80 kg,有胸闷、心慌史5年,劳累后发作,休息后症状减轻。三日前,患者从菜场买菜回家爬到五楼,突感胸前区疼痛不适,有窒息感,面色苍白,大汗淋漓,家人急拨"120"急救中心,在送往医院途中心跳、呼吸停止,到医院后证实死亡。

思考题:

(1)患者为什么会发生胸闷和心慌?

(2)根据临床表现,分析患者可能的死亡原因。

思考题

1.简述动脉粥样硬化的概念及其基本病变。

2.简述心肌梗死的概念、类型及其并发症。

3.简述原发性高血压内脏病变期各主要脏器的病理变化和临床表现。

4.简述风湿性心脏病的类型、基本病变及其临床病理联系。

(杨 鑫)

第十二章

心力衰竭

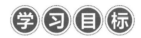

1.熟悉心力衰竭的原因、诱因与分类。

2.掌握心力衰竭时机体的代偿活动。

3.掌握心力衰竭的发病机制。

4.熟悉心力衰竭临床表现的病理生理基础。

5.了解心力衰竭防治的病理生理基础。

心脏的收缩、舒张功能在各种致病因素作用下出现障碍,使心输出量相对或绝对减少,以致不能满足组织代谢需要的病理生理过程称为心力衰竭(heart failure),简称心衰。心力衰竭与心功能不全没有本质上的区别,只是在程度上不同而以,心功能不全包括心脏泵血功能受损后的代偿阶段直至失代偿阶段整个过程,而心力衰竭则是指心功能不全的失代偿阶段,患者出现明显的症状和体征。

第一节 心力衰竭的原因、诱因与分类

一、原因

多种心血管疾病发展到终末阶段的共同结果是引起心力衰竭,主要原因是心肌受损和心脏负荷过重。

(一)心肌受损

常见于心肌炎、心肌病、心肌纤维化等引起的心肌病变,使心肌细胞变性、坏死,甚至组织纤维化。而冠心病、严重的贫血导致的心肌缺血,维生素 B1 缺乏引起的能量代谢障碍,心肌梗死等则使心肌的结构出现异常。除此以外某些药物和酒精亦可以损害心肌的结构和代谢。

(二)心脏负荷过重

心脏负荷过重包括前负荷过重和后负荷过重。

1.前负荷(容量负荷)过重 前负荷过重是指心肌收缩之前所承受的负荷,即心室舒张末期充盈量过大。常见于瓣膜(房室瓣、动脉瓣)关闭不全、房室间隔缺损、甲状腺功能亢进、严重的贫血、维生素 B1 缺乏症及动-静脉瘘所致的循环加快及回心血量增加等。

2.后负荷(压力负荷)过重 后负荷过重是指心肌收缩时所承受的负荷,即动脉血压过高。左心室后负荷过重主要见于高血压、主动脉狭窄、主动脉瓣狭窄等;右心室后负荷过重的常见原因有肺动脉高压、肺动脉瓣狭窄、肺源性心脏病等。目前,冠心病和高血压已成为引起心力衰竭的主要原因。

二、诱因

临床上有 90％以上的心力衰竭都有诱因存在。凡是能使心肌耗氧增加或供血供氧减少的因素都可能是心力衰竭的诱因。常见的诱因有如下几种。

(一)感染

感染是心力衰竭最常见的诱因,例如泌尿系统感染、心内膜感染,尤其是呼吸道感染。感染可引起发

热,交感神经兴奋,代谢率升高,耗氧量增加;心率加快舒张期将缩短,使心肌供血供氧减少;致病微生物及其产物对心肌收缩的抑制作用等,都可能加重心脏负荷。

(二)心律失常

心律失常分为快速型心律失常和缓慢型心律失常。快速型心律失常时,心肌耗氧量增加、舒张期缩短导致心室充盈不足、冠脉供血减少、心肌缺血均可诱发和加重心力衰竭,如室上性心动过速、心房扑动等。而缓慢型心律失常时,每搏心输出量的增加不能弥补心率减少,造成心输出量降低,也可诱发心力衰竭的发生,如高度房室传导阻滞等。

(三)水、电解质和酸碱平衡紊乱

过快或过量输液可加重心脏前负荷,高血钾或低血钾均可改变心肌的电生理特性,酸中毒时干扰钙离子的转运从而抑制心肌的收缩性等都可能导致心律失常而诱发心力衰竭。

(四)其他诱因

除上述常见的诱因以外,气温变化、过度劳累、妊娠、分娩、情绪过分激动、手术、严重贫血、风湿活动、洋地黄中毒等因素均可诱发心力衰竭。

三、分类

心力衰竭分类方法很多,常见的如下:

(一)据发生的部位不同分为左心衰竭、右心衰竭和全心衰竭

1. 左心衰竭 左心衰竭是指因左心室负荷过重或损伤导致泵血功能下降而引起的心力衰竭。常见于二尖瓣狭窄伴关闭不全、高血压病、冠心病、主动脉瓣膜病等。左心室泵血功能下降,致使左心房压力增高,静脉回流的阻力增加,临床表现为肺循环淤血、肺水肿等。

2. 右心衰竭 右心衰竭是指因右心室后负荷加重,致使体循环回流的血液不能充分输送至肺循环而发生的心力衰竭。常见于肺动脉高压、慢性阻塞性肺病、肺动脉瓣狭窄、肺栓塞或法洛四联征和房室间隔缺损等先天性心脏病等。临床表现为体循环淤血,静脉压升高,下肢以及全身水肿等。

3. 全心衰竭 全心衰竭是指左、右心室先后或同时发生衰竭。常见于一侧心衰逐渐发展波及另一侧演变而来,如左心衰竭导致的肺循环阻力增加使右心室负荷加重而发生右心衰竭。也可见于病变同时侵犯左、右心室,如风湿性心肌炎、心肌病、严重的贫血等。临床兼有肺循环淤血和体循环淤血的症状。

(二)据发生速度不同分为急性心力衰竭和慢性心力衰竭

1. 急性心力衰竭 起病急,发展迅速,心输出量急剧下降,心功能常来不及代偿。常见于急性心肌梗死、严重的心肌炎等。

2. 慢性心力衰竭 起病缓慢,病程长,机体有充分的时间代偿。因常伴有水钠潴留,血容量增加,静脉淤血,又称为充血性心力衰竭。临床常见于高血压、肺动脉高压及心瓣膜病等。

(三)据心输出量高低不同分为高输出量心力衰竭和低输出量心力衰竭

1. 高输出量心力衰竭 高输出量心力衰竭是指心输出量绝对值虽较衰竭前有所降低,但仍高于或等于正常水平,心脏负荷显著加大,供氧相对不足,能量消耗过多而导致的心力衰竭。主要见于甲状腺功能亢进、妊娠、严重贫血、维生素 B1 缺乏及动-静脉瘘等情况。

2. 低输出量心力衰竭 低输出量心力衰竭是指心输出量低于正常水平的心力衰竭。主要见于心肌病变、心瓣膜病、高血压病、冠心病等引起的心力衰竭。

第二节 心力衰竭时机体的代偿

心脏负荷过重或心肌受损时,机体要经历一系列的代偿活动,才能使心输出量得以补偿。当病变继续加重,通过代偿不能使心输出量满足机体代谢需要时,才不可避免的出现心力衰竭。机体的代偿活动主要

有:心肌代偿反应和心外代偿反应。

一、心肌代偿反应

心力衰竭时心脏可在短时间内动员起来的代偿活动有心率加快、心脏紧张源性扩张、心肌收缩性增强,而心肌肥大则是长期负荷过重导致的心肌形态结构变化的一种综合性代偿。

(一)心率加快

心率加快是心脏出现最早、最有效的代偿方式。当心输出量减少引起动脉血压降低,对压力感受器的刺激减弱,反射性地使心交感神经兴奋性增强,心率加快;心肌收缩力减弱,泵血减少,致心房和腔静脉压力升高时,使迷走神经抑制交感神经兴奋,心率也会加快。如伴有缺氧,可通过兴奋化学感受器途径使心率加快。在一定范围内的心率加快可提高心输出量和舒张压,有利于冠状动脉的血液灌流及血压的相对稳定。若心率过快(>180 次/分)心肌耗氧量增加,心动周期大为缩短,舒张期尤为明显,心室充盈量减少,均会使心输出量减少,从而失去代偿意义。

(二)心脏紧张源性扩张

根据 Frank-Starling 定律,在一定范围内心肌收缩能力随心肌前负荷的增加而增大。左心室舒张末期充盈压在 0~6 mmHg,肌小节的长度是 1.7~1.9 μm,当回心血量增加,舒张末期充盈压增高,肌小节长度达到 2.2 μm 时,粗、细肌丝处于最佳重叠状态,产生的收缩力最大。心力衰竭时,搏出量降低,而静脉回心血量不变,势必造成心室舒张末期容积增加,前负荷增大,心肌纤维被拉长(长度在 1.7~2.2 μm 的范围内),心肌收缩力增大,搏出量代偿性增加,像这种伴有心肌收缩力增强的心腔扩大称为心脏紧张源性扩张,是急性心力衰竭时的一种重要代偿方式。但是它的代偿能力也是有限的,若心腔过度扩张使肌节长度超过 2.2 μm,其收缩力反而减弱,这种不伴有收缩力增强的心腔扩张,则称为肌源性扩张,从而丧失代偿意义。

(三)心肌收缩性增强

心肌收缩性是指心肌不依赖于前负荷与后负荷而改变其力学活动的内在特性。凡能影响心肌细胞兴奋-收缩耦联的各个环节都可能影响心肌的收缩能力。心功能受损时,交感-肾上腺髓质系统兴奋,儿茶酚胺分泌增加,激活 β 肾上腺素受体,通过 cAMP 转导途径及钙触发钙释放机制使细胞内钙离子浓度升高,心肌收缩力增强。

(四)心肌肥大

心肌肥大又称心室肥厚,是心室在长期容量和压力负荷增加下导致的心肌细胞直径变粗、长度变长、体积增大、重量增加。心肌肥大对维持心输出量的相对稳定和心力储备的增加具有重要的意义,是一种持久而有效的代偿方式。按照超负荷原因和心肌反映形式的不同,心肌肥大分为如下两种形式。

1. 向心性肥大 由于心脏长期承受过度的压力负荷,收缩期室壁张力持续增加,心肌肌节呈并联性增生,心肌细胞变粗,心室壁显著增厚而心腔容积无明显变化或减小,室壁厚度与心腔半径之比增大,主要见于高血压性心脏病、主动脉狭窄。

2. 离心性肥大 由于心脏长期承受过度的容量负荷,舒张期室壁张力持续增加,心肌肌节呈串联性增生,心肌纤维被拉长,心腔容积显著增大,使收缩期室壁应力增大,进而刺激肌节发生并联性增生,室壁有所增厚,室壁厚度与心腔半径之比基本保持正常,主要见于二尖瓣或主动脉瓣关闭不全。

向心性肥大和离心性肥大是慢性心力衰竭时极为重要的代偿方式和对室壁应力增加产生的适应性变化。心肌肥大时单位重量心肌的舒缩性能降低,而整颗心脏的重量和收缩力是增加的,这样有助于维持心输出量,从而满足机体的需要。此外,心肌肥大时室壁增厚,张力降低,使心肌的耗氧量减少,均有助于减轻心脏负担。但是,心肌肥大的代偿作用是有一定限度的,过度肥大必将使心肌出现不同程度的舒缩能力减弱、缺血、缺氧、能量代谢障碍等,终将使心功能由代偿阶段发展为失代偿阶段。

二、心外代偿反应

心力衰竭时,在神经-体液调节机制的作用下,除心脏本身发生功能和结构的代偿外,机体还可以启动心外的代偿机制,主要通过在一定范围内增加血容量、血流重新分布、红细胞增多和组织细胞利用氧的能力增加等途径实现,从而来改善因心输出量下降而致的组织的供血供氧。

（一）增加血容量

增加血容量是慢性心力衰竭的主要代偿方式之一。血容量增加的主要机制是心力衰竭时有效循环血量和心输出量的减少,使交感神经兴奋,肾血管收缩,血流量下降,近端小管对钠、水的重吸收增加,而肾素-血管紧张素-醛固酮系统的激活使远端小管和集合管对水、钠的重吸收也增加。随着钠的重吸收增多,ADH 的合成和分泌增加、灭活减少,远端小管和集合管对水的重吸收增多,而 PGE_2 和心房钠尿肽的合成、分泌减少,导致水钠潴留。

（二）血流重新分布

心力衰竭时,交感-肾上腺髓质系统兴奋,皮肤、腹腔内脏等器官的血管收缩,血流量减少,而心、脑血流量不变或略增加,引起全身血流重新分布。这样既能保证重要脏器的血液供应又能防止血压下降。若外周器官血管长期收缩,供血不足,一方面导致该脏器缺血缺氧,功能减退,另一方面也会导致心脏后负荷增大而使心输出量减少。

（三）红细胞增多

心力衰竭时,体循环淤血和血流速度减慢,以及肺循环淤血和肺水肿等都可能引起乏氧性缺氧。机体可通过肝、脾器官血管的收缩使储存血量转化为循环血量来增加红细胞的数量,而当肾氧供不足时,肾间质细胞合成和分泌促红细胞生成素增加,促进骨髓造血,使红细胞、血红蛋白产生增多,进而提高血液的携氧能力,纠正机体缺氧。但是当红细胞过多时又会导致血液黏度增大,加重心脏负荷。

（四）组织利用氧的能力增加

心力衰竭时,心输出量下降导致周围组织的供氧减少,组织细胞将发生一系列结构、功能与代谢上的改变。例如:慢性缺氧时细胞内线粒体数量增多,表面积增大,氧化还原酶活性增强等,可增强组织利用氧的能力;肌肉中的肌红蛋白含量增加,可提高肌肉组织对氧的储存和利用能力;细胞内磷酸果糖激酶活性增强,可使细胞从糖酵解中获得更多的能量补充。所有这些改变都使细胞利用氧的能力增强,以克服氧供应不足对机体带来的不利影响。

第三节　心力衰竭的发生机制

心力衰竭的本质是心肌舒缩功能障碍。目前认为心力衰竭的发生机制主要是心肌收缩性减弱,心室舒张功能异常等机制共同作用的结果。

一、心肌收缩性减弱

绝大多数心力衰竭都是心肌收缩性减弱所致。心肌收缩性减弱可因心肌结构破坏、心肌能量代谢障碍和心肌兴奋-收缩耦联障碍等因素引起。

（一）心肌结构破坏

当心肌细胞受到严重的缺血、缺氧、感染、中毒等损伤性因素作用时,溶酶体破裂,蛋白水解酶释放,引起细胞自溶以致坏死,常见的原因是急性心肌梗死。梗死病灶缺血区中心的细胞以坏死为主,而边缘区的细胞可发生凋亡。代偿期的细胞凋亡将导致心肌肥厚与后负荷不相适应,使室壁应力增大促使凋亡进一步加重。失代偿期的细胞凋亡和坏死则导致室壁变薄,心室进行性扩大是心力衰竭的突出表现。大量心肌细胞变性、坏死、凋亡,使心肌收缩蛋白大量破坏,从而导致心肌收缩性减弱。

（二）心肌能量代谢障碍

心肌的能量代谢过程包括能量的生成、储存和利用三个阶段,其中任何一个环节发生障碍,都可能导致心肌收缩性减弱。心肌细胞能利用多种能源物质（如脂肪酸、葡萄糖等）产生能量,并以 ATP 和磷酸肌酸的形式储存,两者可以相互转化。冠心病、休克、严重贫血引起的心肌缺血、缺氧或维生素 B1 缺乏均可导致心肌细胞有氧氧化障碍,生成的能量不足。当心肌肥大进展到后期磷酸肌酸激酶活性降低时,储能形式的磷酸肌酸含量逐渐减少,造成能量储备不足;心肌只能直接利用 ATP 储存的能量,因此 ATP 酶活性降低,利用 ATP 功能障碍,不能顺利地将 ATP 的化学能转变为心肌收缩的机械能,将导致心肌收缩性降低。

（三）心肌兴奋-收缩耦联障碍

Ca^{2+} 在将心肌兴奋的电信号转化为心肌收缩的机械活动中起到了关键性作用。因此任何影响 Ca^{2+} 转运、分布的因素都会使心肌兴奋-收缩耦联障碍。常见的 Ca^{2+} 转运异常有肌浆网 Ca^{2+} 转运功能障碍、细胞外液中 Ca^{2+} 内流障碍、Ca^{2+} 与肌钙蛋白结合障碍等。诱发因素有心肌过度肥大、心肌缺氧或酸中毒等。

二、心室舒张功能异常

心室舒张功能和顺应性是保证心室有足够血液充盈的基本因素。舒张功能异常时,心室充盈量减少,心输出量必然减少。例如心肌缺血、严重贫血造成的心肌能量不足,Ca^{2+} 分布异常导致的心肌舒张能力降低等。心肌肥大、心肌炎、心肌纤维化及心包填塞,可造成心室壁增厚、纤维组织增多,使心室的顺应性降低。据统计,舒张性心力衰竭的发生率约占全部心力衰竭的 30%,尤其在老年患者中发病率较高。

第四节　心力衰竭的临床表现

心力衰竭时由于水钠潴留及舒张末期心室内压升高,患者在临床上有多种表现,主要以肺循环淤血、体循环淤血、心输出量不足为特征,表现为相应的症候群。

一、肺循环淤血

肺循环淤血主要是由左心衰竭引起的。左心衰竭时,肺静脉回流障碍,肺内毛细血管压力升高,引起肺淤血,肺淤血严重时,可出现肺水肿。临床上表现为各种形式的呼吸困难。

（一）劳力性呼吸困难

劳力性呼吸困难指轻度心力衰竭的患者,伴随体力活动而出现的呼吸困难,休息后可减轻或消失。其机制是:①体力活动时,心率加快,舒张期缩短,冠脉血流量不足,造成心肌缺血缺氧,使心力衰竭病情加重;②体力活动时,四肢血流量增加,回心血液量增多,肺淤血程度加重;③体力活动时,机体耗氧量增加,但衰竭的左心室不能相应提高心输出量,使机体缺氧加重,病情加剧。

（二）端坐呼吸

心力衰竭患者平卧时呼吸困难加重,被迫采取端坐或半卧体位以减轻呼吸困难的程度,称为端坐呼吸。它在一定程度上可缓解肺淤血及肺水肿,其发生机制是:①端坐位时,下肢血液因重力作用回流减少,使肺淤血减轻;②端坐位时,膈肌因重力作用下移,胸腔容积加大,有利于胸廓和肺的扩张,使呼吸状况改善。③端坐位可减少下肢水肿液的吸收,使血容量降低,减轻肺淤血。

（三）夜间阵发性呼吸困难

患者夜间熟睡后,突感胸闷、气急而惊醒,被迫坐起,咳喘后有所缓解,称为夜间阵发性呼吸困难。如气急伴有哮鸣音,则称为心性哮喘。其发生机制有:①患者平卧位睡眠时,体循环静脉血液回流量增加,加重肺淤血;②入睡后迷走神经紧张性增高,小支气管收缩,通气阻力加大;③熟睡时呼吸中枢兴奋性降低,呼吸浅慢,只有当肺淤血使动脉血氧分压下降到一定程度时,才刺激呼吸中枢,引起患者突然发作的呼吸困难。

二、体循环淤血

体循环淤血见于右心衰竭或全心衰竭时体循环静脉系统过度充盈。临床主要表现为静脉淤血和静脉压升高,内脏器官发生充血、水肿及功能代谢降低。

(一)静脉淤血和静脉压升高

右心衰竭时,右心室舒张末期压力升高,血液回流受阻,大量血液淤积在体循环静脉系统,导致静脉内压升高。临床表现为颈静脉怒张、下肢和内脏淤血、肝颈静脉回流征阳性。

(二)水肿

水肿是右心衰竭以及全心衰竭的主要临床表现之一。心力衰竭时发生的水肿又称为心性水肿。其发生机制是:①心输出量下降时,肾血流量减少,肾小球滤过率降低以及肾素-血管紧张素-醛固酮系统被激活导致水钠潴留;②体循环淤血使毛细血管压升高,组织液生成增多。肝功能障碍导致的低蛋白血症也是导致心性水肿的因素。

(三)肝大和肝功能损害

由于右心房内压力增高,下腔静脉回流受阻,导致肝静脉压升高,肝脏发生淤血、水肿,体积增大,包膜紧张,局部有压痛。长期右心衰竭,肝细胞可发生萎缩、变性、坏死,造成心源性肝硬化,患者同时出现肝功能异常。

三、心输出量不足

心输出量是反映心泵血功能的综合指标,心力衰竭时,心输出量将绝对或相对减少,由此出现血压下降、外周血液灌流不足等一系列表现。

(一)血压下降

慢性心力衰竭时,机体可通过心率加快、外周血管收缩和血容量增多等代偿作用,使动脉血压维持在相对稳定的水平。急性或严重心力衰竭时,由于心输出量锐减,动脉血压随之迅速下降,导致组织、器官血液灌流量严重不足,甚至发生心源性休克。

(二)皮肤苍白或发绀

心力衰竭时,心输出量不足、交感神经兴奋,均可使皮肤血管收缩,血流量减少。患者表现为皮肤苍白、冷汗、温度降低等,如合并缺氧,可出现发绀。

(三)失眠、嗜睡及乏力

中枢神经系统对缺氧十分敏感,当脑供血不足时,脑细胞代谢障碍,导致中枢神经功能紊乱,患者出现头晕、头痛、烦躁、失眠等表现,严重者可发生嗜睡或昏迷。心力衰竭时骨骼肌血流量减少,能量代谢水平降低,肌肉收缩缺乏能量,因而患者表现为疲乏无力。

(四)尿量减少

心力衰竭时,肾血流量减少较为明显,肾小球滤过率降低,而肾小管和集合管对水的重吸收增加,使尿量减少。

第五节　心力衰竭防治的病理生理基础

治疗心力衰竭的模式已从过去的血流动力学、药理学等短期措施,转变为长期的、修复性的策略。具体如下所述。

一、消除诱因、治疗原发病

消除诱因是治疗心力衰竭的一个重要环节。例如合理补液、控制感染、避免劳累和过度紧张等,均可避免心力衰竭程度突然加重。同时还要采取积极措施防治原发疾病,如药物治疗高血压、采用冠脉搭桥或支架来解除冠脉堵塞等。

二、调整神经-体液系统失衡及干预心室重塑

治疗心力衰竭的关键是阻断神经-体液系统的过度激活和心肌重塑。因此,临床上常采用血管紧张素转换酶抑制剂治疗慢性心力衰竭。现已初步证明在应用利尿剂及 ACE 抑制剂的基础上,加用 β 肾上腺素能受体阻滞剂,比单用 ACE 抑制剂更为有效。

三、减轻心脏前、后负荷

对有液体潴留的心力衰竭患者,通过限制钠盐摄入、给予利尿剂排出多余的水分,减少血容量,降低其前负荷,可减轻水肿、淤血等症状,恢复患者的泵血功能。而选用合适的药物,如 ACE 抑制剂,通过降低外周阻力,一方面可降低心脏后负荷,减少心肌耗氧量,另一方面可延长射血时间及加快射血速度,增加心搏出量。

四、改善心肌的收缩和舒张性能

伴有心腔扩大明显、心率过快的收缩功能不全性心力衰竭患者,可选择性应用洋地黄类药物治疗。它可抑制心肌细胞膜上 Na^+-K^+-ATP 酶的活性,导致 Na^+ 外流减少,Na^+-Ca^{2+} 交换增多,细胞内 Ca^{2+} 浓度升高,促进心肌细胞的收缩。

五、改善心肌的能量代谢

心力衰竭患者常因血流速度变慢和肺换气异常造成缺氧。通过吸氧可提高动脉血氧分压和溶解状态的氧量,改善组织的供氧不足。促使心肌能量生成的药物有能量合剂、葡萄糖、氯化钾、肌苷等。

 要点总结与考点提示

1.心力衰竭的原因、诱因和分类。
2.心力衰竭时机体的代偿活动。
3.心力衰竭的发生机制。
4.心力衰竭临床表现的病理生理学基础。

案例分析 ......

患者,男,57 岁。风湿性心脏病史 20 年。近日感冒后出现胸闷、气短、双下肢水肿,夜间不能平卧 6 天。于 2012 年 4 月 12 日入院。

入院查体:T36.2 ℃,P93 次/分,R24 次/分,BP110/80 mmHg,颈静脉怒张,肝颈静脉回流征阳性。平卧时呼吸受限,双肺呼吸音粗,可闻及细小湿性啰音。心界明显扩大,可闻及Ⅲ级舒张期隆隆样杂音,肝肋下 5 cm,剑突下 7 cm,双下肢轻度凹陷性水肿。

思考题:
(1)该患者发生了什么病理过程?解释其临床表现。
(2)分析本病例的发病原因及机制。

思考题

1.名词解释:心力衰竭、端坐呼吸、心源性哮喘。

2.简述引起心力衰竭的原因以及心力衰竭的分类。

3.试述心力衰竭时机体的代偿活动形式。

4.简述心力衰竭的发生机制。

5.左心衰患者采取端坐呼吸的机制是什么?

6.何谓夜间阵发性呼吸困难?其发生机制如何?

（韩丽华）

第十三章

呼吸系统疾病

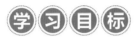

1.掌握慢性支气管炎、大叶性肺炎、小叶性肺炎的病理改变。

2.掌握小叶性肺炎的病因及发病机制。

3.熟悉慢性支气管炎、大叶性肺炎、小叶性肺炎、间质性肺炎的病理临床联系。

4.熟悉慢性支气管炎、大叶性肺炎、间质性肺炎的病因及发病机制。

5.了解肺气肿的病因、发病机制、病理临床联系及合并症；了解大叶性肺炎、小叶性肺炎的结局及并发症；了解间质性肺炎的病理临床联系；了解肺硅沉着症的病因、发病机制、病理变化及病理临床联系。

呼吸系统由鼻、咽、喉、气管、支气管和肺组成，其中鼻、咽、喉称为上呼吸道，气管及各级支气管称为下呼吸道，它们共同构成气体出入的传导部分。肺是进行气体交换的场所。呼吸系统的主要功能是进行机体与外界的气体交换。

上呼吸道黏膜血液供应丰富，具有对吸入气加温和加湿的作用。呼吸道大量被覆假复层纤毛柱状上皮，黏膜分泌的黏液和浆液能黏附较大的粉尘或颗粒，并通过纤毛的定向摆动将其排出体外。呼吸系统疾病的种类很多，本章将对慢性支气管炎、肺气肿、肺炎、肺硅沉着症进行一一阐述。

第一节　慢性支气管炎

慢性支气管炎(chronic bronchitis)是发生于气管、支气管黏膜及其周围组织的慢性非特异性炎症，属于慢性阻塞性肺疾病。主要临床特征为反复发作的咳嗽、咳痰或伴有喘息症状，且每年至少持续3个月，持续两年以上。慢性支气管炎是一种常见病、多发病，中老年人发病率高，故又有"老慢支"之称。病情持续多年者常可并发慢性阻塞性肺气肿及慢性肺源性心脏病。

一、病因及发病机制

慢性支气管炎由多种因素长期综合作用引起，现已确定的致病因素如下：

1.感染因素　慢性支气管炎的发病与感冒密切相关，凡能引起上呼吸道感染的病毒或细菌在慢性支气管炎病变的发展过程中都可起到重要作用。鼻病毒、腺病毒和呼吸道合胞病毒是致病的主要病毒，而上呼吸道常驻菌中肺炎球菌、肺炎克雷伯杆菌、流感嗜血杆菌等则可能是导致慢性支气管炎急性发作的主要病原菌。

2.理化因素　吸烟为慢性支气管炎最重要的发病因素，吸烟者患病率较不吸烟者高2～10倍，且患病率与吸烟量、吸烟时间成正比。香烟烟雾中含有的焦油、尼古丁和镉等有害物质能损伤呼吸道黏膜，降低局部抵抗力，烟雾又可刺激小气道产生痉挛，从而增加气道的阻力。此外，空气污染，如工业烟雾、汽车尾气及粉尘等能使纤毛清除能力下降，腺体黏液分泌增加，有利于细菌和病毒的继发感染。气候变化也是慢性支气管炎发病的常见原因，特别是寒冷空气可使黏液分泌增加，纤毛运动减弱，因此慢性支气管炎多在冬、春季高发。

3.过敏因素　过敏性因素与慢性支气管炎也有一定关系，喘息型慢性支气管炎患者往往有过敏史。花粉等多种抗原激发的超敏反应，可引起支气管痉挛、组织损伤和炎症反应，继而发生本病。

4.内在因素 机体的内在因素如机体抵抗力降低、呼吸系统防御功能受损及内分泌功能失调等也与本病的发生发展密切相关。

二、病理变化

早期,病变常始于较大的支气管,随着病情进展逐渐累及较小的支气管和细支气管。主要病变如下:

1.黏膜上皮的损伤与修复 呼吸道纤毛-黏液排送系统受损,纤毛粘连、倒伏以致脱失,纤毛柱状上皮变性、坏死、脱落,再生的上皮杯状细胞增多,并发生鳞状上皮化生(图 13-1)。

2.黏液腺增生肥大 黏膜下腺体增生肥大,黏膜上皮杯状细胞增生,浆液腺化生为黏液腺,分泌黏液增多,造成气道阻塞。咳嗽、咳痰,痰多为白色黏液泡沫状(感染时可为黄色脓痰)。晚期黏液腺萎缩则痰量减少。急性发作时由于支气管痉挛或黏液阻塞,可引起喘息。

3.支气管壁炎性损伤 早期有支气管壁充血水肿,淋巴细胞、浆细胞浸润;晚期管壁平滑肌断裂、萎缩(喘息型者,平滑肌束增生、肥大);软骨可变性、萎缩、钙化或骨化。慢性支气管炎反复发作,是引起慢性阻塞性肺气肿的病变基础。

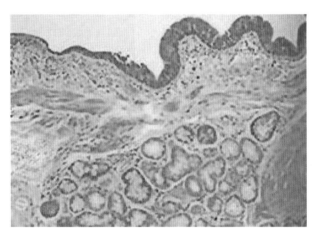

图 13-1 慢性支气管炎(镜下观)
支气管黏膜鳞状上皮化生,固有层内腺体增多

三、病理临床联系

患者主要临床表现为咳嗽、咳痰,或伴喘息。因支气管黏膜受炎症的刺激及分泌的黏液增多而出现咳嗽、咳痰等症状。痰液一般为白色泡沫状,若伴发感染可出现脓性痰。若支气管黏膜和腺体萎缩(慢性萎缩性气管炎),分泌物减少,则出现痰量减少或无痰的干咳。支气管的痉挛、狭窄及黏液或渗出物阻塞管腔常致喘息,双肺听诊可闻及哮鸣音或干、湿性啰音。随着病情进展,支气管管壁结构破坏,呼气阻力的增加大于吸气,久之,使肺过度充气,肺残气量明显增多而并发肺气肿。

四、结局及并发症

早期可以通过预防感冒、戒烟、改善劳动卫生环境、增强个人体质及积极治疗等来避免慢性支气管炎的反复发作,阻止病变发展,促使其修复及痊愈。若反复发作,则可继发支气管肺炎或支气管扩张症。晚期常导致慢性阻塞性肺气肿和慢性肺源性心脏病。

第二节 肺 气 肿

肺气肿(pulmonary emphysema)是末梢肺组织(包括呼吸性细支气管、肺泡管、肺泡囊和肺泡)因含气量过多伴肺泡间隔破坏并呈持久扩张的一种病理状态,是支气管和肺部疾病最常见的合并症。

一、病因及发病机制

肺气肿多继发于慢性支气管炎、支气管哮喘等慢性阻塞性肺疾病。此外,吸烟、空气污染和尘肺等也是常见的发病原因。其发病机制主要与下列因素有关。

1. 阻塞性通气障碍 慢性支气管炎时,小支气管和细支气管管壁结构遭受破坏及以纤维化为主的增生性改变导致管壁增厚、管腔狭窄;同时管腔内的黏液性渗出物和黏液栓使管腔进一步狭窄,加剧了小气道的通气障碍。当吸气时,支气管随肺扩张,气体尚能进入肺泡;而呼气时管腔缩小,气体排出障碍,肺部残气量过多,导致肺气肿。

2. 细支气管和肺泡壁弹性降低 细支气管和肺泡壁上的弹力纤维具有支撑作用,对维持细支气管的形态和管径起重要作用。当弹力纤维损坏时,支气管管腔塌陷,肺泡的回缩力减弱,导致末梢肺组织含气量增多,形成肺气肿。

3. α_1-抗胰蛋白酶活性降低 α_1-抗胰蛋白酶(α_1-antitrypsin, α_1-AT)主要由肝细胞合成,广泛存在于组织和体液中,对弹性蛋白酶具有抑制作用。炎症时,白细胞的代谢产物氧自由基等能灭活 α_1-AT,致使弹性蛋白酶活性增强,降解细支气管和肺泡壁的弹力蛋白,破坏了肺组织的结构,使肺泡回缩力减弱。吸烟可使肺组织中的中性粒细胞和单核细胞渗出,使肺组织中 α_1-AT 活性降低,促进肺气肿的发生。

二、病理变化和分类

(一)病理变化

肉眼观,肺体积显著膨大,颜色苍白,边缘圆钝,肺组织柔软而缺乏弹性,表面可见肋骨压痕(图13-2)。切面肺组织呈蜂窝状。

镜下观,肺泡明显扩张,肺泡间隔变窄并断裂,相邻肺泡融合成大小不等的囊腔。肺泡壁毛细血管受压,数量减少(图 13-3),肺小动脉内膜纤维性增厚。

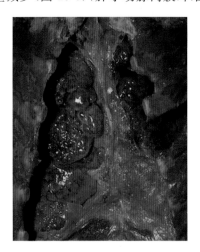

图 13-2　肺气肿(肉眼观)
肺组织明显扩张,可见肺大疱

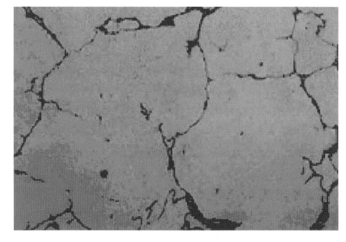

图 13-3　肺气肿(镜下观)
肺泡扩张融合,肺泡壁变窄

(二)类型

根据病变部位、范围和性质不同,可将肺气肿分为下列类型。

1. 肺泡性肺气肿 病变发生在肺腺泡内,常合并有小气道的阻塞性通气障碍,故也称阻塞性肺气肿,根据发生部位和范围不同又将其分为以下类型:

(1)腺泡中央型肺气肿:位于肺腺泡中央的呼吸性细支气管呈囊状扩张,而肺泡管和肺泡囊扩张不明显。此型最常见。

(2)腺泡周围型肺气肿:近端的呼吸性细支气管基本正常,而远端的肺泡管和肺泡囊扩张。

(3)全腺泡型肺气肿:呼吸性细支气管、肺泡管、肺泡囊和肺泡都扩张,形成大量含气小囊腔。若肺泡间隔破坏严重,气肿囊腔可相互融合形成较大囊泡。

2.间质性肺气肿 由于肺内压急剧增高,导致细支气管或肺泡间隔破裂,使空气进入肺间质而形成。多见于肋骨骨折、胸壁穿透伤或剧烈咳嗽等情况。气体可出现在肺小叶间隔或肺膜下,也可扩散至肺门和纵隔形成串珠状气泡,或在上胸部和颈部皮下形成皮下气肿。

3.其他类型肺气肿 包括:①代偿性肺气肿:肺炎性实变病灶周围或肺叶切除后残余肺组织的肺泡呈代偿性过度充气状态,通常不伴气道和肺泡壁的破坏或仅有少量肺泡壁破裂;②老年性肺气肿:由于老年人的肺组织弹性回缩力减弱致使肺残气量增多而引起的肺气肿。

三、病理临床联系

患者主要表现为咳嗽、咳痰、呼气性呼吸困难、气促、胸闷、发绀等。轻度和早期肺气肿多无明显症状,随着肺气肿程度的加重,临床表现也越发明显。严重者肋间隙增宽,胸廓前后径加大,形成肺气肿患者特有的体征"桶状胸"。叩诊呈过清音,心浊音界缩小,触觉语颤减弱,听诊呼吸音减弱。X线检查,可见肺野扩大、横膈下降、透明度增加。晚期由于肺泡壁毛细血管床受压及数量减少,使肺循环阻力增加。

四、合并症

肺气肿一旦形成,则难以恢复正常,并随着发病次数的增加而不断加重。能呼吸的肺组织及所属毛细血管床越来越少,致使肺循环阻力越来越大,肺动脉压升高,最终导致慢性肺源性心脏病。

第三节 肺 炎

肺炎(pneumonia)通常指肺的急性渗出性炎症,是呼吸系统的常见病、多发病。根据理化因素可分为放射性、类脂性和吸入性或过敏性肺炎等;根据病变部位和范围不同可分为大叶性、小叶性和间质性肺炎;根据病变性质可分为浆液性、纤维素性、化脓性、出血性、干酪性及肉芽肿性肺炎等。根据病因可分为细菌性、病毒性、支原体、真菌性和寄生虫性肺炎等;其中以细菌性肺炎最常见,约占肺炎的80%。

一、大叶性肺炎

大叶性肺炎(lobar pneumonia)是以肺泡内弥漫性纤维素渗出为主的急性炎症,病变通常累及肺大叶的全部或大部。本病多见于青壮年,临床表现为起病急、寒战、高热、胸痛、咳嗽、咳铁锈色痰、呼吸困难等症状,并伴有肺实变体征及外周血白细胞增高等。一般经1~3周,患者体温下降,症状和体征消退,肺组织可完全恢复正常结构和功能。

(一)病因及发病机制

大叶性肺炎90%以上是由肺炎链球菌引起的,少数也可由肺炎杆菌、金黄色葡萄球菌、流感嗜血杆菌、溶血性链球菌等引起。肺炎链球菌为寄居于口腔和鼻咽部的正常菌群,当受寒、醉酒、疲劳和麻醉时,机体抵抗力降低,呼吸道的防御功能减弱,细菌可趁机侵入肺泡而发病。进入肺泡内的病原菌迅速生长繁殖并引发肺组织的变态反应,导致肺泡壁毛细血管扩张、通透性升高,浆液和纤维素大量渗出,细菌通过肺泡间孔或呼吸性细支气管向邻近肺组织迅速蔓延,波及一个肺段或整个肺大叶,此外也可经叶支气管至肺大叶之间的蔓延播散。

(二)病理变化

大叶性肺炎的主要病理变化为肺泡腔内的纤维素性炎,常发生于单侧肺的下叶,尤以左肺下叶多见,也可同时或先后发生于两个以上肺叶。典型的病变过程可分为四期。

1.充血水肿期 此期为发病的第1~2天。肉眼观,病变肺叶充血肿胀,暗红色。镜下观,肺泡壁毛细血管扩张充血,肺泡腔内有大量的浆液性渗出液(图13-4),其内混有少量的红细胞、中性粒细胞和巨噬细胞。

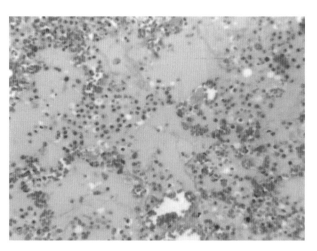

图 13-4 大叶性肺炎充血水肿期（镜下观）
肺泡壁毛细血管扩张充血,肺泡腔可见大量浆液

2. 红色肝样变期 此期为发病的第 3～4 天。肉眼观,病变肺叶充血肿大呈暗红色,质地变实,切面灰红,似肝脏外观,故称为红色肝样变期(图 13-5)。镜下观,肺泡壁毛细血管进一步扩张充血,肺泡腔内充满纤维素、大量红细胞及少量中性粒细胞和巨噬细胞(图 13-6)。渗出的纤维素连接成网并穿过肺泡间孔与相邻肺泡内的纤维素网相连。

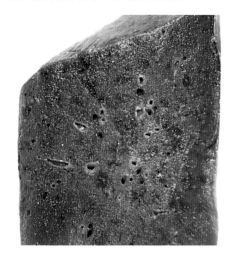

图 13-5 大叶性肺炎红色肝样变期（肉眼观）
肺组织充血肿大呈暗红色,质地变实,切面灰红

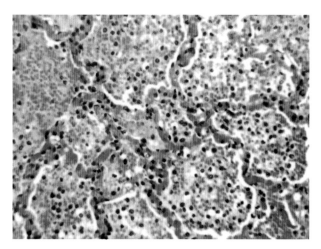

图 13-6 大叶性肺炎红色肝样变期（镜下观）
肺泡壁毛细血管扩张充血,肺泡腔可见大量红细胞、
纤维素及少量中性粒细胞

3. 灰色肝样变期 此期为发病的第 5～6 天。肉眼观,病变肺叶肿大,但充血消退,由红色逐渐转变为灰白色,质实如肝,故称灰色肝样变期(图 13-7)。镜下观,肺泡壁毛细血管受压变窄或闭塞,肺泡腔内渗出的纤维素增多,纤维素丝经肺泡间孔相互连接的现象也更为显著(图 13-8)。肺泡内含有大量中性粒细胞,但很少见到红细胞。

4. 溶解消散期 发病 1 周左右进入此期。肉眼观,病变肺叶体积基本恢复正常,肺组织质地变软。镜下观,肺泡腔内纤维素溶解消失。此期机体的防御功能显著增强,病菌消灭殆尽。肺泡腔内中性粒细胞变性、坏死,释放出大量蛋白水解酶将肺泡腔内的纤维素溶解,经呼吸道咳出、淋巴管吸收或被巨噬细胞吞噬清除。由于炎症未破坏肺泡壁结构,故肺内炎症病灶完全溶解消散后,肺组织结构和功能可完全恢复正常。

大叶性肺炎的上述病理变化是一个连续的过程,各期间无明显界限,同一病变肺叶的不同部位亦可呈现不同阶段的病变。由于抗生素的广泛使用,干预了疾病的自然进程,上述典型病变已不多见。

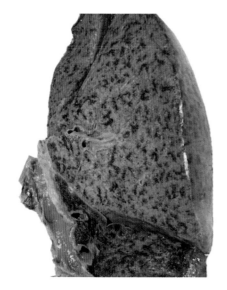

图 13-7 大叶性肺炎灰色肝样变期（肉眼观）

肺组织肿大，灰白色，质实如肝

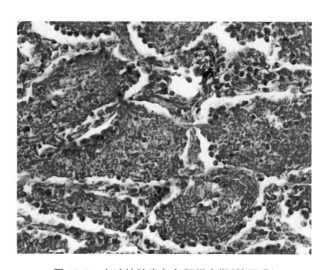

图 13-8 大叶性肺炎灰色肝样变期（镜下观）

肺泡壁毛细血管变窄，相邻肺泡腔内的纤维素网经肺泡间孔相连，
肺泡内含有大量中性粒细胞

（三）病理临床联系

1. 寒战、高热 因毒血症，患者早期出现寒战，随即出现持续性高热，直至溶解消散期患者体温骤降或者逐步恢复正常。

2. 咳嗽、咳痰、胸痛 由于炎症和炎性渗出物的刺激，患者出现咳嗽、咳痰、胸痛。充血水肿期肺泡腔内为浆液性渗出物，患者咳浆液性痰；红色肝样变期肺泡腔内有大量红细胞渗出，红细胞被巨噬细胞吞噬、崩解后，形成含铁血黄素，随痰液咳出，致使痰液呈铁锈色；灰色肝样变期肺泡腔内红细胞逐渐消失，中性粒细胞大量渗出，咳出的铁锈色痰逐渐转为黏液脓痰；溶解消散期肺泡腔内渗出物被溶解，出现稀薄、泡沫状、黏液脓性痰。若病变波及胸膜，患者则出现胸痛，并随呼吸或咳嗽而加重。

3. 听诊 充血水肿期由于肺泡腔内大量浆液的渗出，听诊可闻及湿性啰音；红色肝样变期和灰色肝样变期由于肺实变，听诊呼吸音减弱，可闻及支气管呼吸音，病变波及胸膜时，听诊可闻及胸膜摩擦音；溶解消散期由于肺泡腔内渗出物被溶解液化，可再次闻及湿性啰音。

4. 肺实变体征 红色肝样变期和灰色肝样变期由于肺实变，可出现触觉语颤增强，胸部叩诊呈浊音，听诊呼吸音减弱，可闻及支气管呼吸音等肺实变体征。

5. 实验室检查 白细胞计数升高，充血水肿期和红色肝样变期患者痰液中可检出肺炎链球菌。

6. X 线检查 充血水肿期胸部 X 线呈片状分布的模糊阴影；红色肝样变期和灰色肝样变期出现大片致密阴影；溶解消散期阴影密度降低进而恢复正常。

（四）结局与并发症

多数大叶性肺炎患者经及时治疗均可痊愈，并发症现已少见。少数患者因治疗不及时或细菌毒力较强，可发生以下并发症。

1. 肺肉质变 当肺泡腔内中性粒细胞渗出过少，或释放的蛋白水解酶不足以溶解渗出物中的纤维素时，肉芽组织可取代大量未被溶解吸收的纤维素而机化（图 13-9），病变肺组织呈褐色肉样外观，故称肺肉质变，亦称机化性肺炎。

2. 肺脓肿及脓胸 肺脓肿及脓胸多见于金黄色葡萄球菌和肺炎链球菌混合感染者，肺组织发生液化性坏死，形成脓肿，若脓肿破入胸膜腔，则可并发脓胸。

3. 败血症或脓毒败血症 败血症或脓毒败血症是由感染严重时，细菌侵入血液大量繁殖并产生毒素所致。

4. 感染性休克 感染性休克是大叶性肺炎的严重并发症。主要表现为严重的全身中毒症状和微循环衰竭，故又称中毒性或休克性肺炎，死亡率较高。

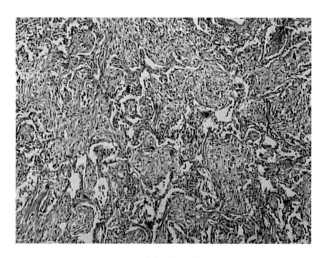

图 13-9　肺肉质变(镜下观)
肺泡腔内炎性渗出物已被纤维结缔组织取代

二、小叶性肺炎

小叶性肺炎(lobular pneumonia)是以细支气管为中心的急性化脓性炎症,又称支气管肺炎。病变多起始于支气管、细支气管,继而蔓延至所属肺泡,形成以肺小叶为单位的化脓性病灶。本病主要发生于小儿、老人及体弱多病者,冬、春季多发,患者多表现为发热、咳嗽、咳黏液或脓性痰等症状。

(一)病因及发病机制

小叶性肺炎大多由多种细菌混合感染引起,其中常见的致病菌有肺炎链球菌、葡萄球菌、流感嗜血杆菌、绿脓杆菌及大肠杆菌等。在某些诱因的影响下,如昏迷、麻醉、手术后、恶病质等,机体抵抗力下降,呼吸系统防御功能受损,这些细菌可趁机侵入细支气管及末梢肺组织生长繁殖,引起小叶性肺炎。因此,小叶性肺炎常是某些疾病如手术后肺炎、吸入性肺炎、坠积性肺炎等的并发症。

(二)病理变化

小叶性肺炎的病变特征是肺组织内以细支气管为中心的急性化脓性炎症。

肉眼观,双肺表面和切面上散在分布灰黄色实变病灶,病灶大小不一,直径多在 0.5～1 cm(相当于肺小叶范围)(图 13-10),形状不规则,中央可见病变细支气管的横断面,尤以双肺下叶和背侧多见。严重者,病灶可互相融合或累及整个肺大叶,形成融合性支气管肺炎。病变一般不累及胸膜。

镜下观,病变早期,细支气管黏膜充血、水肿,表面附着黏液性渗出物,周围肺组织无明显改变。随着病情的进展,病灶中支气管、细支气管管腔及其周围的肺泡腔内出现由较多中性粒细胞、少量红细胞及脱落的肺泡上皮细胞构成的脓性分泌物。病灶周围肺组织充血,可有浆液渗出,部分肺泡过度扩张呈代偿性肺气肿。病变严重时,支气管和肺泡壁遭到破坏,呈完全化脓性炎症改变(图 13-11)。

(三)病理临床联系

发热、咳嗽和咳痰是小叶性肺炎最常见的症状。支气管黏膜受炎症及渗出物的刺激而引起咳嗽,痰液往往为黏液脓痰或脓性痰。因病变常呈小灶性分布,故除融合性支气管炎外,肺实变体征一般不明显。X线检查,可见肺内散在不规则小片状或斑点状模糊阴影,若病灶相互融合则呈大片阴影。由于病变部位细支气管和肺泡腔内含有渗出物,听诊可闻及湿性啰音。

(四)结局与并发症

小叶性肺炎经及时有效的治疗,多数可以痊愈。但在儿童、年老体弱者,特别是并发其他严重疾病者,预后大多不良。

小叶性肺炎的并发症有呼吸功能不全、心力衰竭、脓毒血症、肺脓肿和脓胸等。病程长且支气管管壁破坏严重者,可并发支气管扩张症。

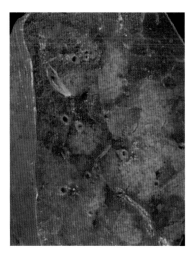

图 13-10　小叶性肺炎（肉眼观）

散在的以肺小叶为单位的实变区

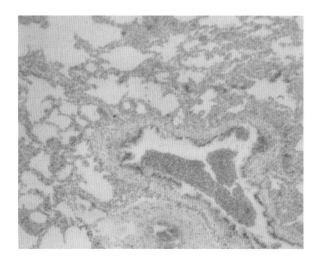

图 13-11　小叶性肺炎（镜下观）

细支气管管腔及其周围的肺泡腔内出现大量中性粒细胞和少量红细胞

三、间质性肺炎

间质性肺炎（interstitial pneumonia）是指发生于肺间质的炎症，病变主要累及支气管壁、肺泡壁的结缔组织，肺泡腔内渗出物较少。

（一）病因及发病机制

间质性肺炎多由病毒和支原体引起，分别称为病毒性肺炎（viral pneumonia）和支原体性肺炎（mycoplasmal pneumonia）。引起本型肺炎的病毒主要有腺病毒、流感病毒、呼吸道合胞病毒、副流感病毒、麻疹病毒及巨细胞病毒等，其中以腺病毒和流感病毒引起的病毒性肺炎较多见，也较严重。除流感病毒、副流感病毒外，其余病毒所致肺炎多见于儿童。此类肺炎发病可由一种病毒感染，也可由多种病毒混合感染或继发于细菌感染而引起。多发生于冬、春季节，主要通过飞沫经呼吸道传播。

肺炎支原体引起支原体性肺炎，儿童和青少年发病率较高，秋、冬季高发，主要经飞沫传播，常为散发性，偶尔流行。临床上支原体肺炎不易与病毒性肺炎相鉴别。

（二）病理变化

肉眼观，病变肺组织因充血水肿而体积轻度肿大。镜下观，病毒性肺炎肺泡间隔明显增宽，其内血管扩张、充血，间质水肿及单核细胞、淋巴细胞浸润，肺泡腔内一般无渗出物。病变较严重者，肺泡腔内则出现由浆液、少量纤维素、红细胞及巨噬细胞组成的炎性渗出物。由流感病毒、麻疹病毒和腺病毒引起的肺炎，肺泡腔渗出较明显，浆液性渗出物常浓缩成一层红染的膜状物贴附于肺泡内表面，即透明膜形成。细支气管上皮和肺泡上皮也可增生、肥大，甚至形成多核巨细胞。在增生的上皮细胞和多核巨细胞的胞质和胞核内可见病毒包涵体。病毒包涵体常呈圆形或椭圆形，约红细胞大小，质均，其周围常有一清晰的透明晕。检见病毒包涵体是病理诊断病毒性肺炎的重要依据（图 13-12）。

肺炎支原体感染可波及整个呼吸道及肺，引起上呼吸道炎、气管及支气管炎和肺炎。肺部病变常累及一叶肺组织，病灶常呈节段性分布，以下叶多见，偶尔波及双肺。肉眼观，病变肺组织呈暗红色，气管及支气管内可有黏液性渗出物。镜下观，肺泡间隔明显增宽，血管扩张、充血，间质水肿伴淋巴细胞、单核细胞浸润。通常肺泡腔内无渗出物或仅有少量浆液性渗出液。小支气管、细支气管壁及其周围间质充血、水肿及慢性炎性细胞浸润。严重者支气管上皮和肺组织可明显坏死、出血。

（三）病理临床联系

间质性肺炎的突出症状为剧烈咳嗽，为炎症刺激所致，起初为干咳，后咳少量黏液痰或黏液脓性痰。肺部无实变体征。病毒性肺炎合并严重细菌感染时，全身中毒症状明显，伴缺氧，患者常可并发呼吸衰竭、心力衰竭，预后不良。支原体肺炎预后良好，自然病程约 2 周，患者可痊愈。

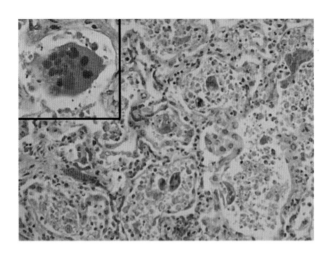

图 13-12　间质性肺炎(镜下观)
细支气管管腔及肺泡腔内出现大量中性粒细胞和少量红细胞,高倍镜下可见巨细胞及病毒包涵体

第四节　肺硅沉着症

肺硅沉着症(silicosis)简称硅肺(曾称矽肺),是以因长期吸入含游离二氧化硅(SiO_2)粉尘颗粒,致肺及肺门淋巴结内硅结节形成和肺间质广泛纤维化为特征的一种常见职业病。

一、病因及发病机制

硅肺发病的主要原因是由于长期吸入空气中游离 SiO_2 粉尘,并与吸入 SiO_2 的数量、颗粒大小、硅尘接触时间、自身防御功能等诸多因素有关。当吸入硅尘数量超出正常肺的清除能力时可使硅尘沉积于肺内。一般认为硅尘颗粒小于 $5\ \mu m$ 者可被吸入肺内直达肺泡并被聚集于肺泡间隔或支气管周围的巨噬细胞吞噬,形成早期硅肺的细胞性结节。硅尘颗粒越小,致病力越强,其中以 $1\sim2\ \mu m$ 者致病性最强。

硅肺的发病机制尚未完全清楚,目前认为主要与 SiO_2 的性质和巨噬细胞有关。吸入肺内的硅尘被巨噬细胞吞入后,其表面的 SiO_2 与水聚合形成硅酸,其羟基与吞噬溶酶体膜上的磷脂或脂蛋白上的氢原子形成氢键,改变了溶酶体膜的脂质分子构型,使溶酶体膜通透性升高或破裂,释放出多种溶酶体酶,导致巨噬细胞崩解自溶,同时释放出硅尘,游离的硅尘又可被其他巨噬细胞再吞噬,并形成结节。这种过程反复发生,肺部病变不断发展、加重,即便患者脱离硅尘作业环境后,肺部疾病仍会继续发展。

二、病理改变

硅肺的基本病变是硅结节的形成和肺间质广泛纤维化。

1. 硅结节　肉眼观,为境界清楚的圆形或椭圆形结节(图 13-13),色灰白,直径 3～5 mm,触之有沙砾感。随着病变发展,硅结节逐渐增大或融合形成大的结节状病灶,其中央常因缺血、缺氧发生坏死和液化,坏死组织排出后形成硅肺性空洞。镜下观,硅结节的形成和发展大致分为三个阶段:①细胞性结节:为早期硅结节,由吞噬硅尘的巨噬细胞聚集形成。②纤维性结节:随着病程进展,细胞性结节内成纤维细胞增生,结节发生纤维化,其内胶原纤维呈同心圆状排列。③玻璃样结节:纤维性结节中胶原纤维发生玻璃样变性,形成呈同心圆或旋涡状排列的玻璃样结节(图 13-14),结节中央常可见到管壁增厚、管腔狭窄的小血管。

2. 肺组织弥漫性纤维化　病变肺间质内可见范围不等的弥漫性纤维化病灶,镜下为致密的玻璃样变性的胶原纤维。晚期纤维化肺组织可达全肺 2/3 以上。胸膜也可因弥漫性纤维化而广泛增厚,厚度可达 1～2 cm。

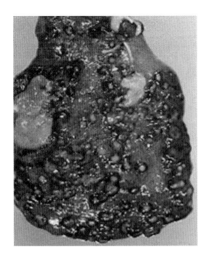

图 13-13　硅肺(肉眼观)
硅结节

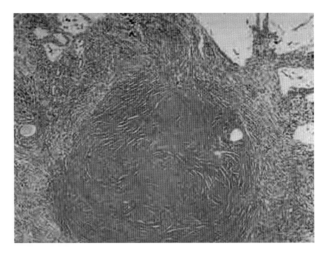

图 13-14　硅肺(镜下观)
玻璃样变性的胶原纤维构成玻璃样结节

三、病理临床联系

根据肺内硅结节的数量、大小、分布范围及肺纤维化程度,将硅肺分为三期。

Ⅰ期硅肺:主要表现为肺门淋巴结肿大、硅结节形成和肺间质纤维化改变。肺组织内硅结节直径一般为1~3 mm,数量较少,主要分布于双肺中、下叶近肺门处。X线检查,肺门阴影增大,密度增强,肺野内可见硅结节阴影。胸膜可有硅结节形成,但增厚不明显。肺的硬度、重量和体积无明显改变。

Ⅱ期硅肺:硅结节数量增多,体积增大,弥散于全肺,但仍以中、下肺叶近肺门部密度较高。肺间质有弥漫性纤维化改变,总的病变范围不超过全肺的1/3。X线检查,肺野内硅结节阴影分布范围较广,肺门阴影增大、密集。肺的硬度、重量和体积增加,胸膜也增厚。

Ⅲ期硅肺:硅结节密集并相互融合成团块状,肺间质弥漫性纤维化更加严重,病变范围已超过全肺的2/3。大团块病灶的中央可见硅肺空洞,病灶周围肺组织常有肺气肿或肺不张。切开时阻力大,有砂砾感。肺门淋巴结肿大,密度高,可见蛋壳样钙化。X线检查,肺内可出现直径超过2 cm的大阴影。肺硬度和重量明显增加。

四、结局和并发症

硅肺关键在于预防,应定期检测生产环境中硅尘颗粒浓度,从业者定期进行体检。对患者应采取综合措施以延缓病情发展和预防并发症的发生。

1.慢性肺源性心脏病　据统计,有60%~70%的重症硅肺患者并发慢性肺源性心脏病。由于肺间质弥漫性纤维化等病变可导致肺循环阻力增大,肺动脉压升高,最终发展为慢性肺源性心脏病。严重者可因右心衰竭而死亡。

2.肺结核病　硅肺患者最易并发肺结核病。这可能跟病变肺组织对结核杆菌的防御能力降低等因素有关。硅肺越重,时期越晚,肺结核并发率愈高,Ⅲ期硅肺患者并发率可高达70%以上。

3.阻塞性肺气肿　重症硅肺患者常合并不同程度的阻塞性肺气肿,也可出现肺大疱,若破裂则形成自发性气胸。

4.肺部感染　患者抵抗力低下,呼吸道防御功能减弱,易继发严重的细菌和病毒感染,常导致死亡。

要点总结与考点提示

1. 大叶性肺炎和小叶性肺炎的基本病理变化及病理临床联系。
2. 慢性支气管炎的基本病理变化及病理临床联系。
3. 慢性支气管炎、大叶性肺炎、小叶性肺炎痰液的特点。
4. 肺气肿和肺硅沉着症的基本病理变化。

案例分析 ∙∙∙

患者,男,18岁,学生。淋雨后于当天晚上突然起病,寒战、高热、呼吸困难、胸痛,继而咳嗽,咳铁锈色痰,入院治疗。听诊,左肺下叶有大量湿性啰音。触诊语颤增强。血常规:WBC 17×10^9/L。X线检查,左肺下叶有大片致密阴影。经抗生素治疗,病情好转,患者于入院后第8天自觉无症状出院。

思考题:

(1)该患者发生了什么疾病? 该病的基本病理过程有哪些?

(2)为什么患者会咳铁锈色痰?

 思考题

1. 简述慢性支气管炎的病理改变及病理临床联系。
2. 简述大叶性肺炎和小叶性肺炎的区别。
3. 为什么肺气肿晚期易并发慢性肺源性心脏病?
4. 简述肺硅沉着症硅结节形成和发展的三个阶段。

(郭红丽)

第十四章

呼吸衰竭

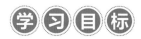

1. 掌握呼吸衰竭的概念。
2. 掌握呼吸衰竭的原因和发生机制。
3. 熟悉呼吸衰竭时机体功能代谢的变化。
4. 了解呼吸衰竭防治的病理生理基础。

呼吸的基本过程包括外呼吸、气体在血液中的运输和内呼吸三个环节。外呼吸的主要功能是摄取氧气和排出二氧化碳,以维持机体血气平衡和内环境稳定。外呼吸功能严重障碍时,导致动脉血氧分压降低(低于 60 mmHg),伴有或不伴有二氧化碳分压升高(高于 50 mmHg)的病理过程称为呼吸衰竭(respiratory failure)。

呼吸衰竭必定有氧分压降低,根据二氧化碳分压是否升高,分为Ⅰ型(低氧血症型)呼吸衰竭和Ⅱ型(低氧血症伴高碳酸血症型)呼吸衰竭。按照病程经过,分为急性呼吸衰竭和慢性呼吸衰竭。

第一节　呼吸衰竭的原因和发生机制

外呼吸包括肺通气和肺换气两个基本过程。肺通气是指通过呼吸运动肺与外界环境之间的气体交换过程,而肺换气是指肺泡与血液之间的气体交换过程。呼吸衰竭则是肺通气或(和)肺换气功能发生严重障碍的结果。

一、肺通气功能障碍

正常人每分钟肺泡通气量约为 4.2 L。当肺通气功能障碍使肺泡通气不足时可发生呼吸衰竭。实现肺通气的结构是呼吸道、肺和胸廓等,凡能影响它们功能的因素均可影响肺泡通气量。因此,根据它们的受损机制不同,肺通气功能障碍分为限制性通气不足和阻塞性通气不足。

（一）限制性通气不足

限制性通气不足是由胸廓或肺的活动减弱导致肺泡的扩张受限而引起的通气不足。其病因及发生机制如下所述。

1. 呼吸肌活动障碍　①中枢或周围神经的器质性病变,如脑外伤、脑血管意外、脊髓灰质炎、多发性神经炎、脑炎、脑肿瘤等;②呼吸中枢抑制,如服用过量镇静药、安眠药、麻醉药等;③呼吸肌本身收缩功能障碍,如呼吸肌疲劳、呼吸肌萎缩、呼吸肌无力等。

2. 胸廓和肺的顺应性降低　顺应性是指胸廓和肺扩张的难易程度,顺应性降低说明其弹性阻力增大,不易扩张。①胸廓顺应性降低:见于严重的胸廓畸形、胸壁外伤、胸膜纤维化、胸腔积液、气胸、脊柱后侧凸等限制胸部的扩张。②肺的顺应性降低:常见于肺叶或肺段切除、肺实变、严重的肺纤维化(如肺结核、硅肺)、肺泡表面活性物质合成或分泌不足(如肺部炎症、肺水肿、肺过度通气、肺泡Ⅱ型上皮细胞受损或发育不全)。③胸腔积液和气胸:胸腔大量积液或张力性气胸压迫肺,限制肺扩张。

（二）阻塞性通气不足

阻塞性通气不足是因气道狭窄或阻塞使气道阻力增加而导致的通气障碍。影响气道阻力的主要因素有气道内径、气流速度和气流形式等,其中气道阻力受气道内径影响最大。气道阻塞时内径减小,阻力增大导致通气障碍。气道阻塞包括中央性和外周性两种。

1.中央性气道阻塞 中央性气道阻塞是指气管分叉处以上的气道阻塞。常见于急性异物阻塞、肿瘤、白喉等。

2.外周性气道阻塞 外周性气道阻塞是指内径小于 2 mm 以下的小支气管、细支气管阻塞。这类细支气管管壁薄、无软骨支撑,又与管周围的肺泡结构紧密相连,因此随着吸气与呼气,其内径也随之扩大和缩小。常见于慢性阻塞性肺气肿、慢性支气管炎、支气管哮喘等。

限制性或阻塞性通气不足均可引起肺泡通气不足,既影响氧的吸入又减少二氧化碳的排出,使流经肺毛细血管的血液不能充分氧合,导致动脉氧分压降低及二氧化碳分压升高,发生Ⅱ型呼吸衰竭。

二、肺换气功能障碍

肺换气实质上是肺泡与肺泡周围毛细血管内气体之间的交换过程。导致肺换气功能障碍的因素包括气体弥散障碍和肺泡通气与血流比例失调。

(一)气体弥散障碍

肺换气过程是气体通过呼吸膜的弥散过程。呼吸膜是肺泡腔与肺毛细血管腔之间的膜,是气体交换的部位。气体弥散的速度取决于呼吸膜两侧气体的分压差、呼吸膜的面积和厚度、气体的溶解度和相对分子质量。引起弥散障碍最常见原因有:呼吸膜的面积减少和呼吸膜的厚度增加。

1.呼吸膜面积减少 正常成人约有 3 亿个肺泡,总弥散面积达 70 m^2,静息时参与换气的面积为 35～40 m^2。有相当大的储备量,只有当呼吸膜面积减少一半以上时,才会发生换气功能障碍。通常见于肺不张、肺实变、肺气肿、肺水肿、肺叶切除等。

2.呼吸膜厚度增加 呼吸膜是由含肺泡表面活性物质的液体层、肺泡上皮细胞层、上皮基膜层、间质层、毛细血管基膜层和毛细血管内皮细胞层构成(图 14-1)。尽管有六层结构但是正常呼吸膜的厚度非常薄,平均厚度不到 1 μm,通透性大,易于气体弥散。任何使呼吸膜厚度增加、弥散距离加大的因素都能导致气体的弥散速度减慢。主要见于肺水肿、间质性肺炎、肺纤维化、肺泡透明膜形成、肺泡毛细血管扩张和血浆层变厚等。

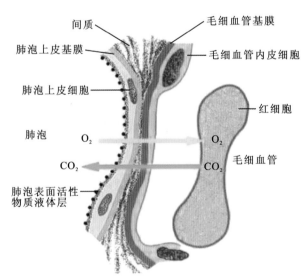

图 14-1 呼吸膜示意图

(二)肺泡通气与血流比例失调

血液流经肺泡时能否获得足够的氧和有效地排出 CO_2,使血液动脉化,还取决于肺泡通气量与血流量的比例。正常成人在安静时,每分钟肺泡通气量(V)约为 4.2L,每分钟肺血流量(Q)约为 5 L,V/Q＝0.84,这个比值最适当,气体交换效率最高。无论这个比值是升高还是降低均会使气体交换效率下降(图

14-2）。V/Q失调主要有以下两种原因。

1. 部分肺泡通气不足 当部分肺泡通气不足,血流量无相应减少,甚至因炎性充血(如大叶性肺炎早期)而有所增多时,V/Q将明显降低(<0.84),以致流经这部分肺泡的静脉血,未经充分氧合便与来自肺其他部分充分氧合的动脉血相混合流入肺静脉。这种情况与肺动静脉短路相似,故称为功能性分流。常见于慢性支气管炎、支气管哮喘、阻塞性肺气肿引起的气道阻塞,以及肺纤维化、肺水肿、肺部炎症等引起的限制性通气障碍。在严重阻塞性肺组织病变时,功能性分流显著增加,可发生低氧血症,可严重影响换气功能而致呼吸衰竭。

2. 部分肺泡血流不足 当部分肺泡血流量不足,而通气量无相应减少时,V/Q将显著升高(>0.84)。致使患部肺泡不能充分进行气体交换或失去换气功能,增加了肺泡死腔气量,故称为死腔样通气,导致动脉血氧分压降低,若其他部分肺泡血流增加而通气量相对不足,除发生低氧血症外,还可能合并高碳酸血症,导致Ⅱ型呼吸衰竭。常见于肺毛细血管床减少、肺血管收缩、肺动脉分支阻塞、弥散性血管内凝血、肺动脉压降低等。

在呼吸衰竭发生机制中,由单一因素导致的呼吸衰竭并不多见,通常都是几个因素同时存在或相继发生作用。如阻塞性肺气肿其发病机制主要是因阻塞性通气不足,除此以外还有:①肺泡融合、毛细血管网破坏和减少导致的呼吸膜面积减少、膜厚度增加;②炎性分泌物阻塞支气管、小叶肺不张使功能性分流增加;③部分肺泡血流不足导致死腔样通气;④胸膜增厚、肺纤维化等使肺顺应性降低所致的限制性通气不足而发生呼吸衰竭。

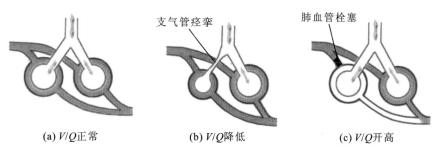

(a) V/Q正常 (b) V/Q降低 (c) V/Q升高

图 14-2 V/Q 值及其变化示意图

第二节 呼吸衰竭时机体的功能代谢变化

呼吸衰竭时发生的低氧血症和高碳酸血症可引起机体各系统发生一系列代谢和功能变化。病变初期机体可通过各种代偿反应来适应新的内环境,病变末期机体将出现不完全代偿甚至失代偿,导致严重的代谢功能紊乱。

一、中枢神经系统变化

中枢神经系统对缺氧最为敏感。当PaO_2下降至$60\ mmHg$时,可出现智力和视力轻度减退。当PaO_2降至$50\ mmHg$以下时,中枢神经系统功能发生紊乱,出现一系列神经精神症状,如头晕、头痛、烦躁不安、定向与记忆障碍、嗜睡、精神错乱,以至惊厥和昏迷。当PaO_2低于$20\ mmHg$时,几分钟就可发生神经细胞的坏死。而CO_2潴留使$PaCO_2$超过$80\ mmHg$时,患者可出现头痛、头晕、扑翼样震颤、烦躁不安、言语不清、精神错乱、嗜睡、昏迷、呼吸抑制等症状,称为二氧化碳麻醉。

由呼吸衰竭引起的脑功能障碍称为肺性脑病。其发病机制尚未完全阐明,目前认为是缺氧、CO_2潴留、DIC、酸碱平衡紊乱等多种因素共同作用的结果。

二、循环系统变化

一定程度的PaO_2降低和$PaCO_2$升高可兴奋心血管中枢,使心率加快、心肌收缩力增强、外周血管收缩，导致心输出量增加、血压升高。但严重缺氧和 CO_2 潴留对心、血管的直接作用是抑制，使心收缩力下降、心律失常、外周血管（除肺血管）扩张，患者出现心输出量减少、血压下降等严重后果。还可以使肺小动脉收缩，使肺动脉升高，右心负荷加重，加之由于酸中毒及高血钾等，又可使心肌受损，引起右心衰竭。

三、呼吸系统的变化

呼吸衰竭时呼吸系统发生的功能变化，主要由缺氧与 CO_2 潴留和引起呼吸衰竭的原发疾病两方面因素所引起，尤其是前者影响更大。

当 PaO_2 低于 60 mmHg 时，外周化学感受器兴奋，反射性引起呼吸加深变快，而 $PaCO_2$ 轻度升高，可以使中枢化学感受器兴奋，引起呼吸加深加快；当 PaO_2 低于 30 mmHg 时严重缺氧对呼吸中枢的直接抑制作用大于缺氧反射性兴奋作用而使呼吸抑制，或 $PaCO_2$ 高于 80 mmHg 时，也可直接抑制呼吸中枢。此时的呼吸运动主要靠低氧分压对血管化学感受器的兴奋来维持。因此临床上针对这种情况进行氧疗只能吸入 30% 的氧，避免因缺氧完全纠正而发生呼吸抑制，使病情更加恶化。

呼吸衰竭时呼吸的变化，主要是由原发的呼吸系统疾病引起的。原发疾病不同，呼吸功能的紊乱亦各异。如阻塞性通气阻碍性疾病，可出现深而慢的呼吸。中心性呼吸道阻碍表现为吸气性呼吸困难，外周性呼吸道阻塞表现为呼气性呼吸困难；限制性通气障碍性疾病，如胸廓、肺顺应性降低时，牵张感受器接受刺激增加，反射性引起浅而快的呼吸；严重缺氧或中枢性呼吸衰竭时，呼吸浅而慢或呼吸节律紊乱，出现潮式呼吸、间歇样呼吸、抽泣样呼吸、叹气样呼吸甚至呼吸停止。其中最常见的是潮式呼吸，即呼吸频率、深度的逐渐增强与逐渐减弱交替出现，期间有一小段呼吸暂停期。其发生机制可能是因为呼吸中枢兴奋过低而引起的呼吸暂停，造成血中 CO_2 逐渐增多，当达到能兴奋呼吸中枢的浓度时，恢复呼吸运动，如此循环形成周期性运动。

四、肾功能的变化

呼吸衰竭时，部分患者可发生肾功能障碍。主要是由于缺氧和 CO_2 潴留反射性通过交感神经兴奋使肾血管收缩，肾血流量严重减少，肾小球滤过率降低所致。轻者尿中出现蛋白、红细胞、白细胞、管型等，重者发生急性肾功能衰竭，表现为少尿、氮质血症和代谢性酸中毒，此时肾结构改变不明显，多为功能性改变。

五、酸碱失衡

呼吸衰竭通常发生混合性酸碱平衡紊乱。Ⅰ型和Ⅱ型呼吸衰竭患者都有低氧血症，均可引起代谢性酸中毒；Ⅰ型呼吸衰竭患者还会因缺氧而引起肺过度通气，而并发呼吸性碱中毒，Ⅱ型呼吸衰竭患者因低氧血症和高碳酸血症并存，故呼吸性酸中毒可合并代谢性酸中毒；ARDS 患者由于代偿性呼吸加深加快，可出现代谢性酸中毒合并呼吸性碱中毒；临床上若给呼吸衰竭者应用人工呼吸机、过量利尿剂、$NaHCO_3$ 等则会因纠酸过度引起医源性代谢性碱中毒。

第三节　呼吸衰竭防治的病理生理基础

一、防止与去除诱因

慢性阻塞性肺疾病患者要注意预防感冒或急性支气管炎，一旦发生呼吸道感染应积极进行抗感染治疗，避免诱发呼吸衰竭和右心衰竭。

二、提高氧分压

呼吸衰竭患者多有低张性缺氧，应尽快提高其 PaO_2（>50 mmHg）。对只有缺氧而无 CO_2 潴留的患者，可给较高浓度的氧（一般不超过 50%）吸入。对既有缺氧又有 CO_2 潴留的呼吸衰竭患者吸氧浓度不宜超过 30％,同时一定要控制流速,使 PaO_2 上升到 50～60 mmHg 即可。

三、降低 $PaCO_2$

$PaCO_2$ 增高的主要原因是肺总通气量下降,可通过增加肺泡通气量来降低 $PaCO_2$。具体方法包括:利用药物治疗解除呼吸道阻塞,如:抗生素治疗气道炎症,平喘药扩张支气管;使用呼吸中枢兴奋剂增强呼吸动力,如尼可刹米等;用人工辅助通气维持必需的通气量,同时恢复呼吸肌功能,这是治疗呼吸肌疲劳的主要方法;除此以外,还应补充营养以改善呼吸肌功能。

四、改善内环境及重要器官的功能

纠正酸碱及电解质紊乱,预防和治疗肺源性心脏病与肺性脑病等。

 要点总结与考点提示

1.呼吸衰竭的概念。
2.呼吸衰竭的原因和发生机制。

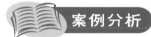 案例分析

患者,女,48岁,反复咳嗽、咳痰10年,活动后胸闷气促15年,加重5天。

查体:呼吸急促,面色苍白,口唇发绀,慢性病容,颈静脉怒张。桶状胸,肋间隙变宽,肺部叩诊呈过清音,呼吸音粗,下肺可闻及痰鸣音、湿性啰音。心率110次/分,心律齐,肺动脉听诊区能闻及Ⅲ级收缩期吹风样杂音。肝脏肋下4 cm,肝颈静脉回流征阳性,下肢凹陷性水肿,可见杵状指,指端发绀。

实验室检查:白细胞12.2×10^9/L,中性粒细胞84.7％,淋巴细胞9.4％(提示白细胞增多)。血气分析:pH 7.37,$PaCO_2$ 60 mmHg,PaO_2 50 mmHg,HCO_3^- 31 mmol/L,SaO_2 72％。辅助检查:心电图:肺型P波顺钟向转位(提示右室增大)。腹部B超:肝肿大,肝淤血,腹腔积液(提示右心衰竭)。

临床诊断:①慢性支气管炎伴感染(急性发作)。②慢性阻塞性肺气肿。③肺心病(右心衰竭)。④慢性呼吸衰竭(Ⅱ型)。

思考题:
(1)本病例发生呼吸衰竭的机制如何?
(2)患者出现气促、水肿、发绀的机制如何?
(3)患者发生肺源性心脏病的机制如何?

 思考题

1.简述呼吸衰竭的概念。
2.简述呼吸衰竭发生原因及其机制。
3.呼吸衰竭患者为什么常出现右心衰竭?
4.简述呼吸衰竭时机体功能代谢的变化。

(韩丽华)

第十五章

消化系统疾病

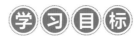

学习目标

1. 掌握慢性萎缩性胃炎的病理变化。
2. 掌握消化性溃疡病的病理变化及合并症。
3. 掌握门脉性肝硬化的病变及病理临床联系。
4. 熟悉各型病毒性肝炎的病理变化和病理临床联系。
5. 了解各型病毒性肝炎的病因及发病机制,了解门脉性、坏死后性、胆汁性肝硬化的异同。

消化系统包括消化管和消化腺。消化管是由口腔、咽、食管、胃、肠及肛门组成的连续管道系统。消化腺包括涎腺、肝、胰及消化管的黏膜腺体等。司消化、吸收、排泄、解毒以及内分泌等功能。

消化系统是体内易于发生疾病的部位,胃炎、消化性溃疡病、肠炎、肝炎、肝硬化等是临床上最常见的疾病。

第一节　胃　　炎

胃炎(gastritis)是指胃黏膜的炎症性病变。它是一种常见病、多发病,临床上一般依据病程分为急性胃炎和慢性胃炎两种。

一、急性胃炎

(一)病因及发病机制

急性胃炎常有明确的病因,多因暴饮暴食、过量饮酒、滥用水杨酸类药物、过量应用抗癌药物、服用强酸及强碱所致。少数患者可因金黄色葡萄球菌、链球菌等化脓菌经血道感染发病。另外,安置胃管等引起的机械性损伤、严重创伤、大面积烧伤、休克等产生的应激反应也可引起。临床上只有极少数急性胃炎病因不明,称为特发性胃炎(idiopathic gastritis)。

(二)类型和病理变化

1. 急性刺激性胃炎(acute irritated gastritis)　又称单纯性胃炎,多因暴饮暴食、食用过热或刺激性食品以及饮用烈性酒所致。胃镜可见黏膜潮红、充血、水肿,有黏液附着,或可见糜烂。

2. 急性出血性胃炎(acute hemorrhagic gastritis)　多由服药不当或过度酗酒所致。此外,创伤及手术等引起的应激反应也可诱发。病变可见胃黏膜急性出血合并轻度糜烂,或可见多发性应激性浅表溃疡形成。

3. 腐蚀性胃炎(corrosive gastritis)　多由吞服腐蚀性化学剂引起。胃黏膜坏死、溶解,病变多较严重。可累及深层组织甚至穿孔。

4. 急性感染性胃炎(acute infective gastritis)　较少见,可由金黄色葡萄球菌、链球菌或大肠杆菌等化脓菌经血道(败血症或脓毒血症)或胃外伤直接感染所致,可引起急性蜂窝织炎性胃炎(acute phlegmonous gastritis)。

（三）病理临床联系

急性胃炎的病理变化以中性粒细胞浸润为主要特征。病变范围可局限或广泛，轻重程度往往不一。轻度者可表现为胃黏膜充血、水肿、糜烂、点状出血、胃黏膜分泌亢进，患者症状轻微，仅表现为上腹不适或隐痛，或症状被原发病掩盖。重度者可表现为胃黏膜出血、坏死、溶解，患者可出现呕血或黑便。少数出现大量脓细胞浸润，严重者可累及深层组织，导致穿孔。

二、慢性胃炎

慢性胃炎（chronic gastritis）是胃黏膜的慢性非特异性炎症，发病率高。由于临床上广泛应用胃镜，可直接钳取胃黏膜病变组织进行活检，对慢性胃炎的确诊十分有利。

（一）病因和发病机制

慢性胃炎的病因和发病机制十分复杂，至今尚未完全明确。可能与以下因素有关：急性胃炎的多次发作；长期慢性刺激性食物（如烈酒、浓碱、辣椒）、滥用水杨酸类药物；长期吸烟；十二指肠液（包括胆汁）反流对胃黏膜屏障的破坏；幽门螺杆菌（helicobacter pylori，Hp）感染；部分慢性萎缩性胃炎的发生与自身免疫有关。

（二）类型和病理变化

根据病理变化的不同，可分为慢性浅表性胃炎、慢性萎缩性胃炎、巨大肥厚性胃炎和疣状胃炎四种，其中以慢性浅表性胃炎最为多见，占半数以上。本节重点介绍慢性浅表性胃炎和慢性萎缩性胃炎。

1. 慢性浅表性胃炎（chronic superficial gastritis，CSG） 又称慢性单纯性胃炎，是胃黏膜最常见的病变，病变以胃窦部最多见，主要位于黏膜浅表即黏膜层上 1/3，国内胃镜检出率可达 20%～40%。本型胃炎多数可治愈，少数可转变为慢性萎缩性胃炎。

胃镜检查：可见病变多灶性或弥漫性，黏膜充血、水肿，表面有灰白色或灰黄色黏液性渗出物，常伴有点状出血或糜烂，有时见深红色的充血区与淡红色水肿区形成红白相见的花斑状外观。镜下观，炎症病变主要限于黏膜浅层，浸润的炎性细胞主要是淋巴细胞和浆细胞，有时可见少量嗜酸性粒细胞和中性粒细胞（图 15-1）。此外，可见黏膜浅层水肿、小出血点或表浅上皮坏死脱落，固有层深层胃腺体无减少或异常。

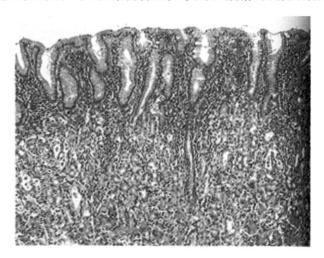

图 15-1　慢性浅表性胃炎
黏膜浅层炎性细胞浸润及固有层腺体保持完整

2. 慢性萎缩性胃炎（chronic atrophic gastritis，CAG） 慢性萎缩性胃炎一般分为 A、B 两型，A 型发病与自身免疫有关，常伴有恶性贫血，病变主要在胃体和胃底，此型较少见；B 型发病与自身免疫无关，不伴有恶性贫血，病变主要在胃窦部，此型我国最多见。

胃镜检查，可见本型胃炎具有以下三个特征：①正常胃黏膜的橘红色色泽消失，变为灰色或灰绿色；②萎缩的胃黏膜明显变薄，萎缩区周围的正常胃黏膜隆起，界限明显；③黏膜下小血管清晰可见。镜下观：①病变区胃黏膜变薄，腺体变小，数目减少，胃小凹变浅，并可有囊性扩张；②固有层内有多量淋巴细胞、浆细胞浸润,病程长的病例可形成淋巴滤泡;③胃黏膜内可见纤维组织增生;④常出现腺上皮化生现象,以肠上皮化生(intestinal metaplasia)为常见。肠上皮化生是指病变区胃黏膜上皮被肠型腺上皮替代的现象(图15-2)。在幽门胃窦部病变区,胃黏膜表层上皮细胞中出现分泌酸性黏液的杯状细胞、有纹状缘的吸收上皮细胞和潘氏(Paneth)细胞等。在肠上皮化生中,可出现细胞异型性增生。肠化生上皮有杯状细胞和吸收上皮细胞者称为完全化生,只有杯状细胞者称为不完全化生。不完全化生中又可根据其黏液组化反应,氧乙酰化唾液酸阳性者为大肠型不完全化生,阴性者则为小肠型不完全化生。目前多数研究发现不完全性大肠型化生与肠型胃癌的发生关系密切。假幽门腺化生,即胃体部或胃底部的腺体壁细胞和主细胞消失,为类似幽门腺的黏液分泌细胞所取代。

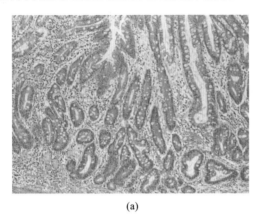
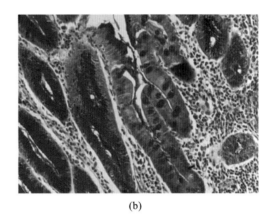

(a)　　　　　　　　　　　　　　　　　(b)

图 15-2　慢性萎缩性胃炎

(a)萎缩性胃炎伴肠上皮化生(HE 染色);(b)胃腺上皮呈紫红色,肠上皮化生呈蓝色(AB/PAS 染色)

(三)病理临床联系

慢性胃炎患者可有上腹部不适或钝痛,大多经治疗或合理饮食而痊愈。慢性萎缩性胃炎由于病变特点主要为胃腺萎缩、壁细胞和主细胞减少或消失,因而胃液分泌也减少,患者出现消化不良、食欲不振、上腹部不适等症状。A 型患者由于壁细胞破坏明显,内因子缺乏,维生素 B12 吸收障碍,故易发生恶性贫血。慢性萎缩性胃炎伴有不同程度的肠腺化生,在化生过程中,必然伴随局部上皮细胞的不断增生,若出现异常增生,则可能导致癌变。

第二节　消化性溃疡病

消化性溃疡病(peptic ulcer disease)是一种常见病、多发病,由于其发生与胃液的自我消化作用有关,故称为消化性溃疡病。本病好发于 20～50 岁之间,临床表现有周期性上腹部疼痛、嗳气、反酸等症状,易反复发作,呈慢性经过。病理学上,其主要病变以胃或十二指肠黏膜形成慢性溃疡为特征,以十二指肠溃疡多见,约占 70%,胃溃疡约占 25%,胃和十二指肠两者并存的复合性溃疡只占 5%。

一、病因及发病机制

溃疡病的病因非常复杂,目前尚未完全研究清楚,一般认为溃疡病的发生与以下因素有关。

1.胃液的消化作用　多数学者认为,胃黏膜防御屏障功能的破坏是胃或十二指肠黏膜组织被胃酸和胃蛋白酶消化而形成溃疡的重要原因。正常情况下,胃和十二指肠黏膜不会被胃液自我消化,这是因为黏膜具有防御屏障功能,胃黏膜的防御屏障功能包括:①胃黏膜上皮分泌黏液和碳酸氢盐覆盖于黏膜面,可以减少或避免胃酸和胃蛋白酶的直接接触,并形成一种有缓冲作用的表面微环境;②胃酸和胃蛋白酶是从腺体通过陷窝(即腺体开口)以喷射的方式分泌到表面黏液层进入消化腔,而没有直接与上皮接触;③胃黏膜上皮具有快速再生能力,从而能保证黏膜上皮的完整性和屏障功能;④健全的黏膜血液循环可清除从胃腔回流的氢离子,维持旺盛的细胞代谢和再生功能;⑤胃黏膜合成前列腺素有利于维持良好的黏膜血液循环。任何原因只要造成上述胃黏膜防御屏障的破坏，均可导致消化性溃疡的发生，也就是说在胃黏膜防御屏障受损的情况下，正常的胃酸水平甚至低于正常胃酸水平者也可引起溃疡。

2. 幽门螺杆菌的感染 大量研究表明，幽门螺杆菌感染能破坏胃黏膜的防御屏障，故与溃疡病的形成有密切的关系。其发生机制可能是：①幽门螺杆菌可分泌能催化游离氨生成的尿素酶和裂解胃黏膜糖蛋白的蛋白酶，还可产生能破坏黏膜表面上皮细胞脂质膜的磷酸酯酶，以及有生物活性的白细胞三烯和二十烷等，有利于胃酸直接接触上皮并进入黏膜内；②幽门螺杆菌能趋化中性粒细胞释放出髓过氧化物酶产生一系列化学反应均能破坏黏膜上皮细胞；③幽门螺杆菌还可释放细菌性血小板激活因子，促使胃黏膜表面毛细血管血栓形成而引起血管阻塞、黏膜缺血，从而破坏胃十二指肠黏膜防御屏障，诱发消化性溃疡。

3. 神经、内分泌功能失调 溃疡病患者常因精神因素的刺激（如精神过度紧张、强烈的情绪激动、过度忧虑等），引起大脑皮层的兴奋与抑制过程失调，造成皮层下中枢的功能紊乱，植物神经的功能失调，导致胃壁血管痉挛及胃酸分泌增多，有利于溃疡形成。另外，溃疡病的形成还与某些内分泌平衡失调有关，如肾上腺皮质激素产生过多，使胃酸分泌增加，黏液分泌减少，可促进胃黏膜被消化而形成溃疡。临床上长期使用肾上腺皮质激素或促皮质激素，可使病变加重，溃疡复发或形成新的溃疡，应予以警惕。

胃溃疡病和十二指肠溃疡病两者虽然都有酸性胃液增多，但其发病机制各不相同。正常胃酸分泌有两种时相：一是通过迷走神经对胃黏膜壁细胞的胆碱能性刺激引起胃泌素的释放（脑相）；二是食物在胃内潴留直接刺激胃窦部黏膜引起的胃泌素的释放（窦相）。十二指肠溃疡病患者在空腹时，由于迷走神经功能亢进致使胃液分泌增加，这是十二指肠溃疡病的特点。而胃溃疡则不同，此时迷走神经的兴奋性反而降低，胃蠕动减弱，造成胃内食物的潴留，结果胃窦部的胃泌素细胞直接受到刺激，使胃泌素分泌亢进，酸性胃液的分泌量增加，促进胃黏膜溃疡的形成。

4. 遗传因素 溃疡病有时可见家族多发趋势，血型为"O"型的人发病率高于其他血型的1.5～2倍，说明本病的发生与遗传因素有关。

5. 其他因素 如长期服用阿司匹林等药物，除了直接刺激胃黏膜外还可抑制黏膜前列腺素的合成，影响黏膜血液循环；吸烟也可损害黏膜血液循环；高钙血症能刺激胃泌素产生因而致使胃酸分泌增高引起溃疡形成。

二、病理变化

肉眼观，胃溃疡多发生于胃小弯近幽门部，尤其多见于胃窦部。溃疡数目常为一个，偶有两个或三个。溃疡为圆形或椭圆形，直径多在2 cm以内（图15-3）。溃疡边缘整齐，状如刀割，溃疡底部深浅不一，通常穿越黏膜下层，有的可深达肌层甚至浆膜层。溃疡周围黏膜可有轻度水肿，黏膜皱襞从溃疡向周围呈放射状。由于胃蠕动方向的原因，致使溃疡贲门侧较深，呈潜掘状，幽门侧较浅，呈阶梯状暴露。

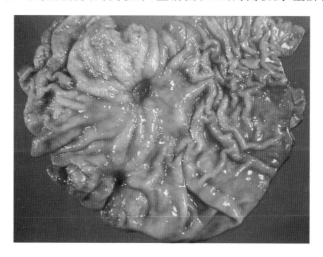

图15-3 胃溃疡（肉眼观）
溃疡边缘整齐，底部平坦洁净，黏膜皱襞呈放射状，较深

镜下观，溃疡底部从表面向深部依次分为四层结构：第一层为渗出层，即溃疡的表面，有中性粒细胞、

纤维蛋白等炎性渗出物覆盖;第二层为坏死层,为红染无结构的坏死组织;第三层为肉芽组织层,为新生的肉芽组织;第四层由肉芽组织移行为陈旧瘢痕组织层(图15-4)。瘢痕组织内的小动脉因炎症刺激常有增生性动脉内膜炎,因而管壁增厚,管腔狭窄甚至闭塞,有时可有血栓形成,造成局部组织血液供应不足,不利于溃疡愈合,但可防止局部血管破裂出血。溃疡底部的神经节细胞和神经纤维变性和断裂,有时神经纤维断端呈小球状增生,这可能与患者产生疼痛症状有关。

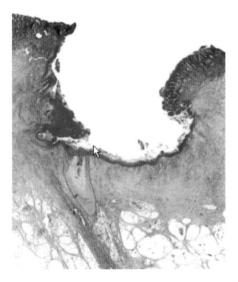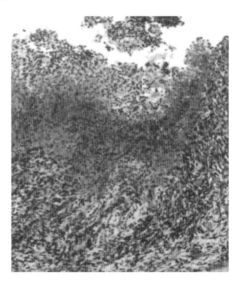

图15-4 胃溃疡(镜下观)

溃疡最表层由少量炎性渗出物覆盖;其下为一层坏死组织;再下则见较新鲜的肉芽组织层;最下层由肉芽组织移行为陈旧瘢疤痕组织

十二指肠溃疡的形态与胃溃疡相似,多发生在十二指肠起始部(球部)的前壁或后壁,越往下越少见。溃疡一般较胃溃疡小而浅,直径多在1 cm以内,较易愈合。

三、病理临床联系

1.上腹部疼痛 上腹部疼痛是溃疡病的主要临床表现,这种疼痛与饮食有较明显的关系,呈周期性、规律性的钝痛。通常胃溃疡的疼痛出现于餐后30 min～2 h之间,至下餐前消失;十二指肠溃疡的疼痛出现于午夜或饥饿时,持续至下次进餐,故称为"夜间痛"或"饥饿痛",进食后可以减轻或完全缓解。疼痛的发生与胃酸分泌增多,刺激病灶神经末梢以及胃壁平滑肌痉挛有关。另外,溃疡底部神经纤维的小球状增生也是引起疼痛的原因之一。

2.嗳气或上腹部饱胀 嗳气是由于消化不良,胃幽门括约肌痉挛,胃逆蠕动,以及早期幽门狭窄,胃内容物排空困难而发酵,从而导致嗳气或上腹部饱胀感。

3.反酸或呕吐 反酸或呕吐是由于胃酸刺激引起胃幽门括约肌痉挛及胃的逆蠕动时,使酸性胃内容物反流至食管及口腔而出现反酸或呕吐。

四、结局与并发症

1.愈合 大多数情况下,溃疡病经过适当治疗后,溃疡底部的渗出物及坏死组织逐渐被吸收消失,新鲜肉芽组织增生,炎性细胞浸润减少,以后溃疡周围黏膜上皮再生,从边缘部逐渐覆盖溃疡面而愈合。肌层被破坏处由于不能再生,则由瘢痕修复。

2.并发症

(1)出血:最常见的并发症,发生率为10%～35%,轻者是因为溃疡底部毛细血管破裂,表现为少量出血,患者大便内常可查出潜血。重者是因为溃疡底部大血管被侵蚀破坏,引起大出血,此时患者可有柏油样大便及呕血,甚至导致失血性休克而危及生命。

(2)穿孔:约有5%的患者出现,是最危险的并发症。十二指肠溃疡穿孔较胃溃疡穿孔常见。穿孔时大量的胃内容物流入腹腔,可引起弥漫性腹膜炎。

(3)幽门狭窄:大约有 3% 的患者发生。引起幽门狭窄的原因是靠近幽门的溃疡病灶区大量结缔组织增生和瘢痕收缩。长期严重的狭窄造成梗阻,使胃壁肥厚,胃腔扩张,患者可因反复呕吐造成水、电解质紊乱(脱水、碱中毒等)和营养不良。此外,也可因溃疡周围继发炎症、水肿或幽门括约肌痉挛,引起幽门的机械性梗阻。这种梗阻经治疗后,症状可以缓解。

(4)癌变:胃溃疡癌变极少,发生率仅在 1% 或以下,多为经久不愈的胃溃疡,十二指肠溃疡一般不癌变。

第三节 病毒性肝炎

病毒性肝炎(viral hepatitis)近年来已研究证实有甲型、乙型、丙型、丁型、戊型及庚型等 6 种,是由肝炎病毒引起的,以肝实质细胞变性坏死为主要病变的一种常见传染病。病毒性肝炎长期在世界各地散发或流行,其发病率有明显增高的趋势。男女发病率相仿,各种年龄均可发病,在我国乙型肝炎最多见,乙型肝炎与肝硬化、肝癌有密切关系。临床上常出现食欲不振、乏力、上腹部不适、肝区疼痛及肝肿大等症状。

一、病因和发病机制

在我国由于以乙型肝炎最为常见,故对乙型肝炎病毒(HBV)研究也较多,目前认为 HBV 的致病部分是表面抗原(HBsAg),而核心抗原(HBcAg)由于含有核酸,具有感染性。现将各型肝炎病毒特点列表比较,见表 15-1。

表 15-1 各型肝炎病毒及其相应性肝炎的特点

肝炎病毒型	病毒大小、性质	潜伏期/周	传染途径	转成慢性肝炎	暴发型肝炎
HAV	27 nm,单链 RNA	2～6	肠道	无	0.1%～0.4%
HBV	43 nm,DNA	4～26	分泌物、血液	5%～10%	<1%
HCV	30～60 nm,单链 RNA	2～26	同上	>70%	极少
HDV	缺陷性 RNA	4～7	同上	共同感染<5%,重叠感染80%	共同感染3%～4%,重叠感染7%～10%
HEV	32～34 nm,单链 RNA	2～8	肠道	无	合并妊娠20%
HGV	单链 RNA	不详	输血、注射	无	不详

共同感染:指 HDV 与 HBV 同时感染。重叠感染:指在慢性 HBV 感染的基础上重叠感染 HDV

肝炎病毒引起肝细胞损害的机制还不十分清楚。目前认为肝炎病毒是通过两种机制损害肝细胞:一种是病毒直接侵入肝细胞,在细胞内复制增殖,损害肝细胞引起炎症,这一点已得到证实,如甲型肝炎和丁型肝炎;另一种是由免疫反应所致,如乙型肝炎。已知乙型肝炎病毒是一种 DAN 病毒,进入人体后,先附着于肝细胞表面,再进入肝细胞内复制繁殖,分别在肝细胞核内合成核心抗原和在肝细胞质内合成表面抗原,然后从肝细胞逸出,但病毒本身并不引起细胞明显病变,而引起肝细胞的损害则只是由于乙型肝炎表面抗原诱发的细胞免疫反应起主要作用。当病毒由肝入血后,刺激机体免疫系统,致敏淋巴细胞,B 淋巴细胞产生特异性抗体,致敏的 T 淋巴细胞能识别与攻击附有病毒抗原的肝细胞;特异性抗体一方面与血中的病毒反应,另一方面与附有病毒抗原的肝细胞膜起反应,从而在消灭病毒的同时也使受感染的肝细胞受到损害,发生变性和坏死。

病毒性肝炎的发生和发展是病毒与机体之间相互作用的结果,病毒的量、毒力大小不同,引起肝细胞的病变类型及损伤程度也不同,因而表现为不同的临床病理类型。

(1)免疫功能正常,感染病毒的数量较少,毒力较弱时,发生急性(普通型)肝炎。

(2)免疫功能过强,感染病毒数量多而毒力又强时,则发生重型肝炎。

(3)有病毒感染,但免疫功能不足,使部分未被杀灭的病毒在未受损伤的肝细胞内反复复制,导致肝细胞反复损害而成为慢性肝炎。

（4）免疫功能耐受或缺陷，使病毒与宿主共生，在细胞内持续存在，而被病毒感染的肝细胞又不受损害，成为无症状的病毒携带者。

二、基本病理变化

目前虽然肝炎类型较多，但病理变化基本相同，都是以肝细胞变性、坏死为主，同时伴有不同程度的炎性细胞浸润、肝细胞再生和纤维组织增生。

（一）肝细胞变性

1. 细胞水肿 细胞水肿是最常见的病变。镜下见肝细胞明显增大，胞质疏松呈网状、淡染，称为胞质疏松化。进一步发展，肝细胞高度肿胀，由多角形变为圆形，胞质变得空亮，几乎完全透明，称为气球样变。电镜下见内质网不同程度扩张，线粒体明显肿胀，溶酶体增多。

2. 嗜酸性变 嗜酸性变往往累及单个或几个肝细胞，散在于肝小叶内。细胞体积缩小，胞质呈均匀致密的深红色，胞核浓缩。

（二）肝细胞坏死

1. 嗜酸性坏死 嗜酸性坏死为单个细胞坏死，属细胞凋亡，是由嗜酸性变发展而来的。胞核浓缩以至消失，胞质浓缩成致密均质红染球形小体，即嗜酸性小体（acidophilic body）。单个存在于肝细胞索中，也可脱落于肝窦内。

2. 溶解性坏死 溶解性坏死由严重的细胞水肿发展而来。不同类型的病毒性肝炎此种坏死的范围和分布不同，可分为以下类型。

（1）点状坏死（spotty necrosis）：指单个或数个肝细胞的坏死，常见于急性普通型肝炎。

（2）碎片状坏死（piecemeal necrosis）：指肝小叶周边部界板肝细胞的灶性坏死和崩解，常见于慢性肝炎。

（3）桥接坏死（bridging necrosis）：指中央静脉与汇管区之间，或两个中央静脉之间出现的互相连接的坏死带，常见于中度与重度慢性肝炎。

（4）大片坏死：指几乎累及整个肝小叶的大范围肝细胞坏死，常见于重型肝炎。

（三）炎性细胞浸润

在肝小叶内或汇管区常有程度不等的炎性细胞浸润，主要是淋巴细胞和单核细胞，有时也可见少量浆细胞和中性粒细胞等。

（四）间质反应性增生

1. 枯否细胞增生 枯否细胞（Kupffer）增生是一种肝内单核-巨噬细胞系统的炎性反应。增生的细胞呈梭形或多角形，胞质丰富，突出于窦壁或自壁上脱入窦内成为游走的吞噬细胞，胞质内常含有被吞噬的色素颗粒或坏死细胞碎屑等。

2. 间叶细胞及成纤维细胞的增生 间叶细胞具有多向分化的潜能，存在于肝间质内。在肝炎早期，间叶细胞增生并分化为组织细胞，参与炎性细胞浸润，以后有成纤维细胞增生参与肝损伤的修复。如果肝炎患者反复发生严重的肝细胞坏死，则由于大量纤维组织增生，导致肝硬化。

3. 细小胆管增生 慢性且坏死较严重的病例，在汇管区或大片坏死灶内，可见细小胆管增生。

（五）肝细胞再生

在肝炎早期即可出现，而肝炎恢复期或慢性阶段则更加明显。肝细胞坏死时，邻近的肝细胞可通过直接或间接的分裂来再生修复。再生的肝细胞体积较大，核大而染色较深，有时可见双核，胞质略呈嗜碱性。这种再生的肝细胞可沿原有的网状支架排列。但如坏死严重，原小叶内的网状支架塌陷，再生的肝细胞则呈团块状排列，称为结节状再生。

以上肝炎病变是由变质、渗出、增生三种病变交织而成的，但其中以变质性病变为主。病理诊断时必须加以综合分析，肝细胞胞质疏松化、气球样变及嗜酸性小体形成对于诊断普通型肝炎具有重要意义，而肝细胞的大片坏死则是重型肝炎的主要病理变化特征。

三、临床病理类型

各种类型病毒性肝炎的病理变化和临床表现基本相同。根据病程、病变程度和临床表现的不同进行临床病理分类如下：

（一）急性（普通型）肝炎

在临床上最常见。根据有无黄疸又分为黄疸型和无黄疸型肝炎。我国以无黄疸型肝炎居多，其中多为乙型病毒性肝炎。黄疸型肝炎的病变稍重，病程较短。

以上两型肝炎病理变化基本相同。

1. 病理变化 肉眼观，肝脏肿大，质较软，表面光滑。镜下观，以肝细胞广泛变性为主，表现为胞质疏松化和气球样变，肝细胞坏死常只累及单个乃至几个肝细胞。同时伴有轻度炎性细胞浸润，以及间质反应性增生和肝细胞再生。嗜酸性小体少见。由于点状坏死灶内的肝细胞索网状纤维支架保持完整而不塌陷，所以该处通过再生的肝细胞可完全恢复原来的结构和功能。黄疸型肝炎坏死灶稍多、稍重，毛细胆管中常有胆栓形成。

2. 病理临床联系 弥漫性肝细胞肿大，使肝脏体积变大，包膜紧张，引起肝区疼痛。肝细胞变质性改变，造成肝细胞内酶释放入血，血清谷丙转氨酶（SGPT）升高，同时还可引起多种肝功能异常，病变严重者出现黄疸。

3. 结局 急性（普通型）肝炎大多数在半年内可逐渐恢复。一部分病例（多为乙型肝炎）恢复较慢，需要半年到一年时间，少数病例（5％～10％）可发展为慢性肝炎，丙型肝炎约70％可转变为慢性肝炎。

（二）慢性（普通型）肝炎

病毒性肝炎病程持续半年以上者即为慢性肝炎。其中以乙型肝炎占绝大多数，而甲型肝炎很少转为慢性。导致肝炎慢性化的因素有：感染的病原类型，治疗不当，营养不良，同时又患其他传染病，饮酒，服用对肝有损害的药物，以及免疫因素等，这些应引起临床医生注意。慢性肝炎不同程度的炎症变化、坏死及纤维化是与急性肝炎的主要区别。慢性肝炎分为下述三型。

1. 轻度慢性肝炎 肝细胞轻度变性，主要是点状坏死和嗜酸性坏死，偶见较轻的碎片状坏死，汇管区周围纤维增生、肝小叶结构完整。

2. 中度慢性肝炎 肝细胞变性坏死较明显，既有点状坏死，又有特征性的碎片状坏死和桥接坏死。肝小叶内开始有纤维间隔形成，但仅仅是少数小叶结构被破坏，汇管区及小叶内炎性细胞浸润明显。

3. 重度慢性肝炎 肝细胞广泛严重的坏死，表现为重度的碎片状坏死和大范围的桥接坏死。炎性细胞浸润更加明显。坏死区出现肝细胞不规则再生，肝小叶内和小叶周边部坏死区纤维组织增生，形成纤维条索连接，纤维间隔分隔肝小叶结构，致使肝小叶结构完全紊乱开始形成假小叶。如果重度慢性肝炎得不到及时治疗，将转化为肝硬化。如果此时又在原有病变的基础上出现大片新鲜的肝细胞坏死可变为重型肝炎。

（三）重型肝炎

为病毒性肝炎中最严重者，很少见。根据起病缓急及病变程度的不同，又分为急性重型肝炎和亚急性重型肝炎两种。

1. 急性重型肝炎 急性重型肝炎临床上又称为暴发型或电击型肝炎，较少见。起病急骤，病变发展迅猛、剧烈，死亡率很高，如不及时抢救，患者多在十余天内死亡。

（1）病理变化：镜下观，肝细胞迅速发生严重而广泛的坏死，坏死由小叶中央区开始，向四周扩展，可累及整个小叶，小叶周边可见脂肪变性的肝细胞，残存的肝细胞无明显再生现象。肝窦明显扩张充血并出血，枯否细胞增生肥大，小叶内及汇管区有大量的淋巴细胞和巨噬细胞浸润。肉眼观，肝脏体积显著缩小，重量明显减轻，减至原来的1/3～1/2，质地柔软，被膜皱缩。切面呈黄色或红褐色，部分区域呈红黄相间的斑纹状，故有急性红色肝萎缩或急性黄色肝萎缩之称（图15-5）。

（2）病理临床联系：大量肝细胞溶解坏死，可导致：①胆红素大量入血引起严重的肝细胞性黄疸；②凝血因子合成障碍导致出现明显的出血倾向；③肝功能衰竭，对各种代谢产物的解毒功能出现障碍导致肝性

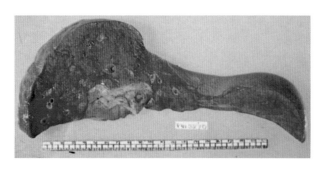

图 15-5　急性重型肝炎

脑病。此外,由于胆红素代谢障碍及血循环障碍等,还可诱发肾功能衰竭,称为肝肾综合征(hepatorenal syndrome)。

(3)结局:本型肝炎大多数在短期内死亡,死亡原因主要为肝功能衰竭(肝昏迷),其次为消化道出血、肾功能衰竭、DIC 等。少数迁延而转为亚急性重型肝炎。

2.亚急性重型肝炎　亚急性重型肝炎可开始病变就比较缓和而呈亚急性经过,但大多数是由急性重型肝炎迁延而来,部分可由急性普通型肝炎恶化而来。病程约为数周至数月。

(1)病理变化:镜下观,亚急性重型肝炎与急性重型肝炎的主要区别在于前者既有大片的肝细胞坏死,又有肝细胞结节状再生。由于坏死区网状纤维支架塌陷和胶原纤维化,致使再生的肝细胞失去原有的依托而呈不规则的结节状,失去原有小叶的结构和功能。小叶内外有明显的炎性细胞浸润。小叶周边部可见小胆管增生、胆栓形成(胆汁淤积所致)。肉眼观,肝脏体积不同程度缩小,被膜皱缩,呈黄绿色,称为亚急性黄色肝萎缩(图 15-6)。如病程较长,肝表现可出现大小不等的结节,质地略硬。

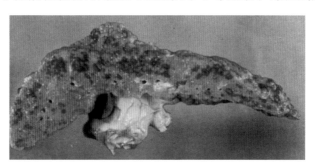

图 15-6　亚急性重型肝炎

(2)结局:如治疗得当且及时,病变可停止发展并有治愈可能。多数常继续发展而转变为坏死后性肝硬化。

第四节　肝　硬　化

肝硬化(liver cirrhosis)是由多种原因引起的一种常见的慢性进行性肝病。各年龄阶段均可发病,男、女发病率无明显差异。早期可无明显症状,后期则出现一系列不同程度的门脉高压症和肝功能障碍。主要病理变化为肝细胞弥漫性变性、坏死,继而出现纤维组织增生和肝细胞结节状再生,三种改变反复交错进行,导致肝小叶结构破坏和肝内血液循环途径逐渐被破坏及改建,形成假小叶(pseudolobule),最后导致肝脏变形、变硬而形成肝硬化。

肝硬化分类方法较多,主要如下。①按病因可分为:病毒性肝炎性肝硬化、酒精性肝硬化、胆汁性肝硬化、淤血性肝硬化及寄生虫性肝硬化等。②按形态可分为:小结节型肝硬化、大结节型肝硬化、大小结节混合型肝硬化和不全分隔型肝硬化。③按病因和病变的综合分类(也是目前我国常用的分类)可分为:门脉性肝硬化、坏死后性肝硬化、胆汁性肝硬化、淤血性肝硬化、寄生虫性肝硬化等。

一、门脉性肝硬化

门脉性肝硬化(portal cirrhosis)是各型肝硬化中最常见者。本病遍布于世界各地,由于社会制度、生活习惯和自然环境等不同,其病因和发病率也各不相同。本型肝硬化相当于国际纯形态分类中的小结节性肝硬化。

（一）病因和发病机制

病因和发病机制尚未完全清楚。多数研究表明,很多不同的因素均可引起肝细胞的损害进而发展为肝硬化,常见的因素如下所述。

1. 病毒性肝炎 近年来,越来越多的资料证实,在我国病毒性肝炎尤其是乙型病毒性肝炎与肝硬化的发生有密切关系。在肝硬化的肝内常可显示出乙型肝炎表面抗原(HBsAg),而且阳性率很高(多达 76.7%)。同时,还可发现肝炎的病变存在,如肝细胞气球样变、嗜酸性小体、点状坏死、碎片状坏死及桥接坏死等。这些都表明,病毒性肝炎是引起门脉性肝硬化的一个重要原因。

2. 慢性酒精中毒 慢性酒精中毒是欧美等地区肝硬化的主要原因,见于长期大量酗酒人群。酒精引起肝硬化,主要是酒精在代谢的过程中产生的乙醛对肝细胞有直接毒害作用,使肝细胞发生脂肪变性而逐渐进展为肝硬化。

3. 营养缺乏 动物实验表明,食物中长期缺乏蛋氨酸和胆碱等物质时,由于肝合成磷脂障碍,可引起肝细胞脂肪变性而发展成为肝硬化。

4. 毒性物质作用 许多化学物质,如四氯化碳、黄磷、砷等,以及黄曲霉毒素的长期作用,可使肝细胞反复遭受损伤,导致肝硬化。

在上述因素的作用下,首先导致肝细胞的变性、坏死、肝细胞结节状再生及炎症改变,然后在坏死区发生胶原纤维增生。增生的胶原纤维有三种来源:①增生的成纤维细胞;②因肝细胞坏死,局部网状纤维支架塌陷,网状纤维融合形成胶原纤维;③局部的储脂细胞,肝硬化的大量胶原来自于窦状隙(Disse 腔)的储脂细胞(Ito 细胞),该细胞增生活跃,转化成成纤维细胞样细胞。初期增生的纤维组织虽形成小的条索但尚未互相连接形成间隔而改建肝小叶结构时,称为肝纤维化,为可复性病变。后期如果病变继续进展,小叶中央区和汇管区等处的纤维间隔互相连接,终于使肝小叶结构被破坏和肝内血液循环被改建而形成假小叶,导致肝硬化。

（二）病理变化

肉眼观,肝硬化的早期、中期肝脏体积正常或略增大,质地稍硬。后期肝脏体积缩小,重量降至 1000g 以下(正常为 1500g),肝的硬度增加,包膜明显增厚,表面呈结节状,结节大小较一致,直径多在 0.15～0.5 cm 之间,不超过 1 cm,肝的切面可见无数圆形或卵圆形的岛状结节,大小与表面结节相似,分布于全肝。结节呈黄褐色(脂肪变)或黄绿色(淤胆),结节的周围有增生的纤维组织间隔包绕,界限清楚。门脉性肝硬化的纤维间隔较狭窄,厚薄较均匀(图 15-7)。

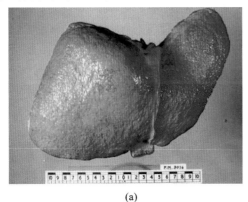
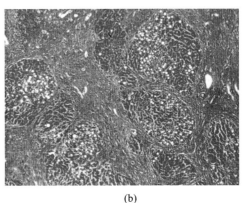

(a)   (b)

图 15-7 门脉性肝硬化

(a)肝脏表面呈结节状,结节大小较一致;(b)增生的纤维间隔较狭窄,厚薄较均匀(Masson 染色)

镜下观,可见肝硬化的重要形态学标志——假小叶出现,即正常肝小叶结构被破坏,由广泛增生的纤维组织将原来的肝小叶或再生的肝细胞团分割包绕成大小不等、圆形或椭圆形的结构,这种由增生的纤维组织包绕的肝细胞团,称为假小叶。肉眼所见的小结节相当于一个或数个假小叶。假小叶的特点为:肝细胞索排列紊乱,肝细胞可出现不同程度变性、坏死;小叶内中央静脉缺如、偏位或多个;再生的肝细胞体积增大、核大、染色深,可见双核细胞,纤维间隔内有淋巴细胞、浆细胞浸润,小胆管有淤胆现象;在增生的纤维组织中还可见到新生的细小胆管和无管腔的假胆管。

(三)病理临床联系

1. 门脉高压症 门脉性肝硬化可引起门静脉压增高。正常门脉压为 $8 \sim 12$ cmH$_2$O,肝硬化时,门脉压可逐渐增高,达到 $30 \sim 50$ cmH$_2$O。发生门脉高压的原因有:①假小叶压迫肝静脉的分支,引起血管狭窄甚至闭塞,使肝窦内的血液不易排出,门静脉的血液也因此不易流入肝窦;②纤维组织的压迫和收缩使肝内门静脉和肝静脉分支扭曲、狭窄甚至闭塞,造成肝内循环障碍,门静脉回流受阻;③由于门静脉分支的广泛闭塞和肝动脉血不能流到肝窦的结果,肝内可出现肝动脉和门静脉分支间的异常吻合。肝动脉血进入门静脉后,使已升高的门静脉压力更加增高(图 15-8)。

门静脉压升高后,胃、肠、脾等器官的静脉血回流受阻。早期,由于代偿作用,临床上可无明显症状。晚期则出现一系列症状和体征,主要表现如下:

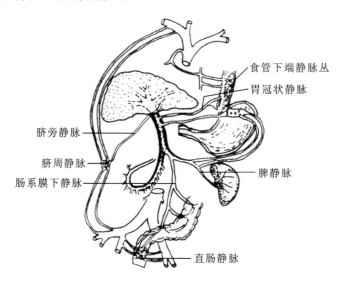

图 15-8　门脉高压侧支循环形成示意图

(1)脾肿大:门静脉压升高,脾静脉血回流受阻,脾窦扩张,淤血缺氧,窦壁内皮细胞和脾内纤维结缔组织增生,使脾脏肿大、变硬。慢性脾淤血可有脾功能亢进,引起贫血、血中白细胞和血小板减少。

(2)胃肠道淤血:胃肠道淤血、水肿使消化液分泌减少和蠕动变慢,消化、吸收机能障碍,出现食欲不振、消化不良、腹泻等症状。

(3)腹腔积液:肝硬化晚期,在腹腔内可积聚大量淡黄色、澄清、透明的液体,称为腹腔积液。患者有腹胀,进食后加重,膈肌抬高,引起气促。

腹腔积液形成的因素主要有:①由于门静脉压升高,肠壁、肠系膜等处毛细血管内压升高,加之长期淤血而发生缺氧,使毛细血管壁通透性增加,液体漏入腹腔。②肝静脉回流受阻,肝窦内压力升高,淋巴液形成增多,部分经淋巴管回流,部分淋巴液由肝表面漏出到腹腔。并且门静脉周围的淋巴管因纤维组织增生而受压,造成淋巴回流受阻,促进了腹腔积液的形成。③肝硬化时,肝细胞合成蛋白质的功能低下,加之蛋白类食物摄入量不足和消化吸收障碍,因此血浆白蛋白减少,血浆胶体渗透压降低。④腹腔积液形成后,循环血量减少。一方面肾血流量和滤过率减少;另一方面引起醛固酮和抗利尿激素分泌增多,加之肝脏对这些激素灭活作用减弱,引起水钠潴留,促使腹腔积液加重。

(4)侧支循环形成:肝硬化时,门静脉血回流受阻,通过侧支循环开放,门静脉血部分地通过这些侧支循环经腔静脉回流至右心,使门静脉压得以减轻。

临床上比较重要的侧支循环有三组：①食管下段静脉丛曲张：门静脉血经胃冠状静脉与食管下段静脉丛的吻合支流入奇静脉，再经上腔静脉流入右心。此时食管下段静脉丛曲张，曲张的静脉位于黏膜下层，易破裂而引起大出血，为肝硬化患者常见死亡原因之一。②直肠静脉丛曲张：门静脉血经肠系膜下静脉至直肠静脉（痔静脉）丛，再经髂内静脉流入下腔静脉，引起直肠静脉丛曲张，形成痔核，破裂可造成大便时出血，长期便血，可致贫血。③脐周及腹壁静脉曲张：门静脉血经附脐静脉至脐周围的腹壁浅静脉，而后向上经胸腹壁静脉进入上腔静脉，向下经腹壁下静脉进入下腔静脉，引起脐周浅静脉高度扩张，形成"海蛇头"(caput medusae)现象。

2.肝功能障碍 肝硬化时肝功能障碍是由于肝细胞不断地发生变性、坏死，再生肝细胞不能完全代偿，以及肝内循环障碍，肝血流量大为减少之故。主要表现如下。

（1）蛋白质合成障碍：肝细胞受损伤后，合成蛋白的功能降低，使血浆蛋白减少。同时由于从胃肠道吸收的一些抗原性物质不经肝细胞处理，直接经过侧支循环而进入体循环，刺激免疫系统合成球蛋白增多，因而化验检查可出现白蛋白降低且白蛋白与球蛋白比值下降或倒置现象。

（2）出血倾向：主要表现为鼻衄、牙龈出血、紫癜等。这是因为肝脏合成凝血酶原、纤维蛋白原和其他一些凝血因子减少，加之脾功能亢进，血小板减少。

（3）对激素的灭活功能减弱：对雌激素的灭活能力减弱，致使体内雌激素过多，可引起血管扩张，患者在颈、面部、前臂等处出现"蜘蛛痣"和手掌潮红（肝掌）。部分男性患者乳腺发育、睾丸萎缩，女性患者出现月经不调，不孕等。对抗利尿激素、醛固酮灭活障碍，使患者尿量减少、水钠潴留，促进了腹腔积液的形成。

（4）胆色素代谢障碍：主要与肝细胞坏死及毛细胆管淤胆有关。患者在临床上常有肝细胞性黄疸表现。

（5）肝性脑病（肝昏迷）：这是最严重的后果，系肝功能极度衰竭的表现，是肝硬化患者死亡的又一重要原因。

（四）结局

在本病早期，如能消除致病原因和积极治疗，一些症状常可减轻或消除。即使肝硬化发展到相当程度，不易从形态结构上完全恢复正常，但由于肝脏有强大的代偿功能，只要及时治疗，常可使本病处于相对稳定状态，患者不仅没有自觉症状，许多肝功能检查亦可正常。当肝硬化发展到晚期，肝代偿功能失调或有其他损害肝功能因素并存，则预后不良，患者常死于肝性脑病。此外，常见的死因还有食管下段静脉曲张破裂引起的大出血，合并感染（如肺炎）或原发性肝癌等。

二、坏死后性肝硬化

坏死后性肝硬化(postnecrotic cirrhosis)绝大多数是在肝细胞发生大片坏死的基础上形成的。相当于国际纯形态分类中的大结节型和大小结节混合型肝硬化。

（一）病因

1.肝炎病毒感染 多继发于亚急性重型病毒性肝炎，较重的慢性普通型肝炎也可移行为此型肝硬化。

2.化学毒物中毒 如磷、砷、氯仿、四氯化碳等化学毒物，中毒时可致肝细胞广泛坏死，发展成为坏死后性肝硬化。

（二）病理变化

肉眼观，肝脏体积缩小，重量减轻，质地变硬，表面呈结节状。结节较大，且大小不等。有些病例，结节直径多在1 cm以上，最大的结节直径可达5 cm；有些病例，则部分结节大于1 cm，部分小于1 cm，增生的纤维间隔较厚，且明显厚薄不均（图15-9）。

镜下观，正常肝小叶结构破坏，代之以假小叶形成，假小叶呈各种形态，大小不等，在大的结节内常可见到几个完整的假小叶。肝细胞变性坏死、胆色素沉着、肝细胞再生和纤维组织增生。增生的纤维结缔组织带较宽阔，并且厚薄不均，其中常见小胆管增生和淋巴细胞、浆细胞浸润。

（三）结局

一般情况下，坏死后性肝硬化因肝细胞坏死较严重，病程较门脉性肝硬化为短，肝功能障碍明显且出

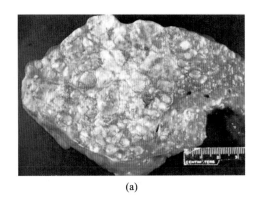
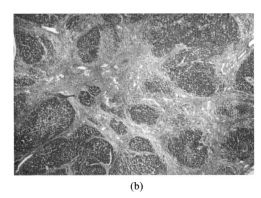

（a）　　　　　　　　　　　　　　　　（b）

图 15-9　坏死后性肝硬化

（a）肝脏切面呈结节状，大小不等；（b）增生的纤维间隔较厚，且厚薄不均（Masson 染色）

现较早，而门脉高压症较轻且出现晚。多数患者于晚期出现肝功能衰竭，也可并发原发性肝癌，癌变率较门脉性肝硬化高。

三、胆汁性肝硬化

胆汁性肝硬化（biliary cirrhosis）是由于胆道阻塞，胆汁淤积引起的肝硬化，此类较少见。根据病因不同，分原发性和继发性两种。

（一）病因及发病机制

原发性胆汁性肝硬化（primary biliary cirrhosis）在我国少见，原因不明，可能与自身免疫反应有关，这是因为在患者血中可检查到自身抗体。可由肝内小胆管的慢性非化脓性胆管炎引起。

继发性胆汁性肝硬化的原因与长期肝外胆管阻塞和胆道上行性感染两种因素有关。长期的胆管阻塞、胆汁淤积，使肝细胞变性、坏死，继发结缔组织增生而导致肝硬化。

（二）病理变化

肉眼观，肝脏缩小不如前两型肝硬化明显（早期肝脏常肿大），质中等硬度，表面较光滑，呈细小结节或无明显结节，颜色呈深绿色或绿褐色。

镜下观，原发性胆汁性肝硬化早期小叶间胆管上皮细胞水肿、坏死，周围有淋巴细胞浸润，最后由小胆管破坏而致结缔组织增生并伸入肝小叶内，假小叶呈不完全分割型。继发性胆汁性肝硬化镜下见肝细胞明显淤胆而变性坏死，坏死肝细胞肿大，胞质疏松呈网状，核消失，称为网状或羽毛状坏死。假小叶周围结缔组织的分割包绕不完全。

四、其他类型的肝硬化

1. 淤血性肝硬化　本病见于慢性充血性心力衰竭。长期淤血缺氧，使肝小叶中央区肝细胞萎陷、坏死，最后纤维化。如淤血持续存在，进而形成纤维条索，分割肝小叶形成肝硬化。

2. 寄生虫性肝硬化　常见于血吸虫病，血吸虫虫卵可随门静脉血流到达肝脏，由于虫卵直径大于门静脉末梢分支之口径，虫卵引起的病变主要在汇管区，以左叶更为明显。慢性病例肝内可见慢性虫卵结节和纤维化。感染较轻的病例，仅在汇管区有少量慢性虫卵结节，临床上一般不出现症状。长期重度感染的病例，汇管区周围有大量纤维组织增生，肝脏因严重纤维化而变硬、变小，导致血吸虫性肝硬化。肝表面不平，有浅的沟纹分割成若干大小不等稍隆起分区，严重时形成粗大结节。切面上，增生的结缔组织沿门静脉分支呈树枝状分布，故称为干线型或管道型肝硬化（pipe stem cirrhosis）。由于虫卵结节主要见于汇管区，肝小叶并未遭受严重破坏，故不形成明显假小叶，与门脉性肝硬化不同。由于门静脉分支虫卵栓塞、静脉内膜炎、血栓形成和机化，以及门静脉周围纤维组织增生，使肝内门静脉分支阻塞和受压，从而造成较为显著的门静脉高压。临床上常有腹腔积液、巨脾、食管静脉曲张等表现。

要点总结与考点提示

1. 慢性萎缩性胃炎的病理变化以及 A、B 两型萎缩性胃炎的异同。
2. 消化性溃疡病的病理变化特点及并发症。
3. 病毒性肝炎的基本病变、传染途径及病理临床联系。
4. 肝硬化的概念、病理变化及病理临床联系。

案例分析 ∙∙∙

患者,男,39 岁。有慢性乙型肝炎病史 10 年。近五个月来,食欲减退,时有恶心、腹胀。两个月来皮肤黄染,三天来黑便。查体:发育正常,消瘦,全身淋巴结无肿大。巩膜、皮肤中度黄染,腹部膨隆,移动性浊音阳性,腹壁静脉曲张,颜面部有蜘蛛痣,脾肋缘下 3 cm,肝未触及。实验室检查:血清总蛋白降低,白蛋白减少,球蛋白相对增高。丙氨酸氨基转移酶升高,血清总胆红素升高,尿胆素原增多,尿胆红素阳性,大便潜血(＋＋)。

思考题:

(1)试分析本例患者肝脏病变的病理变化特点有哪些。

(2)解释本例主要临床表现(黄疸、腹腔积液、蜘蛛痣、大便潜血阳性等)的发生机制。

思考题

1. 慢性萎缩性胃炎的内镜检查与显微镜下的病理改变有哪些特征?
2. 简述胃溃疡的病理变化特点和可能的合并症。
3. 简述病毒性肝炎的基本病理变化。
4. 何谓假小叶?其镜下有何特点?
5. 肝硬化门静脉高压症的发生原因及主要临床表现是什么?

(吴绍新)

肝性脑病

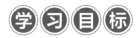

1. 掌握肝性脑病的概念和发生机制。
2. 熟悉肝性脑病的病因和分类。
3. 了解肝性脑病的诱因和防治原则。

肝脏是人体内具有多种生理功能的器官,担负着重要而复杂的功能,如:①消化功能;②代谢功能;③排泄功能;④解毒功能;⑤免疫功能。各种原因使肝细胞严重受损,功能严重障碍,可以导致机体出现代谢障碍、黄疸、出血、感染、肾功能障碍和肝性脑病等临床病症,称为肝功能不全(hepatic insufficiency)。肝功能不全的晚期往往发展为肝功能衰竭(hepatic failure),患者在临床上会出现一系列精神症状,最后进入昏迷状态。这种继发于严重肝病的、以代谢紊乱为基础的中枢神经系统功能失调综合征,称为肝性脑病(hepatic encephalopathy,HE),其主要临床表现是意识障碍、行为失常和昏迷。

第一节　肝性脑病的原因及分类

一、肝性脑病的病因与临床表现

(一)病因

各型肝硬化(病毒性肝硬化最多见)、改善门静脉高压的门-体分流手术、重症病毒性肝炎、中毒性肝炎和药物性肝病的急性或暴发性肝功能衰竭阶段、原发性肝癌、妊娠期急性脂肪肝,严重胆道感染等,上述疾病造成了急性、慢性肝功能障碍和(或)门-体分流,使从肠道来的毒性物质不能被肝脏解毒或清除,或通过侧支循环绕过肝脏直接进入体循环,透过血脑屏障到达脑组织中而引起大脑功能紊乱。

(二)临床表现

肝性脑病的临床表现按照精神症状的轻重分为如下四期。

1. 一期(前驱期)　患者表现为轻度性格改变和行为失常,如欣快、反应迟钝、睡眠节律的变化等。神经症状可有扑翼样震颤。脑电图多数正常。

2. 二期(昏迷前期)　患者精神状态以意识错乱、睡眠障碍、行为异常为主。此期患者神经症状可出现腱反射亢进、肌张力增高、踝阵挛及 Babinski 征等阳性体征,常出现扑翼样震颤。脑电图有特征性改变,出现对称性 θ 慢波。

3. 三期(昏睡期)　精神状态以昏睡和精神错乱为主,大部分时间呈昏睡状态,但可以唤醒。各种神经体征持续或加重,扑翼样震颤仍可引出。脑电图有异常波形,呈对称性 θ 慢波。

4. 四期(昏迷期)　患者神志完全丧失。浅昏迷时,对痛刺激和不适体位尚有反应。深昏迷时,各种反射消失,瞳孔常散大,扑翼样震颤无法引出。脑电图明显异常,呈极慢 δ 波。

二、肝性脑病的分类

根据发病进程或按照肝脏异常程度、神经病学症状体征持续时间的不同进行分类。

根据发病进程分类可分为急性暴发型肝性脑病、慢性复发型肝性脑病。

按照肝脏异常程度、神经病学症状体征持续时间的不同将肝性脑病分为如下三类。

A 型:急性肝衰竭相关性脑病。

B 型:门-体旁路相关但不伴有固有肝细胞疾病的脑病。

C 型:肝硬化伴门脉高压或门体分流相关的脑病,其中 C 型又分为间歇型、持续型和轻微型。

根据是否存在临床症状可将肝性脑病分为临床肝性脑病和亚临床肝性脑病。

第二节　肝性脑病的发生机制

目前认为肝性脑病的发生与严重肝脏疾病时的物质代谢障碍和肝脏解毒功能障碍有关,即由于物质代谢障碍和毒性物质侵入神经系统导致脑细胞的代谢和功能发生障碍,从而引起肝性脑病的发生。迄今为止,关于肝性脑病发生机制的学说主要有"氨中毒学说"、"假性神经递质学说"、"血浆氨基酸失衡学说"和"γ-氨基丁酸学说"等。

一、氨中毒学说(ammonia intoxication hypothesis)

（一）氨中毒学说的依据

(1)19 世纪末,动物实验发现门静脉-下腔静脉吻合术后,动物喂食肉食可诱发肝性脑病。

(2)肝硬化患者或有门-体分流的患者,在进食大量高蛋白或口服较多含氮物质后血氨水平升高,并可出现肝性脑病的各种临床表现,而限制蛋白摄入可缓解病情。

(3)临床上,约 80% 的肝性脑病发作时,患者血液及脑脊液中氨水平升高至正常的 2～3 倍。

(4)各种降血氨的治疗措施对于多数肝性脑病患者有效。

这些表明肝性脑病的发生与血氨升高密切相关。门静脉与腔静脉之间的交通支见图 16-1。

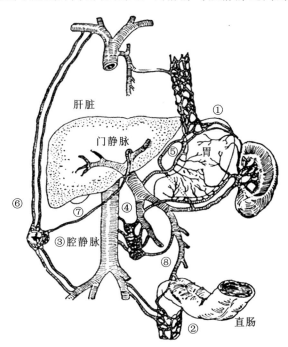

图 16-1　门静脉与腔静脉之间的交通支
①胃底、食管下段交通支;②直肠下段、肛管交通支;③腔静脉;④腹膜后交通支;
⑤胃冠状静脉;⑥前腹壁交通支;⑦脐旁静脉;⑧肠系膜下静脉

（二）氨的产生、转化和排出

正常情况下，血氨浓度一般不超过 $59\ \mu mol/L$，血氨浓度的稳定依赖于血氨来源和去路之间的动态平衡。当氨生成增加而清除不足时，血氨升高。血氨增多后通过血脑屏障进入脑内，使脑代谢和功能障碍，导致肝性脑病。

1. 氨的产生　血氨主要来自肠道、肾和骨骼肌生成的氨。

胃肠道吸收是氨的主要来源方式。正常人胃肠道每日可产氨 4 g，大部分是由尿素经肠道细菌尿素酶分解产生，小部分是食物中的蛋白质被细菌的氨基酸氧化酶分解产生。氨的吸收主要以非离子型氨（NH_3）弥散进入肠黏膜，其吸收率比离子型氨（NH_4^+）高得多。游离的 NH_3 有毒性且能透过血脑屏障；NH_4^+ 呈盐类形式存在，相对无毒，不能透过血脑屏障。

此外，肾脏主要通过谷氨酰胺酶分解谷氨酰胺而产氨。骨骼肌和心肌在运动时也能产氨。

2. 氨的转化和排泄　肝脏通过鸟氨酸循环将氨转化为尿素是维持血氨来源与去路之间平衡的关键。绝大部分来自肠道的氨在肝脏中经鸟氨酸代谢转变为尿素。当肝脏功能严重受损时，尿素合成发生障碍，致使血氨水平升高；增高的血氨通过血脑屏障进入脑组织，主要干扰脑细胞的功能和代谢，从而引起脑功能障碍。除此之外，脑、肝、肾等组织在三磷腺苷（ATP）的供能条件下，利用和消耗部分氨用以合成谷氨酸和谷氨酰胺（α-酮戊二酸＋$NH_3 \longrightarrow$ 谷氨酸，谷氨酸＋$NH_3 \longrightarrow$ 谷氨酰胺）。

在排泄方面，肾是排泄氨的主要场所，除排出大量尿素外，在排酸的同时，也以 NH_4^+ 的形式排出大量的氨。另外，血氨过高时可从肺部呼出少量的氨。

（三）肝性脑病时血氨升高的原因

血氨增高主要是由于生成过多和（或）代谢清除过少。一般而言，血氨水平升高多因肝脏清除氨的能力降低所致。在肝功能衰竭时，肝将氨合成为尿素的能力减退；门-体分流存在时，肠道的氨未经解毒而直接进入体循环，使血氨增高。另外，许多诱发肝性脑病的因素能影响血氨进入脑组织的量，和（或）改变脑组织对氨的敏感性。

1. 氨清除不足　氨清除不足见于严重肝脏疾病。由于 ATP 供给不足、肝内各种酶系统严重受损，故尿素合成能力显著降低，导致氨清除不足。此外，在已建立肝内、外侧支循环的肝硬化患者和门-体静脉吻合术后的病例，来自肠道的氨有一部分或大部分通过分流直接进入体循环，成为血氨升高的主要原因。

2. 氨产生过多

(1) 氨的吸收增加：当肠道 pH 值较低时，NH_3 与 H^+ 结合成不被吸收的 NH_4^+ 而随粪便排出体外。实验证明，当结肠内环境 pH 值降至 5.0 时，不但不再从肠腔吸收氨，反而可向肠道内排氨，称为酸透析。反之，当肠道处于碱性环境时，肠道吸收氨增多，从而促进血氨浓度增高。另外，便秘使含氨、胺类和其他有毒衍生物与结肠黏膜接触的时间延长，有利于毒物吸收。

(2) 上消化道出血：肝硬化患者常发生上消化道出血，血液中的蛋白质在肠道内细菌作用下产氨。

(3) 肝硬化：肝硬化时，由于门静脉血流受阻，致使肠道黏膜淤血、水肿，或由于胆汁分泌减少，食物消化、吸收障碍，细菌大量繁殖，氨的生成显著增多。

(4) 氮质血症：肝硬化晚期可因合并肾功能障碍而发生氮质血症，使弥散至肠道的尿素增加，经肠内细菌尿素酶的作用而产氨。

(5) 腺苷酸分解：肌肉中腺苷酸分解可以产氨，肝性脑病患者在一期出现的躁动使肌肉活动增强，因而产氨增多。

（四）氨对脑组织的毒性作用及机制

氨干扰脑组织的生理功能而导致肝性脑病发生的机制可能与下列环节有关。

1. 干扰脑的能量代谢　由于血氨升高，干扰了脑细胞葡萄糖生物氧化的过程，使脑中的 ATP 量减少，影响脑组织生理活动，出现肝性脑病。

血氨升高导致 ATP 含量减少的机制可能与以下原因有关：α-酮戊二酸是三羧酸循环中的重要中间产物，在脑细胞，氨与 α-酮戊二酸结合形成谷氨酸，导致 α-酮戊二酸的含量降低，脑细胞 ATP 的产生减少；谷氨酸与氨结合生成谷氨酸胺，消耗了较多的 ATP；还原型辅酶 I（NADH）大量被消耗，妨碍了呼吸链中的递氢过程,导致 ATP 生成不足。

2. 影响神经递质的产生和平衡 血氨升高导致兴奋性递质减少、抑制性递质增加,干扰了神经递质间的平衡,因而造成中枢神经系统的功能紊乱。

(1)乙酰胆碱减少:乙酰胆碱是神经系统中最主要的一类兴奋性神经递质,由胆碱和乙酰辅酶 A 在胆碱乙酰移位酶的催化下合成。血氨增高进入脑内,高浓度的氨抑制丙酮酸氧化脱羧过程,导致脑组织内乙酰辅酶 A 的生成减少,影响乙酰胆碱的合成,引起中枢神经系统功能抑制。

(2)谷氨酸减少,谷氨酰胺增加:谷氨酸是存在于中枢神经系统中的重要兴奋性神经递质。当脑组织中氨浓度升高时,氨和谷氨酸结合形成谷氨酰胺,降低了谷氨酸的浓度,导致中枢抑制。另外,谷胺酰胺是一种有机渗透质,合成过多可导致星形细胞肿胀,加重脑功能紊乱。

(3)γ-氨基丁酸增加:γ-氨基丁酸是中枢神经系统中的一类抑制性神经递质。氨中毒时 γ-氨基丁酸含量先减少后增多。在肝性脑病初期,氨消耗大量谷氨酸,可使 γ-氨基丁酸生成减少,因而出现躁动、抽搐等神经精神症状。肝性脑病晚期,血氨升高时一方面通过增强谷氨酸脱羧酶活性,增加 γ-氨基丁酸生成;另一方面通过降低 γ-氨基丁酸转氨酶的活性,抑制 γ-氨基丁酸转化为琥珀酸,导致脑组织中 γ-氨基丁酸大量蓄积,加重中枢神经的抑制。

3. 干扰神经细胞的功能及其电活动 氨通过干扰神经细胞膜上 Na^+-K^+-ATP 酶的活性,影响复极化后细胞膜对 Na^+、K^+ 的转运,影响到正常静息电位的维持和动作电位的产生,使神经的兴奋和传导过程受到干扰。

(五)氨中毒学说的不足之处

血氨水平升高虽与肝性脑病密切相关,但并不能完全解释肝性脑病的发生机制。临床观察发现,有 20% 肝性脑病患者血氨仍保持在正常水平;有些肝硬化患者血氨水平虽明显增高,但并未发生肝性脑病。此外,有些肝性脑病患者其昏迷程度与血氨水平无关;给予昏迷患者采取减氨疗法后血氨虽降至正常水平,但患者昏迷程度并无改善等。因此,肝性脑病的发生可能涉及其他机制。

二、假性神经递质学说(False neurotransmitter hypothesis)

(一)正常神经递质

神经冲动的传导是通过神经递质来完成的。神经递质分为兴奋性神经递质和抑制性神经递质两类,正常时两者保持生理平衡。中枢神经递质有乙酰胆碱、单胺类(去甲肾上腺素、多巴胺和 5-羟色胺)和氨基酸类(γ-氨基丁酸、谷氨酸、谷氨酰胺),其中乙酰胆碱、儿茶酚胺(多巴胺和去甲肾上腺素)、谷氨酸和门冬氨酸等为兴奋性神经递质,甘氨酸和 γ-氨基丁酸等为中枢抑制性神经递质。

(二)假性神经递质

假性神经递质是指羟苯乙醇胺和苯乙醇胺,这些生物胺的化学结构与去甲肾上腺素和多巴胺等正常兴奋性神经递质结构相似,但其生理效应远较正常神经递质为弱,称为假性神经递质(false neurotransmitter)。

羟苯乙醇胺和苯乙醇胺的来源与肝脏正常的生物转化功能受损有关。当蛋白质在肠道分解后,其中的芳香族氨基酸(带有苯环的氨基酸,如苯丙氨酸和酪氨酸)经肠道中细菌脱羧酶的作用可生成苯乙胺和酪胺,被肠道吸收后经门静脉入肝。肝功能正常时,苯乙胺和酪胺可经单胺氧化酶作用被分解清除,而在肝硬化伴有门静脉高压时,由于胃肠道淤血、水肿,蛋白类食物消化和吸收异常,经细菌作用产生的苯乙胺与酪胺增加;同时由于肝功能严重受损,经肠道吸收进入门静脉血中的生物胺在通过肝时不能被充分解毒,或由于门体分流而使大量苯乙胺和酪胺直接进入体循环中。当苯乙胺与酪胺由血液进入脑组织,经脑细胞内非特异性 β-羟化酶作用而形成苯乙醇胺和羟苯乙醇胺时,即形成假性神经递质。

(三)假性神经递质对中枢功能的影响

假性神经递质可以竞争性地取代脑干网状结构中正常兴奋性神经递质,占据受体而使真性神经递质的作用无法正常发挥,导致网状结构上行激动系统的功能失常,难以维持大脑皮质的兴奋状态,使皮层功能发生抑制,出现意识障碍和昏迷。

假性神经递质学说建立的依据:①患者真性神经递质减少;②应用左旋多巴可明显改善病情。但大量研究证明假性神经递质与肝性脑病之间并无必然关系,因此逐渐被血浆氨基酸失衡学说代替。

三、血浆氨基酸失衡学说(abnormal plasma amino acid)

(一)血浆氨基酸失衡学说的提出

研究发现,在肝性昏迷发生之前或发生之中,脑内假性神经递质和(或)抑制性神经递质增多与血浆氨基酸水平改变有关。血浆支链氨基酸与芳香族氨基酸的比值在正常人、狗和大鼠接近3~3.5,而肝性脑病患者血中氨基酸含量显著改变,表现为支链氨基酸(亮氨酸、异亮氨酸、缬氨酸)减少,而芳香族氨基酸(苯丙氨酸、酪氨酸、色氨酸)增多,两者比值为0.6~1.20。若用中性氨基酸混合液将此比值调整至3~3.5,中枢神经系统症状即会得到改善。因此提出了血浆氨基酸失衡学说,该学说认为当肝功能障碍等病因导致血中支链氨基酸降低、芳香族氨基酸增多;芳香族氨基酸进入脑细胞后使正常神经递质的生成减少而假性神经递质生成增多,最终导致肝性脑病。

(二)血浆氨基酸失衡的机制

1. 血中支链氨基酸减少 主要与血胰岛素增多有关。胰岛素具有促进肌肉和脂肪组织摄取、利用支链氨基酸的功能,其主要在肝脏灭活。当肝功能障碍时,肝对胰岛素的灭活明显减弱,导致血浆胰岛素含量升高,摄取和利用支链氨基酸增加,血中支链氨基酸含量减少。

2. 血中芳香族氨基酸增加 血中芳香族氨基酸增加一方面与肝功能障碍时芳香族氨基酸在肝内转化为糖的能力减弱有关;另一方面,与胰岛素与胰高血糖素的比值下降有关。在肝功能障碍时,胰岛素和胰高血糖素在血中均有增加,但以胰高血糖素增高更为显著,因此二者比值下降。由于胰高血糖素具有增强组织蛋白分解代谢的作用,致使大量芳香族氨基酸由肝脏和肌肉释放入血,而肝脏又失去降解芳香族氨基酸的能力,从而导致血中芳香族氨基酸增高。

(三)血浆氨基酸失衡对中枢的影响

支链氨基酸和芳香族氨基酸在生理pH值情况下呈电中性,由同一载体转运通过血脑屏障为脑细胞所摄取。在肝功能严重障碍时,血浆中高浓度的芳香族氨基酸将抑制脑细胞对支链氨基酸的摄取,本身则大量进入脑细胞。脑内酪氨酸和苯丙氨酸增多时,可通过抑制酪氨酸羟化酶或通过抑制多巴脱羧酶使多巴胺和去甲肾上腺素合成减少,同时在芳香族氨基酸脱羧酶作用下,分别生成酪胺和苯乙胺,并经羟化酶作用,最终生成羟苯乙醇胺和苯乙醇胺等假性神经递质。色氨酸在脑内可先羟化形成5-羟色氨酸,再通过芳香族氨基酸脱羧酶生成5-羟色胺。5-羟色胺是中枢神经系统上行投射神经元的抑制性递质,同时5-羟色胺可被儿茶酚胺神经元摄取而取代储存的去甲肾上腺素。总之,苯丙氨酸、酪氨酸、色氨酸大量进入脑细胞,使假性神经递质生成增多,并抑制去甲肾上腺素的合成,最终导致肝性脑病发生。

血浆氨基酸失衡学说认为脑中的假性神经递质不单纯来自肠道,而脑组织本身在芳香族氨基酸浓度很高的情况下也可以合成假性神经递质。此外,肝性脑病的发生可能是由于假性神经递质的蓄积取代了正常神经递质,也可能是由于脑内去甲肾上腺素合成受抑制,或是由于两者综合作用的结果。因此,血浆氨基酸失衡学说是假性神经递质学说的补充和发展。

四、γ-氨基丁酸及其受体学说(GABA hypothesis)

(一)γ-氨基丁酸学说的提出

1980年Schafer等首先在家兔实验性肝昏迷中发现外周血γ-氨基丁酸(γ-amino butyric acid,GABA)水平升高。肝性脑病患者的血浆γ-氨基丁酸浓度与脑病程度平行。另外在发生肝性昏迷的动物和患者中均发现γ-氨基丁酸受体数量增多。因而提出γ-氨基丁酸及其受体学说。

(二)γ-氨基丁酸的产生及其对中枢的影响

γ-氨基丁酸被认为是哺乳动物最主要的抑制性神经递质。在正常情况下,脑内γ-氨基丁酸由突触前神经元利用谷氨酸合成,储存于突触前神经元的胞质囊泡内,在细胞内γ-氨基丁酸是无生物活性的。突触前神经元兴奋时,γ-氨基丁酸从储存囊泡释放到突触间隙,并结合于突触后神经元特异性的γ-氨基丁酸受体上。中枢神经系统以外的γ-氨基丁酸系肠道细菌分解的产物,γ-氨基丁酸被吸收入肝脏,在肝内进行代谢。血液中的γ-氨基丁酸通常不能穿过血脑屏障,因而也不参与神经系统的神经生理过程。

在门体分流和肝功能衰竭时,肠道吸收的γ-氨基丁酸将会过多地通过肝脏或绕过肝脏进入体循环,使血中γ-氨基丁酸浓度增高,通过通透性增强的血脑屏障进入中枢神经系统,导致神经元突触后膜上的γ-氨基丁酸受体增加并与之结合,使细胞外氯离子内流,神经元即呈超极化状态,造成中枢神经系统功能抑制。

五、其他机制

有人认为肝性脑病与胺、硫醇和短链脂肪酸的协同毒性作用有关。还有学者认为与脑内游离色氨酸增加有关。另有研究发现肝性脑病患者的双侧苍白球局部锰沉着增加等。

综上所述,肝性脑病的发生机制可能与多种因素的共同作用相关。

第三节　肝性脑病的诱因

仔细研究各种肝性脑病不同时期的主要发病诱因,可能对于进一步阐明肝性脑病的发生机制及治疗原则有重要意义。

(一)常见的诱因及其作用

1. 高蛋白饮食　慢性肝病伴有明显门-体分流的患者,对食物蛋白尤其是动物蛋白耐受性差,如一次大量进食蛋白食物,蛋白质被肠菌分解,产生大量氨和芳香族氨基酸等有害物质,可能诱发肝性脑病。

2. 药物使用不当　由于肝脏是代谢和清除药物的重要器官,肝病患者往往在体内已有不同程度的药物蓄积。长期使用止痛、镇静、麻醉药时(特别是巴比妥类及吗啡)将加重肝脏的损害,直接抑制大脑功能活动,促使肝性脑病发生。

3. 严重肝病并发症的影响

(1)上消化道出血:肝硬化患者食管胃底静脉曲张,食入粗糙食物或腹压升高时,曲张静脉易破裂,使得大量血液进入消化道,血中的蛋白质经肠道细菌作用下生成大量氨及其他毒性物质。另外,出血还可造成低血压、低血氧,可增强脑细胞对毒物的敏感性,脑组织因缺血、缺氧使代谢和功能障碍。

(2)腹腔积液:严重肝病患者伴有腹腔积液,如果放液量过多或过快,使腹腔内压突然降低,门静脉淤血、回流入肝脏的血液减少,引起肝脏缺血、缺氧,肝细胞受损加重。另外大量放腹腔积液可造成低钾性碱中毒,使 pH 值升高,有利于氨通过血脑屏障,促使肝性脑病的发生。

(3)感染:肝病患者容易合并肺炎、胆囊炎、胃肠道感染,由于细菌及其毒素侵入肝脏,加重肝细胞的变性坏死及肝功能减退,往往促使肝性脑病的发生。另外,感染造成缺氧和体温升高,全身各组织分解代谢增强使氨的产生增加,同时由于脑组织的能量消耗增加,使脑对氨与其他毒性物质的敏感性增加,促使肝性脑病的发生。

(4)肾功能衰竭:肾功能衰竭时,从肾脏排出尿素减少是引起血氨增高的原因之一,此外,体内其他代谢物和毒性物质排出也减少,进一步影响脑的功能。

4. 便秘　便秘使肠道内氨和其他含氮物质产生和吸收增加。

(二)诱因促进肝性脑病发生的基本机制

1. 协同作用　各种诱因与神经毒质之间的协同作用可促进肝性脑病发生。如饮酒、精神紧张,或硫醇、胺盐、脂肪酸等可使血脑屏障通透性增加,神经毒质(如 GABA)易进入中枢,正常的神经递质也能漏出进入血浆,影响神经细胞的代谢和电位活动,诱发肝性脑病的发生。

2. 脑的敏感性增强　肝病患者对安眠和镇静药敏感性增加,例如,应用安定时,虽然正常人和肝病患者(尤其是发生过肝性脑病者)的血浆安定水平相同,但患者脑电波明显减慢。另外,感染、缺氧、电解质紊乱等也可增强脑对毒性物质的敏感性。

（三）防治原则

1. 消除诱因　在肝硬化基础上的急、慢性肝性脑病多有各种各样的诱因，积极寻找诱因并及时排除可有效地制止肝性脑病的发展。例如，食管曲张静脉破裂大出血后可发展成肝性脑病，积极止血、纠正贫血、清除肠道积血等可以制止肝性脑病的发生，其他措施包括积极控制感染、纠正水、电解质和酸碱平衡失调。避免快速和大量排钾利尿和放腹腔积液、消除便秘、限制蛋白饮食、改善肾功能等措施有利于控制肝性脑病的发展。

2. 降低血氨　临床上常用谷氨酸、精氨酸等药物来降低血氨。乳果糖（lactulose）、乳山梨醇（lactitol）口服或灌肠，可使肠腔 pH 值降低，减少 NH_3 的形成并抑制氨的吸收。

3. 纠正氨基酸代谢紊乱　口服或静脉辅助以支链氨基酸为主的氨基酸混合液，可纠正氨基酸代谢失衡，抑制大脑中假神经递质的形成。

4. GABA/BZ 复合受体拮抗药　GABA 受体的拮抗剂已有荷包牡丹碱（bicuculline），其副作用较大，BZ 受体的拮抗剂为氟马西尼（flumazenil），可迅速改善肝性脑病的症状，如昏睡、昏迷等，但时间很短，通常少于 4 h。

5. 人工肝　用活性炭、树脂等进行血液灌流或用聚丙烯腈进行血液透析可清除血氨和其他毒性物质，对于急、慢性肝性脑病有一定疗效。

6. 增强正常神经递质的功能　补充正常神经递质，使其与脑内假性神经递质竞争，从而恢复正常的神经系统功能。目前多采用左旋多巴，因为它易于通过血脑屏障进入中枢神经系统，并转变为正常神经递质而发挥效应。

7. 对症治疗

（1）纠正水、电解质和酸碱平衡失调：每日入液总量以不超过 2500 mL 为宜。肝硬化、腹腔积液患者的入液量应加以控制（一般约为尿量加 1000 mL），以免血液稀释、血钠过低而加重昏迷。及时纠正缺钾和碱中毒，缺钾者补充氯化钾，碱中毒者可用精氨酸溶液静脉滴注。

（2）保护脑细胞功能：用冰帽降低颅内温度，以减少能量消耗，保护脑细胞功能。静脉滴注高溶葡萄糖、甘露醇等脱水剂以防治脑水肿。

（3）保持呼吸道通畅：深昏迷者，应作气管切开排痰、给氧。

8. 肝移植　对于肝硬化、慢性肝功能衰竭基础上反复发作的肝性脑病，正位肝移植是治疗此种终末期肝病的有效方法，各种顽固、严重的肝性脑病在肝移植术后能得到显著改善。

 要点总结与考点提示

1. 肝性脑病、假性神经递质等重要概念。
2. 肝性脑病发生机制的学说主要有：氨中毒学说、假性神经递质学说、血浆氨基酸失衡学说和 γ-氨基丁酸学说，掌握各学说的主要观点。

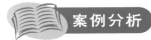 **案例分析**

患者，刘某，男，57 岁，因肝硬化 20 年行脾切除术，手术经过良好，然术后逐渐失眠，严重时连续十几昼夜不得安睡，渐至夜间发作性舌塞，上唇麻木，后曾出现过无意识动作以及说胡话，白天头晕痛，记忆力极差，急躁易怒，鼻衄，视物不清，有便秘症状。查体：右手及面部麻木，午后双上肢不能抬高，失眠，夜间盗汗，有时意识模糊。实验室检查：谷丙转氨酶 180 U/L，血氨 41.1 μmol/L。脑电图出现对称高慢波及视觉诱发电位异常。

思考题：

(1)根据临床表现,分析患者患有何种疾病? 分类和分期如何?

(2)患者发病的病因和发生机制如何?

(3)如何对患者进行治疗?

 思考题

1.名词解释:肝性脑病、假性神经递质。

2.简述肝性脑病时,假性神经递质的产生及导致昏迷的机制。

3.减少肝性脑病诱因的常用措施有哪些?

4.降低血氨的常用措施有哪些?

(张 磊)

第十七章

泌尿系统疾病

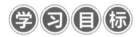

1. 掌握肾小球肾炎与肾盂肾炎各类型的病理变化、临床与病理联系。
2. 熟悉肾小球肾炎与肾盂肾炎的概念、原因与机制。
3. 了解肾小球肾炎与肾盂肾炎的防治。

泌尿系统是由肾、输尿管、膀胱和尿道组成的,其中肾的结构和功能较为复杂,成人每天生成 1.5 L 左右的终尿。泌尿系统常见的疾病包括肾和尿路的病变,有炎症、肿瘤和尿路梗阻等。

第一节　肾小球肾炎

肾小球肾炎(glomerulonephritis,GN)简称肾炎,是以肾小球病变为主的变态反应性炎症。肾炎可分为原发性和继发性两类:原发性肾炎是指原发于肾的独立性疾病;继发性肾炎是继发于其他疾病或是全身性疾病(如系统性红斑狼疮)的一部分。肾炎按病变范围可分为弥漫性和局灶性两种。弥漫性肾炎表现为两侧肾的绝大多数肾小球发生炎症病变,而局灶性肾炎病变仅累及少数或部分肾小球。一般所指的肾炎,即原发性肾小球肾炎。正常肾小球及滤过膜结构如图 17-1 所示。

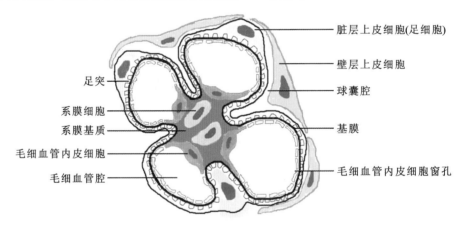

图 17-1　正常肾小球及滤过膜结构示意图

一、病因及发病机制

肾炎的病因及发病机制尚未完全阐明,但大多数类型的肾炎是由于体液免疫反应引起肾小球的损伤。抗原物质种类很多,可分为外源性和内源性两类:外源性抗原有细菌(链球菌、肺炎球菌、伤寒杆菌等)、病毒(流感病毒、乙型肝炎病毒、EB 病毒、麻疹病毒等)、寄生虫(疟原虫、血吸虫等)、药物(青霉胺、金和汞制剂等)、异种血清等;内源性抗原有核抗原、DNA、肾小球基底膜抗原、肿瘤抗原、甲状腺球蛋白抗原等。各种类型肾炎病变的特异性与各种不同抗原和相应抗体形成免疫复合物的方式和部位不同有密切关系。免疫复合物引起肾炎的基本机制有以下两种:

1.循环免疫复合物沉积 非肾小球抗原刺激机体产生相应抗体后,在血液循环内结合形成抗原抗体复合物。如抗原量明显超过抗体,形成的小分子免疫复合物易通过肾小球滤出;相反,抗体多于抗原,形成大分子免疫复合物常被巨噬细胞吞噬而清除,上述两种复合物均不引起肾损伤。只有抗原稍多于抗体所形成的可溶性中等大小复合物能在血液循环中保持较长时间,当其随血流入肾时,可在肾小球内沉积而引起肾小球损伤。见图17-2。

2.肾小球原位免疫复合物形成 肾小球原位免疫复合物在肾炎的发病机理中起重要作用。相应抗体与肾小球内固有成分(抗原)或与肾小球内的植入抗原在肾小球原位结合形成免疫复合物,而引起肾炎。导致肾小球原位免疫复合物形成的抗原有以下几种:

(1)肾小球基底膜抗原:肾小球基底膜在感染或者某些因素的作用下,其结构发生改变而具有抗原性,刺激机体产生抗自身基底膜抗体而引起肾炎,称为抗肾小球基底膜性肾炎。

(2)肾小球其他抗原:若膜性肾炎的发病可能是肾小球囊脏层上皮细胞足突抗原与肾小管刷状缘抗原有共同抗原性,足突抗原可与抗肾小管刷状缘抗体发生交叉免疫反应。

(3)植入性抗原:非肾小球抗原可与肾小球内的某些成分(如毛细血管基底膜、系膜等)结合,形成植入抗原而产生相应抗体。后者与肾小球内的植入抗原在原位结合形成免疫复合物而引起肾炎。

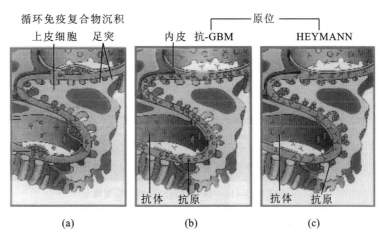

图 17-2 肾小球损伤

由循环免疫复合物沉积(a)和原位免疫复合物形成而引起(b)、(c)

此外,细胞免疫功能异常在某些类型肾炎的发病中也起一定作用。

二、肾小球肾炎的分类

原发性肾小球肾炎的临床分类目前多分为急性肾小球肾炎、急进型肾炎、慢性肾炎、肾病综合征和隐匿性肾小球疾病。病理分类目前多采用世界卫生组织的分类法,其中主要有弥漫性肾小球肾炎、轻微病变性肾小球肾炎和局灶性节段性肾小球肾炎等类型。弥漫性肾小球肾炎常见的病理类型如下。

(一)弥漫性毛细血管内增生性肾小球肾炎

弥漫性毛细血管内增生性肾小球肾炎(diffuse endocapillary proliferative glomerulonephritis)较为常见(图17-3),其病变的特点是以肾小球内细胞增生为主,伴有多少不等的变质和渗出性改变。多见于儿童,成人较少见,临床多为急性肾炎综合征表现,起病急,常有血尿、蛋白尿、少尿、水肿、高血压。本型多数预后良好。

1.病因和发病机制 本病病因主要与A族乙型溶血性链球菌感染有关。因患者发病前1～3周常有扁桃体炎、咽喉炎、皮肤化脓性感染史;发病后,血、尿和肾组织中无病菌,血中抗链球菌溶血素"O"滴定度增高,补体量降低等改变。这些均支持本病为链球菌感染引起的变态反应性疾病,少数病例则与其他细菌感染或病毒感染有关。

2.病理变化 肉眼观,两侧肾呈对称性轻、中度肿大,包膜紧张,肾表面光滑,色较红,故称大红肾。有时肾的表面和切面有散在出血点,如蚤咬状,称为蚤咬肾。切面皮质增厚,纹理模糊,皮质与髓质分界尚清楚。镜下观,病变为弥漫性,累及双侧肾的大多数肾小球。可见肾小球毛细血管内皮细胞和系膜细胞明显肿胀与增生,较多的中性粒细胞和少量单核细胞浸润,使肾小球内细胞数量增多,肾小球毛细血管因受压阻塞而引起肾小球缺血。本病电镜下可见上皮细胞下有致密物呈驼峰状或小丘状沉积,邻近的上皮细胞足突消失,免疫荧光法检查可见毛细血管基底膜表面有大小不等的颗粒状荧光,内含 IgG 和 C3。肾小球的病变能引起所属肾小管缺血,其上皮细胞发生水肿;肾小管腔内含有由肾小球滤出的蛋白、各种细胞和脱落的上皮细胞;这些成分量多时可在管腔内凝集成各种管型,如红细胞、白细胞或上皮细胞管型;细胞崩解形成的颗粒状碎屑凝集成颗粒管型,蛋白则凝集成透明管型。

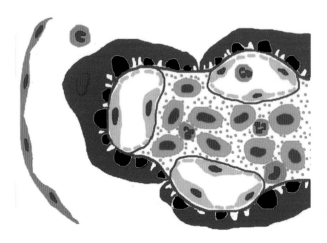

图 17-3 弥漫性毛细血管内增生性肾小球肾炎示意图

毛细血管内皮细胞和系膜细胞增生,中性粒细胞和单核细胞浸润,脏层上皮细胞下见驼峰状电子致密物沉积

3. 病理临床联系 ①尿改变:由于肾小球缺血和滤过率明显降低,而肾小管的重吸收功能仍正常,导致"球-管失衡",而引起少尿和水肿。严重者可引起氮质血症。又因肾小球毛细血管通透性增加和损伤,从而引起蛋白尿、管型尿和血尿。蛋白尿常较轻,血尿轻者为镜下血尿,重者为肉眼血尿。②水肿:肾炎水肿首先见于组织疏松部位,严重者遍及全身。水肿与"球-管失衡"引起的水钠潴留有关。③高血压:主要原因是水钠潴留引起血容量增加,使血压增高,而此时肾素的含量多属正常,因此对血压影响不大。

4. 结局 本型肾炎的预后多数良好,尤以儿童链球菌感染后的肾炎预后更好,95%以上病例常在数周或数月内痊愈。部分患者的病变消退缓慢,常有轻度蛋白尿和镜下血尿,有时持续1～2年后可恢复正常。少数患者由于病变持续发展而转为慢性过程。极少数患者的病变严重,出现持续少尿、无尿,可在短期内发生急性肾功能衰竭,或因血压过高而并发高血压脑病和心力衰竭,或发展为新月体性肾炎,故预后不佳。

(二)弥漫性膜性肾小球肾炎

弥漫性膜性肾小球肾炎(diffuse membranous glomerulonephritis)是引起成人肾病综合征最常见的类型,病变特点为肾小球毛细血管基底膜弥漫性显著增厚,毛细血管通透性升高,滤出大量蛋白,而肾小球内炎症现象不明显,故又称为膜性肾病。本病是一种慢性免疫复合物性疾病,多数病因不清,有人通过实验证实为肾小球原位免疫复合物形成。多见于中青年,起病缓慢,临床多出现肾病综合征表现。

1. 病理变化 肉眼观,早期双侧肾肿大,苍白色,称为大白肾。切面肾皮质增宽。晚期肾体积缩小,表面呈细颗粒状。镜下观,早期病变轻微,随病变加重出现典型改变,即肾小球毛细血管壁呈均匀一致性增厚,肾小球内却无明显增生和渗出现象。用银染色可见毛细血管基底膜外侧有许多向外的钉状突起,状如梳齿。由于基底膜明显增厚,以致阻塞毛细血管,后期肾小球因缺血而出现纤维化、玻璃样变性,肾近曲小管上皮细胞水肿、脂肪变性,晚期因肾小球纤维化,所属肾小管也萎缩消失。见图17-4。

2. 病理临床联系 肾小球基底膜严重损伤,通透性显著增加,引起非选择性蛋白尿,每日排出蛋白可超过3.5g,出现低蛋白血症,导致血浆胶体渗透压降低,血管内液体外逸,引起水肿,合并血容量减少。肾小球因血流量减少而缺血,同时因醛固酮和抗利尿激素分泌增多,引起水钠潴留而加重水肿。

3. 结局 早期及时治疗病变可恢复。但多数病例呈缓慢进展,对皮质激素治疗反应较差。晚期多数肾小球纤维化可出现少尿、高血压,可发展至肾功能衰竭。

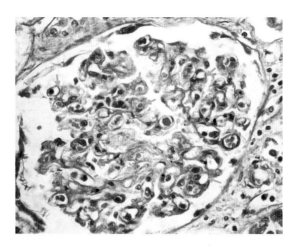

图 17-4　弥漫性膜性肾小球肾炎

毛细血管基底膜弥漫性增厚

三、弥漫性新月体性肾小球肾炎

弥漫性新月体性肾小球肾炎(diffuse crescentic glomerulonephritis)起病急、进展快、病情重,又称快速进行性肾炎。主要病变为肾小球毛细血管基底膜损伤,导致纤维蛋白渗出,进而刺激球囊壁层上皮细胞增生形成大量新月体。本型较为少见,多见于青少年。多数为原发性,少数可由其他肾小球疾病转变而来。临床多为急进型肾炎综合征表现,起病急骤,病情重,发展迅速,蛋白尿、血尿、管型尿、水肿等表现均较明显,可有高血压、迅速发展的贫血及低蛋白血症,肾功能进行性减退,出现少尿或无尿。患者多死于尿毒症。

1.病理变化　肉眼观,双侧肾弥漫性肿大,苍白色,肾皮质常有点状出血。镜下观,大部分肾小球内有新月体形成。因肾球囊壁层上皮细胞体积增大并明显增生,在毛细血管丛周围形成新月形或环形小体,称为新月体或环形体。新月体内还有渗出的单核细胞、红细胞、中性粒细胞和纤维素渗出物。严重者毛细血管壁发生纤维素样坏死和出血。新月体形成可能与毛细血管坏死和纤维素的刺激作用有关。新月体形成后既可压迫肾小球毛细血管丛,致使管腔塌陷与闭塞而引起肾小球缺血,又可致球囊腔阻塞,影响原尿生成。最后,新月体逐渐由增生的成纤维细胞和胶原纤维所取代,毛细血管丛萎缩、纤维化,以致整个肾小球纤维化和玻璃样变性。见图 17-5。

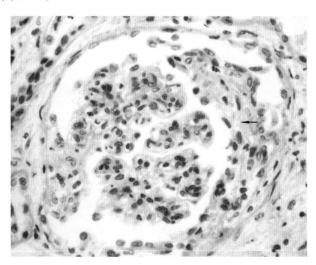

图 17-5　弥漫性新月体性肾小球肾炎

←:球囊壁层上皮细胞增生形成新月体

2.病理临床联系　肾小球毛细血管坏死,基底膜缺损,可出现明显血尿。因肾小球缺血,肾素-血管紧张素-醛固酮系统活性增高,引起全身小动脉收缩,加上水钠潴留,可导致高血压。因多数球囊腔被新月体阻塞,肾小球滤过障碍,故迅速发生少尿或无尿。同时代谢产物在体内潴留,出现氮质血症并快速进展为尿毒症。

3.结局 本型预后与新月体形成的多少有关,新月体少于肾小球总数的50%,病程较长,预后稍好;如大部分肾小球受累,则预后极差。

四、弥漫性硬化性肾小球肾炎

弥漫性硬化性肾小球肾炎(diffuse sclerosing glomerulonephritis)是各种类型肾炎发展到晚期的病理类型。病变特点为大量肾小球纤维化及玻璃样变性。多见于成人,起病隐匿,无肾炎病史,仅在尿检查中始被发现,但已达晚期。临床出现慢性肾炎表现,有轻重不一的蛋白尿。血尿、水肿及高血压,肾功能逐步减退,后期出现贫血及尿毒症,预后不佳。

1.病理变化 肉眼观,两侧肾对称性缩小,苍白色,质地变硬,表面呈细颗粒状,称为颗粒性固缩肾。颗粒大小较一致,颗粒为代偿肥大的肾单位,颗粒间凹陷部分为萎缩及纤维化的肾单位。切面皮质萎缩变薄,纹理模糊,皮质与髓质分界不清。镜下观,大量肾小球纤维化和玻璃样变性,其所属肾小管萎缩消失或纤维化。纤维组织收缩使纤维化、玻璃样变性的肾小球相互靠拢,部分纤维化的肾小球消失于增生的纤维组织中。残存的肾单位常发生代偿性肥大,表现为肾小球体积增大,肾小管扩张,上皮细胞呈高柱状。肾间质纤维组织增生,并有多数淋巴细胞浸润。肾细小动脉硬化。见图 17-6。

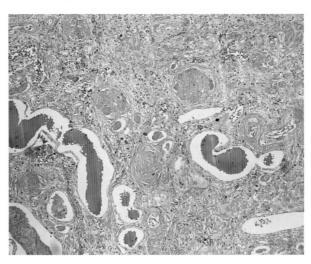

图 17-6 弥漫性硬化性肾小球肾炎

肾小球纤维化和玻璃样变性,出现集中现象,间质纤维化,慢性炎性细胞浸润

2.病理临床联系

(1)尿改变:多数肾单位丧失功能后,大量血液只能快速通过少数代偿的肾小球滤过,故其滤过量显著增多,当尿液迅速通过肾小管时又减少了肾小管重吸收的机会。因此,肾的尿液浓缩程度降低,导致多尿、夜尿、尿比重降低。由于残存肾单位功能相对正常,故血尿、蛋白尿和管型尿均不如肾炎早期时明显。

(2)高血压:大量肾单位遭受破坏,肾小球严重缺血,肾素分泌增多,使血压升高。高血压又促进动脉硬化,加重肾组织缺血,致使血压维持在较高水平且很少波动。继而引起左心室负荷加重,导致左心室肥厚,进而发生心力衰竭。

(3)氮质血症:血中尿素、肌酐、尿酸、中分子多肽及氨基酸等非蛋白氮物质含量高于正常水平,称为氮质血症。此型肾炎由于肾小球滤过总面积减少,滤过率降低,蛋白质代谢产物在体内潴留,可引起氮质血症,最终可发展为尿毒症。

(4)贫血:因大量肾组织破坏,促红细胞生成素产生减少,从而影响骨髓红细胞生成,加上体内代谢产物潴留,可抑制骨髓造血功能和促进溶血作用,故患者常有贫血。

3.结局 弥漫性硬化性肾小球肾炎早期病例,如能及时合理治疗,可能控制病变发展。晚期患者还可因持续、严重的高血压而死于心力衰竭和脑出血,或因机体抵抗力低下继发感染等并发症而死亡。

第二节 肾盂肾炎

肾盂肾炎(pyelonephritis)是一种常见的肾盂和肾间质的化脓性炎症。任何年龄均可发病,但以年轻女性多见,其发病率约为男性的 10 倍。按病变特点和病程可分为急性和慢性两类。急性期临床表现有高热、寒战、腰区酸痛、菌尿和脓尿等。晚期可出现高血压和肾功能衰竭。

一、病因及发病机制

绝大多数肾盂肾炎由细菌感染所致。致病菌常为大肠杆菌,占 60%~80%,其次为副大肠杆菌、变形杆菌、肠球菌、葡萄球菌、粪链球菌,少数为绿脓杆菌,偶见霉菌等感染。急性肾盂肾炎多由一种细菌单独感染,而慢性者多为几种细菌的混合感染。本病感染途径主要有以下两种:

1.上行性感染 常由尿道炎、膀胱炎时病菌自尿道或膀胱经输尿管或沿输尿管周围的淋巴管上行至肾盂和肾组织引起一侧或两侧肾组织病变。当有膀胱输尿管尿液反流时,更容易发生上行性感染。此感染途径最为多见。

2.血源性感染 主要为葡萄球菌或链球菌由体内某处感染灶侵入血流而至肾。双侧肾常同时发生病变,首先侵犯肾皮质,后经髓质蔓延到肾盂引起肾盂肾炎。

肾盂肾炎的发生常有一定的诱因,致病菌能否引起疾病,还与机体的防御机能状态有关。正常人体的泌尿系统仅尿道口附近有少量细菌,其他部位能保持无菌状态。其原因是:①膀胱黏膜有抗菌作用;②尿液排出有冲洗作用;③膀胱壁内的白细胞具有吞噬和杀菌作用;④男性前列腺分泌液有抗菌作用;⑤输尿管斜行进入膀胱壁,可阻止尿液逆流。当这些防御机能削弱时,致病菌即可乘虚而入引起肾盂肾炎。本病常见的诱发因素有:①尿路阻塞,它是引起尿液潴留的最重要因素。如泌尿道结石、前列腺肥大、妊娠子宫或肿瘤压迫等均可造成尿路狭窄而引起尿液潴留。这样既影响了正常尿液的冲洗作用,又使潴留的尿液成为细菌生长繁殖的良好培养基,为细菌感染提供了有利条件;②医源性因素,膀胱镜检查、导尿术、泌尿道手术等引起的尿路黏膜损伤,可成为细菌生长繁殖的场所或因消毒不严致使细菌侵入泌尿系统而发生感染;③膀胱三角区发育不良、输尿管畸形、下尿道梗阻等造成排尿时的尿液从膀胱输尿管反流,有利于细菌侵入肾组织而引起炎症。此外,女性尿道短,故上行性感染较男性更多见。

二、肾盂肾炎的类型

(一)急性肾盂肾炎

1.病理变化 肾盂和肾间质呈急性化脓性炎改变。肉眼观,肾肿大充血,表面有大小不等的脓肿,其周围有充血或出血带。切面见肾盂黏膜充血、水肿,表面覆盖脓性渗出物,常见多数由髓质向皮质延伸的黄色条纹病灶及融合成大小不等的脓肿灶。重者,肾实质和肾盂内充满脓液。镜下观,上行性感染时,炎症始发于肾盂,其黏膜有充血、水肿、大量中性粒细胞浸润。随后炎症沿肾小管及其周围组织扩散,引起肾间质化脓性炎伴有脓肿形成,脓肿破入肾小管,使管腔内充满脓细胞和细菌。病变严重时,肾小球也可遭破坏。血源性感染时,化脓性病变首先累及肾小球或肾小管周围的肾间质,继而炎症扩散到邻近组织,并破入肾小管,蔓延至肾盂。肾内有多数散在的小脓肿。

2.病理临床联系 本型起病急剧,常有发热、寒战,血中白细胞数增多。由于肾肿大使被膜紧张,并因炎症累及肾周围组织而引起腰痛和肾区叩击痛。因膀胱和尿道受急性炎症刺激而出现尿频、尿急和尿痛等症状。

3.结局 急性期如能及时彻底治疗,大多数病例可痊愈。如治疗不彻底可反复发作而转为慢性。

(二)慢性肾盂肾炎

慢性肾盂肾炎可由急性转变而来,或者病变开始即呈慢性经过。肾盂肾炎发展为慢性过程与下列因素有关:①尿路长期阻塞;②严重的膀胱输尿管反流,病灶中细菌抗原持续存在引起的免疫反应;③细菌对多种抗菌药物治疗无效而在肾髓质高渗环境中长期生存。

1.病理变化 肉眼观,病变累及一侧或双侧肾,由于病变分布不均匀,两侧肾大小不等,肾体积缩小,变硬,表面有不规则凹陷性瘢痕并与肾被膜粘连。切面皮、髓质界限不清,肾乳头萎缩,肾盂、肾盏因瘢痕收缩而变形,肾盂黏膜粗糙、增厚。镜下观,肾内有不规则分布的片状病灶,夹杂在相对正常的肾组织间,以肾间质和肾小管病变较重。病变处多数肾小管和肾小球萎缩、坏死及纤维化,肾间质有较多淋巴细胞、浆细胞和单核细胞浸润,纤维组织增生和血管内膜增厚、管腔狭窄。肾小球囊特征性改变是球囊周围纤维化和囊壁呈同心层状纤维化,病灶间的肾组织中部分肾小球正常,有些肾小球囊壁因纤维组织增生而增厚。肾盂黏膜可见慢性炎性细胞浸润和纤维组织增生而使黏膜增厚,上皮坏死脱落。见图17-7。

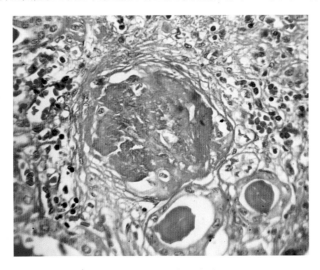

图17-7　慢性肾盂肾炎
部分肾小管扩张,管腔内有均质红染的胶样管型,慢性炎性细胞浸润

2.病理临床联系 慢性肾盂肾炎由于肾小管病变较重,早期表现为多尿、夜尿;肾小管重吸收功能降低,钠、钾和碳酸氢盐丧失过多可引起低钠血症、低钾血症和代谢性酸中毒。随着肾组织纤维化和血管硬化,肾组织缺血,使肾素、血管紧张素活性增强而引起高血压。晚期,可引起氮质血症和尿毒症。

3.结局 本型病变可迁延多年,如能及时除去诱因,尚可控制病变的发展。病变广泛累及双侧肾时,最终可导致高血压和慢性肾功能衰竭。

要点总结与考点提示

1.肾小球肾炎的常见类型的基本病理变化特点与临床联系。
2.肾盂肾炎的临床与病理联系。

 案例分析

患者,男,58岁,今因工作劳累、休息不好,感觉腰部酸痛,上眼睑浮肿,全身乏力,头晕,尿少入院。该患者儿童时期曾因脸肿,尿呈"洗肉水样"而在当地医院治疗,诊断为急性肾炎,经过治疗后好转。入院体检发现脸部浮肿,贫血貌,球结膜苍白,肾区叩击痛阳性,双下肢水肿。实验室检查:血红蛋白90 g/L,红细胞$3.5×10^{12}$/L,尿比重1.015,尿蛋白(++),红细胞(+),颗粒管型3~5/HP。

思考题:

(1)该病的病理诊断是什么?

(2)支持本病诊断的实验室检查有哪些?

思考题

1. 论述肾小球肾炎和肾盂肾炎的异同。
2. 论述几种常见肾小球肾炎的病理特点。

（汪　炜）

第十八章

肾功能衰竭

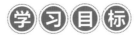

1.掌握急、慢性肾功能衰竭及尿毒症的概念。

2.掌握急性肾功能衰竭的发病机制,慢性肾功能衰竭的功能代谢变化。

3.熟悉急性肾功能衰竭的原因、分类、功能代谢变化,慢性肾功能衰竭的发病原因。

4.了解急、慢性肾功能衰竭防治的病理生理学基础及慢性肾功能衰竭的发病机制。

肾脏的主要功能是将体内代谢产物、药物和毒物排出体外,调节水、电解质和酸碱平衡,维持血压,从而维持机体内环境的稳定。肾脏还具有内分泌功能,可分泌肾素、前列腺素、促红细胞生成素等,还能活化维生素 D3。

肾功能严重障碍时,出现水、电解质和酸碱平衡紊乱,代谢产物及毒物在体内潴留,并伴肾脏内分泌功能障碍的病理过程称为肾功能衰竭(renal failure)。肾功能衰竭可分为急性肾功能衰竭和慢性肾功能衰竭。

第一节 急性肾功能衰竭

急性肾功能衰竭(acute renal failure,ARF)是指由多种原因引起短期内(数小时或数天)肾脏泌尿功能急剧下降,以致严重内环境紊乱的病理过程。临床表现为水中毒、氮质血症、高钾血症和代谢性酸中毒。主要是由肾小球滤过率急剧减少,和(或)肾小管发生变性、坏死而引起。

一、急性肾功能衰竭的病因及分类

1.肾前性 由肾脏血液灌流量急剧减少引起的肾小球滤过率下降。常见于失血、失液、急性心力衰竭引起的休克早期。此时肾脏无器质性病变,一旦肾血流恢复,肾功能随之恢复,又称功能性急性肾功能衰竭。

2.肾性 由肾脏的器质性病变引起,即器质性急性肾功能衰竭。常见于:①广泛的肾小球损伤,如急性肾小球肾炎、狼疮性肾炎等;②急性肾小管坏死,如持续性肾缺血及肾毒物等。

3.肾后性 从肾盂到尿道口的尿路急性梗阻。梗阻导致肾盂积水,肾小囊内压增高致肾小球滤过率减少,因而发生氮质血症和代谢性酸中毒。

二、急性肾功能衰竭发病机制

急性肾衰竭发病机制的关键是肾小球滤过率(GFR)降低。现以肾缺血、肾毒物引起的急性肾功能衰竭为例加以阐述。见图 18-1。

1.肾血流灌注减少

(1)肾灌注压下降:肾灌注压的特点是受全身血压影响很大,当全身血压降低到 $50\sim70$ mmHg,肾血流失去自身调节,肾灌注压明显下降。

(2)肾血管收缩:①肾素-血管紧张素系统活性增高:有效循环血量降低,交感神经兴奋的直接刺激可引起肾素分泌增加并继发血管紧张素增加,使肾血管收缩,导致肾小球滤过率下降。②体内儿茶酚胺增

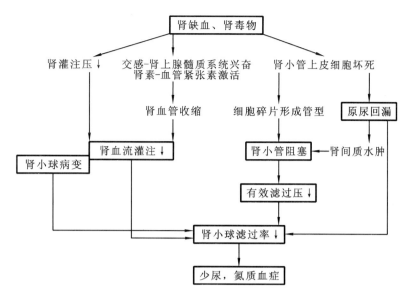

图 18-1 急性肾功能衰竭发病机制

加:肾缺血或肾毒物中毒时,机体因受到强烈刺激而导致交感-肾上腺髓质系统兴奋,血中儿茶酚胺急剧增加,肾血管收缩。

2.肾小管阻塞 肾缺血、肾毒物、异型输血、挤压综合征等引起急性肾功能衰竭时,肾小管内有坏死脱落的上皮细胞碎片、肌红蛋白、血红蛋白形成的管型,引起广泛肾小管阻塞,使原尿不易通过,引起少尿。同时,阻塞上段的肾小管扩张,管腔内压升高,使肾小球滤过压降低,导致肾小球滤过率下降。

3.肾小管的原尿回漏 肾小管坏死后,原尿可经坏死部位向肾间质回漏。原尿在间质中积聚,也可引起肾间质水肿,肾间质压升高,从而压迫肾小管和肾小管周围的毛细血管,阻碍原尿在肾小管通过,使肾小球滤过率进一步降低,进一步加重肾损害。

三、急性肾功能衰竭时机体的功能代谢变化

(一)少尿型急性肾功能衰竭

少尿型急性肾功能衰竭按其病程演变,一般可分为少尿期、多尿期、恢复期三个时期。

1.少尿期 尿量减少伴有严重的内环境紊乱是此期的特点。少尿期为病程中最危险的阶段,持续时间越长,预后越差。

(1)尿的变化:①尿量:患者尿量迅速减少,出现少尿(24 h 尿量小于 400 mL)、无尿(24 h 尿量少于100 mL)。②尿比重:尿比重低且固定在 1.010~1.012 之间,多由于肾小管坏死,对水重吸收功能降低及原尿的浓缩功能障碍所致。③尿钠含量高:与肾小管上皮细胞受损有关。④尿蛋白和尿沉渣检查:尿蛋白不同程度增加,尿中可见红、白细胞及各种管型。

功能性急性肾功能衰竭和器质性急性肾功能衰竭均可出现少尿,前者少尿主要是 GFR 显著降低所致,后者则同时有肾小球和肾小管功能障碍。但两者少尿发生的机制及尿液成分均存在不同点,临床上注意鉴别(表 18-1)。

表 18-1 功能性急性肾功能衰竭和器质性急性肾功能衰竭少尿期尿变化特点

	功能性急性肾功能衰竭	器质性急性肾功能衰竭
尿比重	>1.020	<1.015
尿渗透压/(mmol/L)	>500	<400
尿钠含量/(mmol/L)	<20	>40
尿肌酐/血肌酐	>40	<10
尿蛋白及镜检	正常	尿蛋白(+)、各种管型、红细胞、上皮细胞
补液原则	充分扩容	量出为入
补液后反应	尿量迅速增加,症状改善	尿量持续减少,病情恶化

（2）水中毒：急性肾功能衰竭引起水中毒主要是由于：①少尿和无尿，水排出减少；②体内分解代谢增强，内生水生成增加；③摄入或输入液体过多。

（3）高钾血症：高钾血症是急性肾功能衰竭患者最危险的变化，是少尿期患者死亡的主要原因。引起高钾血症的因素有：①尿量减少：钾的排出也显著减少。②钾的来源增多：输入库存血，或摄入含钾的食物和药物。③体内钾转移：组织损伤，细胞分解代谢增强，钾从细胞内转到细胞外。④患者发生酸中毒：细胞内钾离子外逸。

（4）代谢性酸中毒：急性肾功能衰竭时，肾小球滤过率严重降低，酸性物质不能经肾排出，肾小管泌 H^+ 和 NH_3 减少，体内分解代谢增加，产酸增加，以上因素均可引起代谢性酸中毒。

（5）氮质血症：当血中尿素、尿酸、肌酐等非蛋白含氮物质的含量超过正常时，称为氮质血症。发生的原因主要与肾小球滤过率降低，该类物质不能从肾脏充分排出有关。

2. 多尿期　多尿期是指尿量逐渐增多以至超过正常量的时期。当尿量超过 400 mL/d，显示肾功能开始恢复。持续时间 1～2 周，尿量多达 3～5 L/d。多尿主要是由于：①肾小球滤过功能逐渐恢复；②肾间质水肿消退，部分肾小管中管型被冲走，肾小管阻塞解除；③新生肾小管上皮细胞功能不完善，重吸收水、钠功能低下，原尿不能充分浓缩；④少尿期潴留在血中的尿素等代谢产物经肾小球代偿性大量滤出，从而增高了肾小管内的渗透压，引起渗透性利尿。应注意的是，多尿期每天排出大量水和电解质，如不及时补充纠正，可发生脱水、电解质紊乱。

3. 恢复期　此期患者的尿量和血中非蛋白氮含量都已基本恢复正常，代谢废物的潴留和水、电解质平衡紊乱以及酸碱平衡紊乱得到纠正，相应症状消失。但肾小管功能需要经数月甚至更长时间，才能完全恢复正常。

（二）非少尿型急性肾功能衰竭

近年报道有 30％～50％ 的急性肾功能衰竭尿量在 400～1000 mL/d，临床症状较轻，病程短，并发症少，病死率低，预后较好，也存在氮质血症。但由于尿量不少，容易漏诊。

四、急性肾功能衰竭防治的病理生理基础

（1）合理用药，慎用、不用有肾毒性的药物。

（2）积极治疗原发病，预防休克，积极抢救休克，迅速恢复有效循环血量。

（3）帮助患者安全度过少尿期，尽量维持内环境稳定，以待肾小管上皮再生。具体措施：①严格控制水输入量（少尿期），注意补液、补钠、补钾（多尿期）；②处理高钾；③控制氮质血症，静脉滴注葡萄糖和必需氨基酸以减轻体内蛋白分解；④纠正代谢性酸中毒；⑤透析治疗，包括腹膜透析和血液透析，能有效纠正水、电解质和酸碱平衡紊乱，排出有毒物质，提高治愈率，降低死亡率，目前主张早做、多做。

第二节　慢性肾功能衰竭

各种原因造成肾单位慢性进行性破坏，健存的肾单位不能充分排出代谢废物以维持内环境稳定，导致代谢产物潴留，水、电解质及酸碱平衡紊乱和肾内分泌功能障碍的病理过程，称为慢性肾功能衰竭（chronic renal failure，CRF）。

一、慢性肾功能衰竭的病因

凡能引起肾实质渐进性破坏的疾病，均可引起慢性肾功能衰竭。慢性肾小球肾炎是慢性肾功能衰竭最常见的原因（占 50％～60％），慢性肾盂肾炎、高血压性肾小动脉硬化症、系统性红斑狼疮也是常见的病因。此外，肾动脉狭窄、多囊肾、肾结核以及结石、前列腺肥大、肿瘤、尿道狭窄所致慢性尿路阻塞，全身性代谢性疾病如糖尿病、痛风等也可引起慢性肾功能衰竭。

二、慢性肾功能衰竭的发展过程及机制

（一）发展过程

临床上根据病变发展及肾功能损害程度分为四个阶段：

1. 代偿期 部分肾单位受损，但健存肾单位可以代偿已受损肾单位的功能，机体内环境尚能维持相对稳定，无氮质血症，临床基本无症状。内生肌酐清除率（尿中肌酐浓度×每分钟尿量/血浆肌酐含量，它与肾小球滤过率的变化呈平行关系）在正常值（80～120 mL/min）的 30% 以上，血液生化指标无异常。

2. 肾功能不全期 肾储备代偿能力进一步降低，有轻度或中度氮质血症，出现临床症状，可有多尿或夜尿增多，乏力、头痛等表现。内生肌酐清除率降至正常值的 25%～30%。

3. 肾功能衰竭期 进入失代偿期，肾功能显著恶化，有较严重的氮质血症。患者出现疲乏、恶心、呕吐、腹泻、多尿，有轻度或中度代谢性酸中毒、水钠潴留、低钠血症、严重贫血等。内生肌酐清除率降至正常值的 20%～25%。

4. 尿毒症期 肾功能衰竭进入晚期，出现严重的氮质血症，中毒症状明显加重，表现出严重的水、电解质和酸碱平衡紊乱，各器官出现功能障碍。内生肌酐清除率降至正常值的 20% 以下。

（二）发病机制

慢性肾功能衰竭的机制迄今不甚明了，下面介绍两种主要学说：

1. 健存肾单位学说 当发生慢性肾脏疾病时，很多肾单位不断遭受破坏而丧失功能，残存的部分肾单位轻度受损或仍属正常，称为健存肾单位。这些健存肾单位都发生代偿性肥大，通过增强其功能来进行代偿。随着疾病的进展，健存肾单位逐渐减少，即使加倍工作也无法代偿，随着健存肾单位的减少，肾功能衰竭进行性加重。

2. 矫枉失衡学说 当肾损害引起肾单位进行性减少时，为了适应肾小球滤过率降低导致血中某些物质的含量升高，机体代偿性出现另一物质的增加（即矫枉过程）。这些代偿性变化又导致新的不平衡，使机体进一步受到损害。如肾小球滤过率降低（血磷升高），机体通过甲状旁腺素分泌增多，减少肾小球滤液中磷的重吸收，增加磷的排出，使血磷趋于正常。但甲状旁腺素分泌增多又引起溶骨过程增强，导致肾性骨营养不良，即矫枉失衡。

此外，还有肾小球过度滤过学说、肾小管-间质损伤、尿毒症毒素学说、脂质代谢紊乱等发病机制。

三、慢性肾功能衰竭时机体的功能代谢变化

（一）尿的变化

1. 夜尿 正常人白天尿量为总尿量的 2/3，夜间尿量只占其 1/3。慢性肾功能衰竭早期，夜间排尿增多，接近甚至超过白天。

2. 多尿 24 h 尿量超过 2000 mL。形成机制：健存肾单位代偿性过度过滤，滤过原尿量显著增加，且原尿流速快，通过肾小管时未能被及时重吸收。

3. 少尿 当肾单位极度减少，尽管单个健存肾单位生成尿液多，但每日尿量少于 400 mL。

4. 尿的渗透压 早期患者浓缩功能障碍，出现低渗尿，尿比重最高为 1.020。随病情进展，浓缩和稀释功能均丧失，终尿的渗透压接近血浆渗透压，比重固定在 1.008～1.012，称为等渗尿。

5. 尿液成分改变 因肾小球滤过膜通透性增加，肾小管上皮受损，对滤过蛋白重吸收减少，出现蛋白尿，甚至出现血尿（尿中混有红细胞）、脓尿（尿沉渣有大量变性白细胞）。

（二）氮质血症

血中非蛋白氮浓度超过正常时称氮质血症。当肾小球滤过率下降至正常值的 25% 以下时，尿素氮才明显升高，且升高程度与病情严重程度大致相当。肌酐不仅从肾小球滤过，还从肾小管排泌，因此血中肌酐升高较晚。

（三）水、电解质及酸碱平衡紊乱

1. 钾代谢障碍 慢性肾功能衰竭患者只要尿量不减少，血钾可较长时间处于正常水平。晚期患者尿

量过少,肾小管不能充分泌钾导致高钾血症。

2.钠代谢障碍 慢性肾功能衰竭患者,如钠摄入量适当,可无水肿及低钠。如过分限制钠盐,由于肾小管对钠的重吸收能力已降低,尿排钠大于摄入量,水分排出也多,导致细胞外液和血容量减少,致使肾小球滤过率进一步降低;如摄钠过多,由于肾小球滤过率很低,排钠不足,水钠潴留,引起水肿。

3.钙磷代谢紊乱 慢性肾功能衰竭因肾小球滤过率降低,血磷升高,继发甲状旁腺功能亢进。慢性肾功能衰竭时出现血钙降低,其原因有:①钙磷乘积为一常数,血磷高血钙低;②维生素 D3 先在肝羟化,后在肾羟化,形成有活性的维生素 D3,肾实质破坏使维生素 D3 羟化障碍,影响肠道对钙的吸收;③血磷高、肠道分泌磷酸根增多和钙结合形成磷酸钙,妨碍钙吸收,同时伴代谢性酸中毒,骨盐溶解缓冲 H^+。以上诸因素综合引起肾性骨营养不良。

4.代谢性酸中毒 由于肾小管泌 H^+ 减少,HCO_3^- 重吸收减少,血浆中的非挥发酸不能从尿中排出。

（四）肾性高血压

高血压是慢性肾功能衰竭常见症状之一,称为肾性高血压,其发病机制如下:

1.水钠潴留 水钠潴留使血浆量增多,心输出量增加,血压升高。

2.血浆肾素浓度增高 某些肾疾病患者,血浆肾素浓度持续升高,血管紧张素 Ⅱ 形成增多,导致血管收缩,外周阻力增加,血压升高。

3.肾分泌降压物质减少 正常肾髓质能产生前列腺素 A_2 和 E_2 等舒血管物质。当肾实质破坏时,这些物质分泌减少,导致血压升高。

（五）肾性贫血和出血倾向

1.肾性贫血 发生机制:①促红细胞生成素减少,骨髓干细胞形成红细胞被抑制;②血液中毒性物质潴留,如甲基胍抑制红细胞生成而引起溶血和出血。

2.出血倾向 患者常表现为皮下出血和黏膜出血。目前认为慢性肾功能衰竭患者出血倾向主要是血小板功能障碍:①血小板第 3 因子释放受抑制,因而凝血酶原激活物生成减少;②血小板黏附、聚集功能减弱。

第三节 尿 毒 症

尿毒症(uremia)是肾功能衰竭的最严重阶段,除水、电解质和酸碱平衡紊乱以及内分泌失调外,还因代谢终产物或毒性物质在体内堆积,引起一系列自身中毒症状。

一、主要临床表现

（一）神经系统

1.中枢神经系统 早期常有疲劳、乏力、头痛、头晕、表情淡漠、理解力和记忆力减退,严重时出现烦躁不安、肌肉颤动、抽搐,最后发生嗜睡、昏迷,称为尿毒症性脑病。

2.周围神经病变 患者常有下肢麻木、刺痛及灼痛,随后出现肢体运动无力、腱反射减弱,最终引起运动障碍。

（二）消化系统

消化系统为出现最早、最突出的症状,为厌食、恶心、呕吐、腹泻、口腔溃疡及消化道出血。

（三）心血管系统

患者可发生心室肥大、心力衰竭、心律失常,晚期出现尿毒症性心包炎。

（四）呼吸系统

尿毒症患者呼吸加深加快,严重时呼吸中枢受到抑制,出现潮式呼吸或深大呼吸。患者呼出气体有氨味,是由于尿素经唾液酶分解所致。

（五）皮肤

尿毒症患者因贫血和黑色素沉着,皮肤苍白或呈黄褐色并出现皮肤瘙痒。尿素随汗液排出,在汗腺开口处形成细小白色结晶,称为尿素霜。

（六）免疫系统

尿毒症患者常因免疫功能低下并发严重感染。

（七）代谢紊乱

1. 糖代谢 约半数以上患者伴糖耐量降低。

2. 蛋白质代谢 因毒性物质作用使蛋白质合成减少,分解加强,以及患者摄入不足而出现负氮平衡和低蛋白血症。

3. 脂质代谢 血浆甘油三酯含量增加,出现高脂血症。

二、尿毒症毒素

（一）胍类

胍类主要是甲基胍和胍基琥珀酸,是体内精氨酸的代谢产物。正常情况下主要生成尿素、肌酐;肾功能衰竭时这些物质排泄障碍,通过另一途径生成胍类化合物。

（二）尿素

血中尿素水平持续升高会引起厌食、恶心、呕吐、糖耐量降低和出血倾向。

（三）甲状旁腺激素

几乎所有的尿毒症患者都有甲状旁腺功能亢进,现认为甲状旁腺激素是尿毒症的主要毒物。

此外,胺类、酚类、中分子物质等对机体也有一定毒性作用。

三、防治原则

(1)治疗原发病。
(2)消除使慢性肾功能衰竭和尿毒症加重的因素。
(3)透析疗法:如血液透析、腹膜透析。
(4)肾移植:治疗慢性肾功能衰竭和尿毒症最根本的方法。

要点总结与考点提示

1.急性肾功能衰竭少尿期发生的机制与功能代谢改变。
2.慢性肾功能衰竭时机体的功能与代谢改变。
3.尿毒症期的概念。

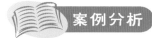 **案例分析**

患者,男,65岁,因浮肿、无尿入院。入院前因上呼吸道感染多次使用庆大霉素和复方新诺明而出现浮肿,尿量呈进行性减少。查体:眼睑浮肿,双下肢可凹性水肿。

思考题:

(1)该患者治疗后出现少尿、无尿和水肿等的原因是什么?

(2)根据临床表现,分析少尿的机制。

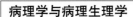

 思考题

1. 简述少尿型急性肾功能衰竭少尿期的功能代谢特点。
2. 简述慢性肾功能衰竭的功能代谢变化。
3. 简述慢性肾功能衰竭的发展过程和特点。

（张可丽）

第十九章　生殖系统与乳腺疾病

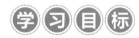

学习目标

1.掌握慢性子宫颈炎的病理变化；子宫颈癌和乳腺癌的病理类型和扩散途径。
2.熟悉子宫内膜增生症、子宫内膜癌和子宫肌瘤的病理变化特点。
3.熟悉葡萄胎、侵袭性葡萄胎和绒毛膜上皮癌的形态特点及区别。
4.了解子宫内膜异位、卵巢肿瘤、前列腺增生、前列腺癌和乳腺增生性疾病的病理变化特点。

生殖系统和乳腺疾病除了炎症和肿瘤外，还有内分泌紊乱引起的疾病及与妊娠相关的疾病。生殖系统炎症病理变化较为单一，生殖系统和乳腺肿瘤是本章学习的重点内容。

第一节　子宫颈疾病

一、慢性子宫颈炎

慢性子宫颈炎（chronic cervicitis）是病原微生物感染引起的子宫颈慢性炎症，是育龄妇女最常见的妇科疾病。多由于急性子宫颈炎未及时治愈反复发作转变而来，也有的患者无急性宫颈炎症状，直接发生慢性宫颈炎。临床主要症状是白带增多，偶尔血性白带，性交后出血，伴有下腹坠胀、腰骶部疼痛等症状。

（一）病因及发病机制

病原体主要为葡萄球菌、链球菌、肠球菌及大肠杆菌，特殊的病原体包括淋球菌、沙眼衣原体、单纯疱疹病毒和人类乳头状瘤病毒。病原体感染主要与分娩、流产、性生活不洁、子宫颈手术损伤以及长期慢性刺激有关。本病的发生还与雌激素水平过高刺激子宫颈分泌过多的黏性分泌物，或月经过多改变了阴道内酸性环境，损伤宫颈黏膜上皮有关。

（二）类型和病理变化

慢性子宫颈炎的主要病理变化是宫颈黏膜充血、水肿，固有层纤维组织增生，有较多淋巴细胞和浆细胞浸润，宫颈上皮细胞有变性、坏死、增生等变化。根据临床病理特点可分为以下几种类型：

1.子宫颈糜烂（cervical erosion）　慢性子宫颈炎时子宫阴道部的鳞状上皮坏死脱落，形成浅表的缺损，称为子宫颈真性糜烂，较少见。临床上常见的子宫颈糜烂实际为假性糜烂，是损伤的子宫颈鳞状上皮被子宫颈管黏膜柱状上皮增生下移取代。由于柱状上皮薄，上皮下血管较易显露而呈红色，似糜烂状。

2.子宫颈囊肿又称纳博特囊肿（nabothian cyst）　慢性子宫颈炎时，子宫颈管腺体的开口被增生的鳞状上皮或黏液阻塞，使腺体分泌物潴留，扩大成囊状。

3.子宫颈息肉（cervical polyp）　子宫颈息肉是由于子宫颈黏膜上皮、腺体和固有层结缔组织局限性增生形成。直径数毫米到数厘米不等，呈粉白色或粉红色，常有蒂（图19-1），为良性病变，极少

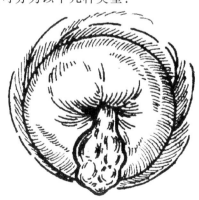

图 19-1　子宫颈息肉

恶变。

4.子宫颈肥大(cervical hypertrophy) 由于长期慢性炎症刺激,子宫颈腺体和结缔组织增生,导致整个子宫颈均匀增大、变硬。

5.子宫颈白斑 较少见,多由于长期慢性炎症刺激所致,亦可能与内分泌功能失调有关。病变通常累及子宫颈阴道部,亦可累及宫颈管,呈灰白色大小不一的斑块。子宫颈白斑属癌前病变。

二、子宫颈上皮内瘤变

(一)子宫颈上皮非典型增生

子宫颈上皮非典型增生(cervical epithelial dysplasia)属癌前病变,是指子宫颈鳞状上皮明显增生,尤其是基底层细胞增生活跃,细胞层次增多,排列紊乱,细胞有一定异型性。依据其病变程度分为三级:Ⅰ级,异型性细胞局限于上皮的下 1/3;Ⅱ级,异型性细胞累及上皮层的下 1/3 至 2/3;Ⅲ级,异型细胞超过全层 2/3,但未累及上皮全层。

(二)子宫颈原位癌

子宫颈原位癌(carcinoma in situ)是指异型性细胞累及子宫颈上皮全层,但未突破基底膜(图 19-2)。原位癌细胞沿着基底膜侵犯宫颈腺体,取代部分或全部腺体,但未突破腺体基膜,称为宫颈原位癌累及腺体,仍属于原位癌范畴。

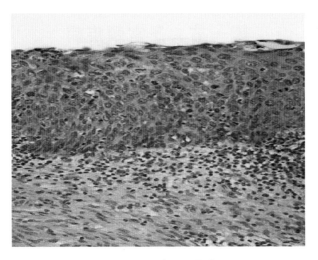

图 19-2 子宫颈原位癌

从鳞状上皮非典型增生到原位癌是一个渐变过程,而不是相互分离的病变。因此病理学上将宫颈非典型增生和原位癌称为子宫颈上皮内瘤变(cervical intraepithelial neoplasia,CIN)。CIN Ⅰ 相当于 Ⅰ 级非典型增生;CIN Ⅱ 相当于 Ⅱ 级非典型增生;CIN Ⅲ 则包括 Ⅲ 级非典型增生和原位癌。

三、子宫颈癌

子宫颈癌(cervical carcinoma)是女性生殖系统最常见的恶性肿瘤。发病年龄以 40~60 岁多见,近年来,由于脱落细胞学检查和液基细胞学检查技术的推广和普及,子宫颈癌患者得到早期治疗,5 年生存率和治愈率显著提高。

(一)病因

子宫颈癌一般认为与早婚、多产、性生活紊乱、宫颈撕裂、配偶的包皮垢刺激等多种因素有关,近年发现性传播的人类乳头状瘤病毒(HPV)感染是子宫颈癌发病的主要因素,其中,HPV-16 型是高风险性亚型。

(二)病理变化及分类

子宫颈癌好发于子宫颈阴道部尤其是子宫颈外口鳞状上皮和柱状上皮交界处,还可发生在子宫颈管

内,肉眼观可分为四种类型:

1. 糜烂型 此型为较早期表现,肉眼观与宫颈糜烂相似,癌组织常环绕于子宫颈外口,黏膜潮红、粗糙或呈细颗粒状,质脆,触之易出血。

2. 外生菜花型 此型最常见,癌组织主要向子宫颈表面生长,呈菜花状或乳头状,质脆,易出血;表面常有坏死、溃疡形成和继发感染(图19-3)。

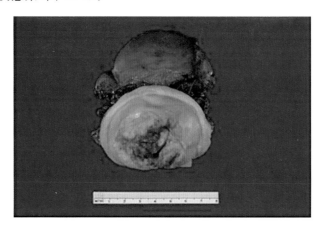

图 19-3 子宫颈癌(外生菜花型)

3. 内生浸润型 癌组织主要向子宫颈深部浸润生长,早期宫颈前唇或后唇增厚变硬,以后宫颈呈不均匀增大或结节状突起,不易早期发现,预后差。

4. 溃疡型 外生型或内生型在发展过程中,癌组织发生坏死脱落,形成溃疡,溃疡边缘隆起,表面形成火山口状,底部凹凸不平,易继发大出血和感染。

镜下观,鳞状细胞癌最多见,约占90%,子宫颈腺癌少见,仅占子宫颈癌的5%左右,子宫颈鳞状细胞癌或者腺癌在外观上无特殊差别。

子宫颈鳞状细胞癌根据进展过程,可分为早期浸润癌和浸润癌两种。见图19-4。

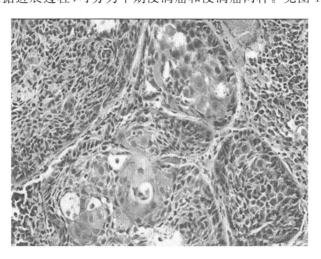

图 19-4 浸润性子宫颈鳞状细胞癌

子宫颈腺癌主要起源于子宫颈管黏膜的柱状上皮和腺上皮。子宫颈腺癌对放射线不敏感,转移早,预后较差。其他类型癌少见。

(三)扩散与转移

1. 直接蔓延 癌组织向上浸润破坏子宫颈或宫体;向下浸润阴道;向前浸润膀胱;向后浸润直肠;向两侧浸润输尿管等。

2. 转移 ①淋巴道转移:是宫颈癌最早、最常见和最重要的转移途径,癌组织首先转移至子宫颈旁淋巴结,然后依次转移至闭孔、髂内、髂外、髂总、腹股沟及骶前等盆腔淋巴结(图19-5),晚期可转移至锁骨上淋巴结。②血道转移:晚期可通过血道转移至肺、肝、脑及全身器官。

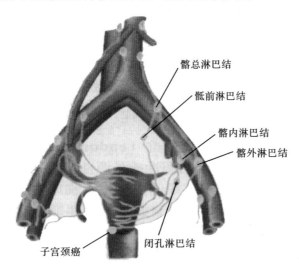

髂总淋巴结

骶前淋巴结

髂内淋巴结

髂外淋巴结

闭孔淋巴结

子宫颈癌

图 19-5　子宫颈癌淋巴道转移

（四）临床病理联系

早期子宫颈癌多无自觉症状,中、晚期子宫颈癌,癌组织浸润破坏血管,发生不规则的阴道出血;癌组织坏死继发感染,使白带增多,腥臭;癌组织浸润压迫盆腔内神经,出现下腹部及腰骶部疼痛。

临床上,依据子宫颈癌的累及范围分期如下:①0 期:原位癌(CIN Ⅲ)。②Ⅰ期:癌局限于子宫颈以内。③Ⅱ期:肿瘤超出子宫颈进入盆腔,但未累及盆腔壁,癌肿侵及阴道,但未累及阴道的下 1/3。④Ⅲ期:癌扩展至盆腔壁及阴道的下 1／3。⑤Ⅳ期:癌组织已超越骨盆,或累及膀胱黏膜或直肠。

（五）预防原则

①积极采取预防措施:加强防癌宣传,定期进行妇科检查,积极治疗子宫颈糜烂、子宫颈上皮内瘤变等,消除致癌因素。②子宫颈癌早中期以手术为主,化疗为辅。

案例分析

患者,女,54 岁,近半年阴道分泌物增加,伴不规则阴道流血。10 年前曾患有慢性子宫颈炎伴 CINⅡ期,免疫组化 HPV-16(＋),未予治疗。16 岁结婚,育有 5 子。阴道内窥镜检查见宫颈黏膜面一菜花状肿物,质脆,易出血,同时右侧腹股沟淋巴结肿大。于是手术切除子宫颈肿物及淋巴结送病理检查。病理报告显示:癌细胞累及子宫颈鳞状上皮全层,并沿基底膜通过子宫颈腺口蔓延至子宫颈腺体内,取代部分腺上皮,另见局部区域癌细胞突破基底膜,向固有膜间质浸润,形成小条索状,深度约 4 mm,癌旁鳞状上皮可见Ⅲ级非典型增生。淋巴结内有转移性癌细胞。

思考题:

(1)该患者的子宫颈病变最可能的病理诊断是什么?

(2)患者为什么白带增加并有腥臭味和有不规则阴道流血?

(3)推测患者腹股沟淋巴结肿大的原因。

第二节　子宫体疾病

一、子宫内膜异位症

子宫内膜异位症(endometriosis)是指子宫内膜腺体和间质出现于子宫内膜以外的部位,80％发生于卵巢,其余依次发生的顺序为:子宫阔韧带、直肠阴道陷窝、盆腔腹膜、腹部手术瘢痕、脐部、阴道、外阴和阑尾等。如子宫内膜腺体及间质异位于子宫肌层中(距子宫内膜基底层2～3 mm或以上),称为子宫腺肌病(adenomyosis)。子宫内膜异位症是较常见的一种妇科疾病,多发生于育龄妇女,以30～40岁居多,近年来发病率有明显增高的趋势。

(一)病因及发病机制

目前认为子宫内膜异位症的发生有多种学说:①子宫内膜种植学说:月经期子宫内膜经输卵管反流至腹腔器官,或子宫内膜因手术种植在手术切口。②淋巴及静脉播散学说。③体腔上皮化生学说等。

(二)病理变化

主要病变特点是异位的子宫内膜受卵巢分泌的激素影响,出现反复周期性出血,从而导致病灶周围组织纤维化、粘连,最终形成结节或包块。切开可见陈旧性出血及瘢痕。如发生于卵巢,由于反复出血可形成巧克力囊肿,内为咖啡色黏稠液体。镜下子宫内膜组织结构与正常内膜基本相同,病灶内含有子宫内膜的腺体、间质、红细胞及含铁血黄素巨噬细胞。

(三)临床病理联系

子宫内膜异位症是一种良性病变,常因发生部位不同而出现不同临床表现。主要表现为周期性发作的痛经。少数患者出现月经紊乱、不孕等。

二、子宫内膜增生症

子宫内膜增生症(endometrial hyperplasia)属无排卵型功能性子宫出血性疾病。由于卵巢雌激素分泌过多、孕酮缺乏而引起的异常子宫内膜增生和出血,临床称为功能性子宫出血。

(一)病因和发病机制

本病多见于青春期和更年期妇女。由于青春期卵巢尚未发育成熟或更年期卵巢渐趋衰退,卵巢-垂体-下丘脑之间功能失调,垂体分泌促卵泡成熟激素及黄体生成激素的比例失调。卵巢卵泡持续发育,但无排卵,导致分泌大量雌激素,刺激子宫内膜过度增生。因无黄体形成,故无黄体素分泌,子宫内膜无分泌现象。因雌激素水平不断增加,抑制了垂体前叶促性腺激素的分泌,卵泡开始衰退,雌激素分泌减少,增生的子宫内膜随之坏死脱落,引起阴道不规则出血。

(二)病理变化

肉眼观:子宫内膜呈弥漫性或灶性增厚,厚度超过5 mm,有时表面有皱襞,甚至呈息肉状。

镜下观:①单纯型增生:包括轻度增生及囊性增生;内膜腺体数目增多,大小不一,呈囊状扩张。腺上皮显示单层或假复层,没有细胞异型性。②复杂型增生:包括中度增生及腺瘤型增生。腺体外形不规则、腺上皮突向腺腔,间质较少,细胞无异型性。③非典型增生:表现为复杂型增生伴有细胞非典型增生。腺腔内有乳头状增生,约有1/3的可发展为子宫内膜腺癌。

(三)临床病理联系

子宫内膜增生症临床上主要表现为月经不规则,经期延长和月经量增多。

三、子宫内膜癌

子宫内膜癌又称子宫体癌(endometrial carcinoma),是由子宫内膜腺上皮发生的恶性肿瘤。本病多见于绝经期后的老年妇女,平均年龄55岁。病因不明,子宫内膜癌常与子宫内膜增生症合并存在。有证据表明子宫内膜癌的发生可能与过量雌激素的长期刺激有关。

(一)类型及病理变化

肉眼观:子宫内膜癌分弥漫型和局限型两种,子宫内膜表现为弥漫性和局限性增厚,粗糙不平甚至为颗粒状、息肉状或结节状改变,伴出血、坏死,肿块呈灰白、灰黄、灰褐或暗红色,质脆。

镜下观:子宫内膜样腺癌最常见,根据癌组织的分化程度分为高、中、低分化三级,其中多数为高分化腺癌(Ⅰ级),结构很像子宫内膜腺体,腺体密集、紊乱,细胞轻度异型性。中分化腺癌(Ⅱ级)肿瘤部分形成腺体,部分形成实性细胞团,细胞异型性较明显。少部分为低分化腺癌(Ⅲ级),大部分区域为实性片状或条索状,细胞异型性明显,腺体结构很少。

(二)扩散和转移

1.直接浸润 子宫内膜癌向下直接蔓延至子宫颈和阴道,向外扩散到输卵管、卵巢和腹膜。

2.淋巴道转移 最常见的转移部位为腹主动脉旁淋巴结,其次为闭孔及髂总、髂外和子宫旁淋巴结。发生在子宫体上部和底部的子宫内膜癌常转移到腹主动脉旁淋巴结。子宫角处子宫内膜癌可沿圆韧带转移到腹股沟淋巴结。

3.血道转移 少见,常转移到肺,其次为肝和骨骼。

(三)临床病理联系

子宫内膜癌最常见的症状是阴道不规则流血,部分患者可有阴道分泌物增多,呈淡红色。如继发感染则呈脓性,有腥臭味。晚期,癌组织侵犯盆腔神经,可引起下腹部及腰骶部疼痛等症状。

子宫内膜癌发展缓慢,转移晚,10年生存率达65%,预后一般较好。

四、子宫平滑肌瘤

子宫平滑肌瘤(leiomyoma)是女性生殖器官最常见的一种良性肿瘤,多发生于中年妇女,不孕妇女更多见,其发病可能与过度的雌激素长期刺激有关。临床上肿瘤小时,多数患者无症状,部分患者可出现月经量过多,下腹部不适及局部肿块;肿块较大时可有局部压迫症状。

肉眼观:肿瘤可发生于子宫任何部位。常位于子宫壁(壁间肌瘤)、黏膜下(黏膜下肌瘤)和浆膜下(浆膜下肌瘤)。肿瘤可单发,也可多发,多者可达数十个,称为多发性子宫平滑肌瘤。肿瘤大小不等,小者如绿豆或更小,大者可达成人拳头或更大。肿瘤多呈球形,或融合成不规则形,质硬,与周围组织界限清楚。切面呈灰白色、编织状,当肿瘤生长较快或供血不足时,可发生各种继发性改变,如黏液变、囊性变及出血、坏死等。

镜下观:瘤细胞与正常子宫平滑肌细胞相似,但瘤细胞比较密集,常排列成纵横交错的编织状。瘤细胞核大,多呈长杆状,两端钝圆,间质有少量纤维结缔组织。

子宫平滑肌瘤的恶变率很低,一般为0.2%~0.5%,多见于肿瘤生长较快、体积较大者。当有肿瘤性坏死、肌层及血管侵袭者,细胞明显异型,病理性核分裂在每10个高倍视野达5个以上应诊断为平滑肌肉瘤。

案例分析 ························

患者,女,31岁,经常痛经,还有腹痛表现。近年来疼痛加剧,疼痛多位于下腹部及腰骶部,可放射至阴道、会阴。常于月经来潮前1~2日开始,经期第一日最剧烈,以后逐渐减轻,至月经干净时消失。入院做B超检查,发现左右卵巢有包块,以右侧包块最大,直径有10 cm左右。手术切除包块,做病理检查,肉眼观卵巢体积增大,形成囊腔,内含黏稠的咖啡色液体。镜下观,包块内含子宫内膜腺体、间质细胞、红细胞和含铁血黄素巨噬细胞。

思考题:

(1)根据上述临床表现,该疾病的诊断是什么?

(2)诊断该疾病有哪些依据?

第三节 滋养层细胞疾病

妊娠滋养层细胞疾病包括葡萄胎、侵蚀性葡萄胎和绒毛膜癌,是胎盘的良性增生到恶性疾病逐渐发展的不同阶段。其共同特点是患者血液和尿液内绒毛膜促性腺激素水平高于正常妊娠。

一、葡萄胎

葡萄胎(hydatidiform mole)又称水泡状胎块,是胎盘绒毛的一种疾病,以绒毛间质高度水肿、滋养层细胞不同程度增生为特征。在我国发病率较高,发病率为 1250~1500 次妊娠中有一次。发病年龄以 20~30 岁多见,经产妇多于初产妇。葡萄胎可分为完全性葡萄胎和部分性葡萄胎。

(一)病因和发病机制

本病的病因及机制尚未完全明了。染色体异常可能起主导作用。完全性葡萄胎是正常二倍体核型,其染色体均来自父方,而无母方成分。这可能是由于一个含 23X 单倍体的精子与一无原核的卵细胞结合复制而成 46XX 核型所致。完全性葡萄胎是一个无胚胎的妊娠。部分性葡萄胎是三倍体核型,有 69 条染色体,额外的单倍体来源于父方。这可能产生于双精入卵或第一次减数分裂失败的精子使正常卵受精,常出现胚胎的部分发育。

(二)病理变化

肉眼观:胎盘绒毛肿大,呈大量成串的大小不等的水泡,其间有细蒂相连,状似葡萄,故称葡萄胎。水泡大者直径在 1 cm 左右,小者肉眼勉强可见。完全性葡萄胎无胚胎或胎儿。部分性葡萄胎则可见部分正常的胎盘组织,并常可见部分胎儿或胎膜(图 19-6)。

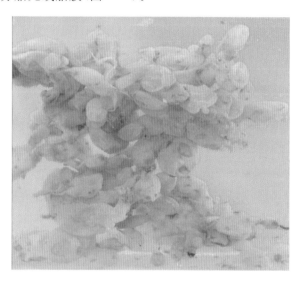

图 19-6 葡萄胎(肉眼观)

镜下观:①绒毛间质高度水肿;②绒毛间质内的血管消失;③绒毛膜的滋养叶上皮细胞增生(图19-7)。

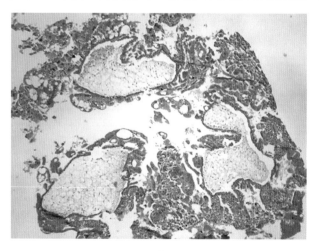

图 19-7 葡萄胎(镜下观)

（三）临床病理联系

患者子宫增大，远超过同月份的正常妊娠子宫大小。反复子宫出血，多发生在妊娠的第 2～4 个月。检查听不到胎心音，患者也不觉有胎动感。由于滋养层细胞明显增生，分泌绒毛膜促性腺激素（HCG）增多，故尿妊娠试验呈强阳性。

80％～90％葡萄胎患者经彻底刮宫手术后可完全治愈。约 10％的患者可恶变为恶性葡萄胎，2％～3％可发展为绒毛膜上皮癌。

二、侵蚀性葡萄胎

侵蚀性葡萄胎（invasive mole），又称恶性水泡状胎块。多继发于水泡状胎块之后，亦可开始即为侵蚀性葡萄胎，以水泡状绒毛侵入子宫肌壁深层为特征，少数可发生远处转移。

（一）病理变化

肉眼观：子宫壁肌层内可见典型的水泡状胎块组织侵入，在子宫表面出现紫蓝色结节。子宫腔内可见多少不等的水泡状物（图 19-8）。

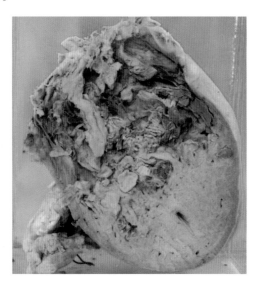

图 19-8　侵蚀性葡萄胎

镜下观：在子宫肌层内见水泡状绒毛，滋养层细胞增生显著并有异型性。

（二）临床病理联系

恶性葡萄胎的侵蚀性较强，破坏局部子宫壁肌层，发生大出血或继发感染。亦可发生逆行性血道转移至阴道壁，少数可发生远处转移至肺、脑等。临床预后较好，即使已经有了转移的患者也可治愈。

三、绒毛膜癌

绒毛膜癌（choriocarcinoma）简称绒癌，是发生于绒毛膜滋养层细胞的一种高度恶性肿瘤。据统计，约50％发生于水泡状胎块后，25％继发于自然流产后，20％发生于正常分娩后，5％发生于早产和异位妊娠后。发病年龄多为 20～30 岁。

（一）病理变化

肉眼观：子宫体不规则增大，癌结节呈单个或多个，蓝紫色或暗红色，多位于子宫底，常突出于宫腔内，大小不一。癌组织常侵入深肌层，甚至穿透宫壁到达浆膜外。

镜下观：绒癌组织由两种明显异型性细胞组成：一种类似细胞滋养层细胞；另一种似合体细胞滋养层细胞。这两种细胞常混合排列成团块状或条索状，可见核分裂象，不形成绒毛结构（图 19-9）。这是与侵蚀性葡萄胎鉴别的重要依据。癌组织自身无间质血管，靠侵袭宿主血管获得营养，故癌组织和周围正常组织有明显出血坏死。

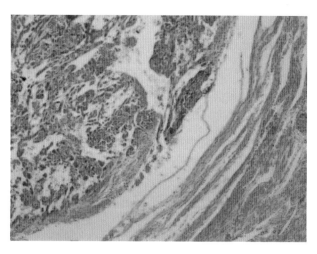

图 19-9 绒毛膜癌(镜下观)

(二)临床病理联系

由于癌细胞侵蚀血管,患者常有阴道不规则出血、贫血等症状。血道转移是绒癌最常见的转移方式。以阴道壁最常见,常形成血肿样"阴道结节"。其次为脑、肺等器官,出现相应的转移症状时常出现如咯血、头痛、呕吐等症状。

案例分析

病史:患者,女,30 岁,阴道不规则流血 15 天,常有咳嗽、咯血,尿 HCG 阳性。半年前曾患葡萄胎,经刮宫治疗后阴道流血停止,尿 HCG 转为阴性。子宫略增大。胸 X 片见双肺有多个境界清楚的圆形占位病灶,直径约 1 cm。拟诊恶性葡萄胎,行子宫及双侧附件切除。

病理检查:子宫后壁见一直径 3 cm 的出血性结节(肿块),质脆而软,浸润子宫肌层壁达浆膜面,深部子宫壁内有明显出血区,子宫旁也有不规则出血区,未见水泡状结构。光镜:在出血区及宫壁内见两种肿瘤细胞,其形态与合体细胞滋养层和细胞滋养层细胞相似,具有高度异型性。两种细胞广泛浸润入子宫壁并伴明显坏死和出血,其间未见间质和血管,亦未见绒毛结构。

思考题:

(1)结合病史和病理检查作出病理诊断及诊断依据。

(2)本次发病与葡萄胎有何关系? 还应与何种疾病相鉴别?

(3)分析肺部占位性病灶的性质及其与本病的关系。

第四节 卵 巢 肿 瘤

卵巢肿瘤按其组织发生可分为三大类:①上皮性肿瘤,如浆液性肿瘤、黏液性肿瘤等,这类肿瘤的性质可分为良性、交界性及恶性。②性腺间质肿瘤,如颗粒细胞、卵泡膜细胞瘤等。③生殖细胞肿瘤,如畸胎瘤、无性细胞瘤、内胚窦瘤及胚胎性癌等。其中以卵巢上皮性肿瘤最多见。这里主要介绍临床上常见的卵巢浆液性肿瘤、黏液性肿瘤和畸胎瘤。

一、卵巢浆液性肿瘤

卵巢浆液性肿瘤是卵巢最常见的肿瘤,分为浆液性囊腺瘤、交界性浆液性囊腺瘤和浆液性囊腺癌。

1. 浆液性囊腺瘤 见于 30~40 岁妇女,多为单侧。肉眼观,肿瘤呈圆形或卵圆形,大小不一,囊壁较薄。切面多为单房性囊肿,囊腔内为清亮透明的液体,囊壁内面光滑,有乳头。镜下观,囊壁内衬单层立方上皮或柱状上皮,具有纤毛,核位于细胞中央,囊壁或乳头间质均由纤维结缔组织构成,其中可有钙盐沉积,形成圆形钙化小体,称为砂粒体。

临床上,因肿瘤生长缓慢,患者早期无明显症状。后期有腹胀、腹部不适等,可在下腹部触到囊性肿块。浆液性囊腺瘤 25%～50% 发生癌变,称为浆液性囊腺癌。

2. 交界性浆液性囊腺瘤　肿瘤囊壁乳头较多,常布满整个囊壁内面。乳头表面细胞层次增多,核异型性和核分裂象易见,但无间质浸润。本瘤预后较好,需长期随访。

3. 浆液性囊腺癌　浆液性囊腺癌是卵巢恶性肿瘤中最常见的类型,约占卵巢恶性肿瘤的 40%,半数为双侧性。多见于 40～60 岁妇女。肉眼观,肿瘤呈囊性,大小不等,直径一般为 5～15 cm,囊壁内见弥漫而质软脆的乳头。镜下观,乳头分支多而复杂,癌细胞多为复层排列,异型性显著,主要特征是癌细胞浸润包膜和间质,常有砂粒体。临床上,早期无明显症状,因肿瘤生长较快,短期内下腹部可触到肿块,癌组织种植到腹膜时,可产生血性腹腔积液。

二、卵巢黏液性肿瘤

1. 黏液性囊腺瘤　发病年龄与浆液性囊腺瘤相同,多为单侧性,少见双侧,约占卵巢肿瘤的 25%。肉眼观,肿瘤表面光滑,由大小不一的囊腔组成,切面为多房性,囊腔内面光滑,一般不形成乳头。镜下观,囊壁被覆单层高柱状上皮,细胞核位于基底部,胞质透明,无纤毛,囊腔的间隔为结缔组织构成。早期无明显症状,当瘤体较大时,有腹胀,下腹部肿块,因肿瘤蒂部扭转而致肿瘤发生出血、坏死。当肿瘤破裂时,瘤细胞可种植在腹膜,组织学上虽为良性,但手术不易切除,预后较差。

2. 交界性黏液性囊腺瘤　肿瘤囊壁增厚,囊腔内有乳头。上皮细胞呈高柱状,排列成 2～3 层,常有轻至中度非典型增生,可见核分裂象,但不侵袭间质。

3. 黏液性囊腺癌　多见于 40～60 岁妇女,多为单侧。肿瘤体积较大,表面光滑。切面为多房性,囊内含黏稠血性液体,可见实性区及较多乳头,有出血坏死。镜下观,癌细胞多为复层,排列紊乱,异型性明显,核分裂象多见,间质明显浸润。

三、畸胎瘤

畸胎瘤(teratoma)是来源于生殖细胞的肿瘤,并具有向体细胞分化的潜能,包含两个或三个胚层的成分,占所有卵巢肿瘤的 15%～20%,常发生于卵巢、睾丸及纵隔等部位。

1. 成熟性畸胎瘤　成熟性畸胎瘤是最常见的生殖细胞肿瘤,又称良性畸胎瘤。肉眼观,肿瘤呈囊性,囊内充满皮脂样物,囊壁有结节状突起,表面有毛发、牙齿等(图 19-10)。镜下观,由三个胚层分化成熟的组织构成,可见皮肤附件、脂肪、气管上皮、肠道上皮、骨、软骨、肌肉及甲状腺和脑组织等。成熟畸胎瘤约1% 可发生恶性变。

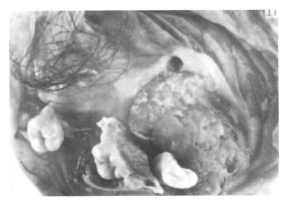

图 19-10　畸胎瘤

2. 未成熟性畸胎瘤　未成熟性畸胎瘤又称恶性畸胎瘤,多见于 20 岁以下女性,绝经后妇女少见,多为单侧性。肉眼观,肿瘤一般体积较大,表面光滑,呈实体分叶状。镜下观,主要由分化不成熟的胚胎样组织构成,如未成熟的神经组织组成的原始神经管,未成熟的骨或软骨组织等。未成熟性畸胎瘤易向远处转移,预后较差。

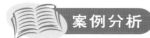**案例分析** ●●●

病史:患者,女,45岁,右下腹发现鸡蛋大肿物约3年,近3个月来迅速增大,并伴右下腹持续性隐痛。B超检查,发现子宫右侧旁附件区有一直径10 cm的囊性肿物。遂行手术切除。

病理检查:①肉眼观:囊性肿物直径12 cm,包膜完整,一侧表面附有输卵管,伞端开放。肿物切面呈单囊性,内含大量皮脂、毛发,大部分囊壁较薄且光滑,一侧有3 cm×3.5 cm的增厚实变区,内、外表面均较粗糙。②镜下观:囊壁外侧尚见残留卵巢间质,囊壁内面大部分区见有角化鳞状上皮,丰富的皮脂腺、毛囊,部分囊壁内衬假复层纤毛柱状上皮,散在杯状细胞,囊壁含纤维组织和脂肪组织,均分化成熟。在囊壁增厚区见部分鳞状上皮高度增生伴显著异型性,并突破基底膜呈巢状浸润囊壁全层,多数细胞巢中心见角化物质,周围细胞见细胞间桥,巢周间质中有中等量淋巴细胞浸润。

思考题:

(1)根据病理和临床资料作出病理诊断及诊断依据。

(2)患者为什么近3个月来出现肿物迅速增大和右下腹部持续隐痛?

第五节 前列腺疾病

一、前列腺增生

前列腺增生(prostatic hyperplasia)又称前列腺肥大,常见于老年人,以60～69岁最多,70岁以上男性均可不同程度地发生前列腺增生。

(一)病因及发病机制

目前认为与雄激素和雌激素平衡失调有关。前列腺内区(尿道周围的中叶及部分侧叶)对雌激素特别敏感。当雄激素水平降低,雌激素水平相对增高时,前列腺内区各种组织成分均发生增生,致使前列腺体积增大。

(二)病理变化

肉眼观,病变呈结节状,灰白色,重量增加,可达50～100 g(正常约重20 g)。切面见筛孔样小腔形成,挤压可见乳白色分泌物溢出。结节的硬度取决于增生成分,以腺体增生为主者质软,以纤维组织或平滑肌组织增生为主者则质硬(图19-11)。

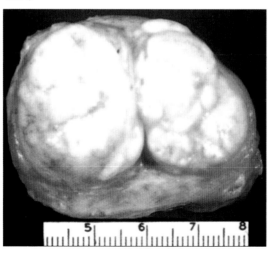

图19-11 前列腺增生

镜下观,腺体、平滑肌和纤维结缔组织不同程度增生,腺体增生、扩张呈囊腔,腺体的上皮由两层细胞构成,外层细胞多呈立方形或扁平形,内层细胞常呈柱状,两层细胞周围有完整的基底膜包绕。上皮呈乳头状突起,并常含有淀粉样小体,可有钙化。间质和腺体周围淋巴细胞浸润。

（三）临床病理联系

临床上表现为排尿困难、尿潴留等。严重时,可引起双侧输尿管及肾盂扩张或积水,并可导致膀胱、肾盂和输尿管的炎症。

二、前列腺癌

前列腺癌(prostatic carcinoma)是来源于前列腺外区腺上皮的恶性肿瘤,常见于70岁左右的老人,属于一种老年性疾病。

（一）病因及发病机制

雄激素在前列腺癌的发病及进展中起重要作用。饮食中脂肪含量与前列腺癌的发病有关。

（二）病理变化

肉眼观,早期肿块较小,之后可呈现多个小结节,圆形、椭圆形或不规则形,癌结节境界不明显,质地较硬,呈灰白色或淡黄色。

镜下观,多数为腺癌,少数为鳞状细胞癌和移行细胞癌。多数腺癌分化良好,肿瘤腺泡较规则,排列拥挤,可见背靠背现象。腺体由单层细胞构成,外层的基底细胞缺如及核仁增大是高分化腺癌的主要诊断依据。前列腺癌并不全是高分化癌,在低分化癌中,癌细胞排列成条索、巢状或片状。免疫组化:前列腺特异性抗原(PSA)和前列腺酸性磷酸酶(PAP)均阳性。

（三）临床病理联系

早期无明显症状,肿块增大时可有排尿困难、尿失禁或血尿。高分化腺癌蔓延和转移较慢,预后较好。低分化及未分化腺癌蔓延和转移较早,预后较差。晚期癌组织可穿破前列腺包膜,并浸润精囊和膀胱。

案例分析

患者,男,72岁,排尿困难7年余。患者自7年前出现排尿困难,尿等待,尿线细,尿滴沥。入院时查体:前列腺指诊Ⅲ度肿大,质硬,压痛(＋),中央沟消失,血尿素氮增高。入院时前列腺、双肾、输尿管、膀胱B超示:前列腺大小为6.4 cm×6.5 cm×6.3 cm,重量约137.15 g,呈球形。病理检查:腺体、平滑肌和纤维结缔组织不同程度增生,腺体增生、扩张呈囊腔,上皮呈乳头状突起,并常含有淀粉样小体,可有钙化。间质和腺体周围淋巴细胞浸润。

思考题:

(1)结合病史和病理检查作出疾病诊断。

(2)诊断依据有哪些?

第六节　乳腺疾病

一、乳腺增生性疾病

乳腺增生性疾病(mazoplasia)又称乳腺腺病(adenosis)或乳腺结构不良,是妇女乳腺常见的良性病变,多见于25～45岁妇女,绝经前达发病高峰,绝经后不再进展。一般认为与卵巢内分泌失调,使孕激素减少而雌激素分泌过多有关。临床表现为乳腺肿块、乳房胀痛和乳头溢液。

1.乳腺纤维囊性变(fibrocystic change) 病变特点常为双侧,以小叶末梢导管和腺泡高度扩张成囊为特征。肉眼观,常为多发性囊性肿块,囊腔大小不等,囊内充满稀薄的黏液或棕褐色血性液体,外表面呈蓝色,有蓝顶囊肿(blue-domed cysts)之称。镜下观,部分增生的导管扩张成囊状,囊壁上皮萎缩或增生,部分上皮呈乳头状增生而突入囊内。若乳腺囊肿伴有非典型上皮增生,易演化为乳腺癌,属于癌前病变性。

2. 硬化性腺病(sclerosing adenosis) 在乳腺增生性病变中,以小叶间纤维组织显著增生伴小叶导管、腺泡数量增多,而无囊肿形成者,称为硬化性腺病。肉眼观,病灶灰白色,质硬,边界不清。镜下观,小叶导管上皮、腺泡上皮和肌上皮增生。小叶体积增大,腺泡数目增多,间质纤维化可使小叶导管受到挤压、变形并呈细胞条索,易与乳腺癌相混淆。通过免疫组织化学检查肌上皮细胞是否存在,可以将硬化性腺病与乳腺癌加以区别。

二、乳腺纤维腺瘤

乳腺纤维腺瘤(breast fibroadenoma)是由乳腺腺上皮和纤维组织构成的最常见的乳腺良性肿瘤,多发生于育龄妇女,以20~30岁多见,绝经期后则少见。其发病与雌激素分泌升高有关。多为单个,好发于乳房外上象限。肉眼观,呈圆形或卵圆形结节状,有完整菲薄的包膜,边界清楚;切面灰白色、质硬,略呈分叶状,有时可见散在的细小裂隙和黏液样区域。镜下观,肿瘤的实质由增生的纤维间质和腺体构成,腺体可被周围的纤维结缔组织挤压呈裂隙状,间质可疏松,也可发生玻璃样变性。

三、乳腺癌

乳腺癌(carcinoma of breast)是起源于乳腺终末导管上皮和腺上皮的恶性肿瘤,是女性最常见的恶性肿瘤之一,多见于40~60岁的妇女,男性乳腺癌较罕见,占全部乳腺癌的1%左右。

(一)病因

可能与雌激素长期分泌过多、家族遗传因素、环境因素、长时间接触大剂量放射线等因素有关。其中5%~10%的乳腺癌患者有家族遗传倾向,乳腺癌发病与抑癌基因 BRCA1 点突变或缺失相关。

(二)病理变化

乳腺癌多见于单侧,约半数发生于乳腺外上象限,其次为乳腺中央区,其他部位较少。按肿瘤组织是否穿透基膜分为非浸润性癌和浸润性癌两大类。

1. 非浸润性癌 非浸润性癌又称原位癌,分为导管内原位癌和小叶原位。①导管内原位癌:又称导管内癌(图 19-12),发生于乳腺小叶的终末导管,占所有乳腺癌的15%~30%,导管内原位癌不经任何治疗,20 年后,30%可发展为浸润性癌。②小叶原位癌:少见,癌细胞局限于扩张的乳腺小叶末梢导管和腺泡内,呈实团块排列,癌细胞大小形态较为一致,一般无癌细胞坏死,癌细胞未突破基底膜。

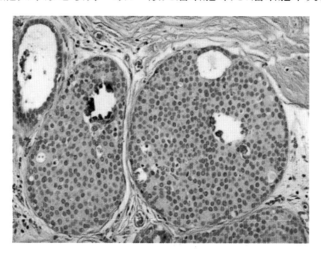

图 19-12 乳腺导管内原位癌

2. 浸润性癌

(1)浸润性导管癌:由导管内癌发展而来,是指癌细胞穿破基底膜向间质浸润,约占乳腺癌的70%。

肉眼观,肿瘤呈灰白色或灰黄色,质硬,切面有砂粒感,癌组织呈蟹足状侵入周围组织,与周围组织界限不清(图 19-13)。镜下观,分为三型:①单纯癌:癌实质与间质大致相等。②硬癌:癌实质少,间质多而致密。③髓样癌:癌实质多而间质少。

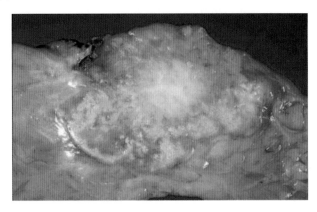

图 19-13 乳腺浸润性导管癌

(2)浸润性小叶癌:由小叶原位癌突破基底膜向间质浸润而来,占乳腺癌的 5％～10％,其中不少与浸润性导管癌并存。多见于绝经期后的老年女性,约 20％可累及双侧乳房。肉眼观,肿块大小不等,呈圆形、盘状或不规则状,质地坚硬,边界不清,切面呈灰白色。镜下观,癌细胞排列松散,常呈单行条索状或线状浸润于致密的纤维间质中,有时癌细胞可沿腺管周围结缔组织呈同心圆状绕管排列。癌细胞较小,大小染色较一致,呈圆形、卵圆形或梭形,胞质很少,核大小也较一致,核仁不明显,核分裂象少。

(3)特殊类型:主要有髓样癌伴大量淋巴细胞浸润、胶样(黏液)癌、小管癌、派杰病(Paget disease)等。

(三)临床病理联系

乳房无痛性肿块是大多数乳腺癌的首发症状,肿块固定,检查时不易推动。位于乳头下的癌肿,伴有大量纤维结缔组织增生时,可由于纤维组织收缩使乳头凹陷。癌组织如在真皮淋巴管内扩散,则可阻塞淋巴管而引起水肿,毛囊汗腺处的皮肤因受牵拉而下陷,导致皮肤呈典型橘皮样外观。晚期,乳腺癌可形成巨大肿块,穿破皮肤形成溃疡合并出血、感染。

(四)扩散与转移

1.直接蔓延 癌细胞沿乳腺导管直接蔓延至小叶腺泡或乳头、皮肤,或沿导管周围组织间隙蔓延至脂肪组织,甚至胸肌和胸壁。

2.淋巴道转移 淋巴道转移是乳腺癌最常见的转移途径,发生较早。位于外上、外下象限及中心区的乳腺癌,早期可转移至同侧腋窝淋巴结,继而可转移至锁骨上、下淋巴结;位于乳腺内上象限的乳腺癌常转移至乳内动脉旁淋巴结,继而至纵隔淋巴结;少数病例通过深筋膜淋巴管转移至对侧腋窝淋巴结。

3.血道转移 晚期可经血道转移至肺、骨、肝、肾上腺、脑等器官。

(五)防治原则

(1)开展肿瘤普查,定期做乳房检查,积极治疗癌前病变。

(2)乳腺癌早、中期以手术为主,辅以化学或放射疗法。

📖 案例分析

患者,女,52 岁,一年前发现右侧乳房有一肿块。一年来,肿块由花生米大小增加到鸡蛋大小,无红肿及疼痛。十天前见肿块表面溃烂,有坏死物质流出。检查发现右侧乳腺外上方有一鸡蛋大小肿块,固定不活动,表面溃烂,乳头凹陷,右腋窝淋巴结肿大。手术见肿块与周围组织粘连,无包膜,界限不清。术中做快速冷冻切片,镜检见癌细胞呈实性条索状或巢状排列,与腺样结构混合存在。腋窝淋巴结见癌细胞浸润。病理诊断:右侧乳腺浸润性导管癌(单纯癌),伴右侧腋窝淋巴结癌转移。

思考题:

（1）乳腺癌患者为什么会出现皮肤溃烂,乳头内陷?

（2）患者为什么出现腋窝淋巴结肿大?

 要点总结与考点提示

1.慢性子宫颈炎的病理类型。

2.子宫颈鳞癌发生、发展过程及病理特点。

3.子宫内膜异位、子宫内膜增生、子宫内膜癌和子宫肌瘤的病理变化。

4.葡萄胎、侵蚀性葡萄胎、绒毛膜上皮癌的联系与区别。

5.卵巢肿瘤的分类和病理变化。

6.前列腺增生和前列腺癌的病理变化。

7.乳腺癌的病理变化和扩散转移。

 思考题

1.名词解释:子宫颈糜烂、纳博特囊肿、子宫颈上皮内瘤变、子宫腺肌病、巧克力囊肿、粉刺癌。

2.试述子宫内膜增生症的病理变化。

3.简述子宫颈鳞癌发生、发展过程及病理特点。

4.简述葡萄胎、侵蚀性葡萄胎、绒毛膜上皮癌的联系与区别。

5.阴道不规则出血可见于哪些疾病? 如何鉴别?

6.如果发现乳腺肿块,临床上应考虑哪些疾病?

7.乳腺癌的扩散和转移有什么特点?

8.案例分析:

（1）患者,女,33岁,葡萄胎清宫术后半年血 HCG 水平再度增高,子宫腔内出现血块样结节,暗红色,质软而脆,分界清楚,其内找不到绒毛。该患者首先应考虑什么疾病? 依据是什么?

（2）患者,女,22岁,右侧卵巢发现一个囊实性肿块,囊腔内有脂肪样物、软骨及毛发。此肿块最可能是什么疾病? 依据是什么? 如何判断其良恶性?

（3）患者,男,67岁,发现腰椎转移性腺癌,免疫组化检查结果显示 PSA、PAP 均阳性。应考虑哪种癌的骨转移? 依据是什么?

（彭发全）

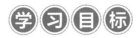

1. 掌握结核病的基本病理变化及肺结核病的分类。

2. 熟悉结核病的病因、发病机制和转归。

3. 熟悉伤寒、细菌性痢疾、阿米巴病、血吸虫病、流行性脑脊髓膜炎、流行性乙型脑炎的基本病理变化。

4. 了解伤寒、细菌性痢疾、阿米巴病、血吸虫病、流行性脑脊髓膜炎、流行性乙型脑炎、肾综合征出血热的病因、发病机制和病理临床联系。

5. 了解常见性病的基本病理变化和病理临床联系。

传染病是由病原微生物通过一定的传播途径侵入人体并能在人群间相互传播的一组疾病。传染病的发生或流行必须同时具备传染源、传播途径和易感人群三个基本环节。病原微生物通过一定的传播途径和方式入侵人体，并常定位于一定的组织或器官，其是否发病取决于病原体的数量、毒力以及机体的免疫功能状态。

第一节 结 核 病

结核病(tuberculosis)是由结核杆菌引起的一种慢性肉芽肿性炎，可发生于全身各器官，尤以肺结核病最常见。结核病的典型病变为结核结节形成并伴有不同程度的干酪样坏死。新中国成立以来结核病的发病率曾明显下降，但近年来又呈上升趋势，严重危害人们的健康。中国结核患者数位居世界第二，仅次于印度。

一、病因及发病机制

结核病的病原菌是结核分枝杆菌，主要为人型，牛型少见。肺结核患者尤其是空洞型肺结核患者为主要传染源。呼吸道传播是结核病最常见和最重要的传播途径。当患者在说话、咳嗽、打喷嚏或吐痰等过程中，从呼吸道排出大量带菌飞沫，人们吸入这些带菌飞沫即可引起感染。除此之外也可经消化道（食入带菌的食物，包括含菌牛奶）及皮肤伤口感染。

结核病的发生、发展除取决于感染细菌的数量和毒力外，更重要的是机体的反应性（免疫反应或变态反应）。结核病的免疫反应和变态反应常同时发生和相伴出现，免疫反应以细胞免疫为主，在感染局部由巨噬细胞聚集杀灭结核杆菌，形成的肉芽肿称为结核结节，变态反应主要为迟发性变态反应（图20-1）。

二、基本病变

结核病是炎症性疾病，具有变质、渗出和增生三种基本变化。

1. 以渗出为主的病变 当菌量较多、毒力较强，变态反应强烈或机体抵抗力低下时，出现以渗出为主的病变，常见于疾病的早期。好发于肺、浆膜、滑膜和脑膜等处，主要表现为浆液性或浆液纤维素性炎。局部有中性粒细胞浸润，但很快被巨噬细胞所取代。在渗出液和巨噬细胞中可查见结核杆菌。渗出性病变可完全吸收、痊愈，或转变为以增生为主的病变，也可恶化为以坏死为主的病变。

2. 以增生为主的病变 当菌量较少，毒力较低或人体免疫反应较强时，则出现以增生为主的病变，形

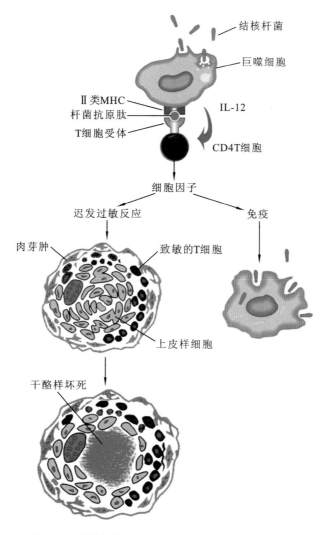

图 20-1 结核杆菌引起的免疫反应和变态反应模式图

成结核结节(图 20-2)。结核结节由上皮样细胞、朗格汉斯巨细胞以及外周集聚的淋巴细胞和少量成纤维细胞构成,对结核病具有重要的诊断价值。典型的结核结节中央有干酪样坏死。单个结节非常小,肉眼不易分辨。多个结节融合后约粟粒大小,呈灰白色半透明状,境界分明,有干酪样坏死时色微黄,微隆起于脏器表面(图 20-3)。

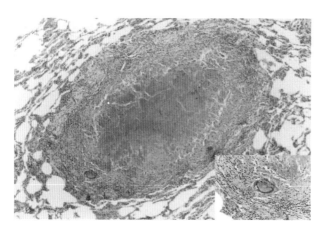

图 20-2 结核结节(镜下观)
中央为干酪样坏死,周围有朗格汉斯巨细胞、上皮样细胞及淋巴细胞

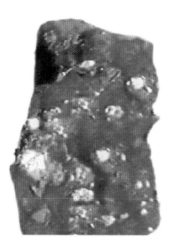

图 20-3 结核结节(肉眼观)
肺表面可见散在分布粟粒大小的灰黄色结节状病灶

3. 以坏死为主的病变 当菌量多、毒力较强，变态反应强烈或机体抵抗力低时，上述渗出性或增生性病变均转化成以坏死为主的病变。肉眼观，呈淡黄色，均匀细腻，质地较实，状似奶酪，故称干酪样坏死（caseous necrosis）。镜下观，坏死区组织结构轮廓消失，呈红染无结构的颗粒状物。干酪样坏死对结核病具有一定的诊断意义。

渗出、增生和坏死三种变化往往同时存在而以某一种改变为主，并且可以互相转化。如渗出性病变可因治疗或机体抵抗力增强而转化为增生性病变；反之，机体抵抗力下降或变态反应增强时，渗出性病变可转化为变质性病变，增生性病变转化为渗出性病变或变质性病变（图20-4）。

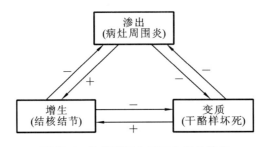

图20-4 结核病基本病变之间的转化
"＋"表示机体抵抗力增强；"－"表示机体抵抗力减弱

三、转归

结核病的转归取决于机体抵抗力和结核杆菌致病力之间的关系。在机体抵抗力增强时，结核杆菌被抑制、杀灭，病变转向愈合；反之，病变则转向恶化。

1. 转向愈合

（1）吸收、消散：渗出物可经淋巴管和微静脉吸收而使病灶缩小或消散，为渗出性病变的主要愈合方式。X线检查，可见边缘模糊的云絮状阴影，密度不均，随着渗出物的吸收，阴影逐渐缩小以至完全消失，临床上称为吸收好转期。经恰当治疗，较小的增生性病灶及干酪样坏死灶也可吸收、消散。

（2）纤维化、钙化：较大的结核结节、未完全吸收的渗出性病变及较小的干酪样坏死灶，可逐渐纤维化，最后形成瘢痕而愈合。较大的干酪样坏死灶难以全部纤维化，则由其周边纤维组织增生将其包裹，继而中央的坏死物逐渐干燥浓缩，并有钙盐沉着，称为钙化。钙化灶内常残留有少量的结核杆菌，临床虽属痊愈，但当机体抵抗力降低时仍可复发进展。X线检查，可见纤维化病灶呈边缘清楚、密度增高的条索状阴影；钙化灶为边缘清晰、密度较高的阴影，临床上称为硬结钙化期。

2. 转向恶化

（1）浸润进展：病情恶化时，病灶周围出现范围不断扩大的渗出性病变，并继发干酪样坏死。X线检查，可见病灶周围出现边缘模糊的云絮状阴影。临床上称为浸润进展期。

（2）溶解播散：干酪样坏死物可发生液化，液化性坏死物中含有大量结核杆菌，可经体内的自然管道（如支气管、输尿管等）排出，在局部形成空洞。结核杆菌可播散到身体的其他部位，形成新的结核病灶。X线检查，可见病灶阴影密度深浅不一，出现透亮区及大小不等的新播散病灶阴影。此外，液化灶内的结核杆菌还可经血道或淋巴道播散至全身各处，引起多处结核病灶，临床上称为溶解播散期。

四、肺结核病

结核杆菌主要通过呼吸道引起感染，所以肺结核病最常见。由于机体对初次感染和再次感染结核杆菌时的反应性不同，而致肺部病变的发生发展各具特点，从而可分为原发性和继发性肺结核病两大类。

（一）原发性肺结核病

原发性肺结核病是指机体第一次感染结核杆菌所引起的肺结核病。多发生于儿童，故又称为儿童型肺结核病，也偶见于未感染过结核杆菌的青少年或成人。

结核杆菌经呼吸道侵入肺内，最先到达通气较好的肺上叶下部或下叶上部，靠近胸膜处，形成原发病灶，通常只有一个，右肺多见。病灶常呈圆形，直径约1 cm，色灰黄。病灶起初为渗出性病变，继而中央发生干酪样坏死。由于初次感染结核杆菌，机体缺乏对结核杆菌的免疫力，结核杆菌游离或被巨噬细胞吞噬，并侵入淋巴管，循淋巴液引流到局部肺门淋巴结，引起结核性淋巴管炎和肺门淋巴结结核，表现为淋巴结肿大和干酪样坏死。肺的原发病灶、结核性淋巴管炎和肺门淋巴结结核称为原发综合征，是原发性肺结核的特征性病变(图 20-5)。X 线检查呈哑铃状阴影。

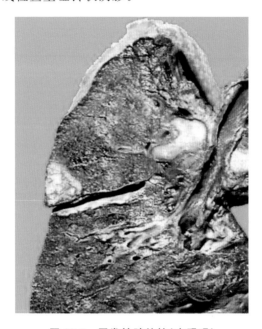

图 20-5　原发性肺结核(肉眼观)
右肺上叶下部近胸膜处可见原发病灶，肺门处可见淋巴结结核

原发性肺结核病常无明显的症状和体征，仅结核菌素试验为阳性。绝大多数原发性肺结核，随着患者机体免疫力的增强，较小的病灶可完全被吸收和钙化，较大的病灶可发生纤维包裹或钙化。少数患儿在机体抵抗力下降时，病变出现恶化，除肺门及肺内淋巴结病灶继续扩大外，结核杆菌还可通过淋巴道和血道等途径扩散，引起肺粟粒性结核病、全身粟粒性结核病及肺外器官结核病等。

(二)继发性肺结核病

继发性肺结核病是指机体再次感染结核杆菌所引起的肺结核病，多见于成人，故又称成人型肺结核病。其感染来源有两个：一是内源性感染，多为此来源，即结核杆菌来自体内原有潜伏病灶，当机体抵抗力下降时，病灶重新发展为继发性肺结核病。二是外源性感染，即细菌由外界再次侵入肺内而发病，此来源少见。

患继发性肺结核病时，机体对结核杆菌已产生了一定的免疫力，因而其病变特点、临床表现、播散途径等与原发性肺结核有所不同(表 20-1)。

表 20-1　原发性肺结核和继发性肺结核的比较

	原发性肺结核	继发性肺结核
结核杆菌感染	初次(外源性)	再次(主要为内源性)
好发人群	儿童	成人
特异性免疫	起初无，后产生	有
病变特点	肺原发综合征	病变复杂，常新旧并存，较局限
起始病灶	上叶下部或下叶上部靠近胸膜处	肺尖部
播散途径	淋巴道、血道为主	支气管为主
临床特点	症状常不明显，病程短，多可自愈	症状明显，病程长，常需治疗

继发性肺结核病根据其病变特点和临床经过可分以下几种类型：

1. 局灶型肺结核　局灶型肺结核是继发性肺结核病的早期病变。病灶常位于右肺尖部，一个或数个，直径一般为 0.5～1 cm,境界清楚。病变以增生为主,中央为干酪样坏死(图 20-6)。多数患者免疫力较强,病灶常发生纤维化、钙化而愈合。患者常无自觉症状,多在体检时发现,属非活动性结核病。X 线示肺尖部有单个或多个结节状病灶。当机体抵抗力降低时,也可发展为浸润性肺结核。

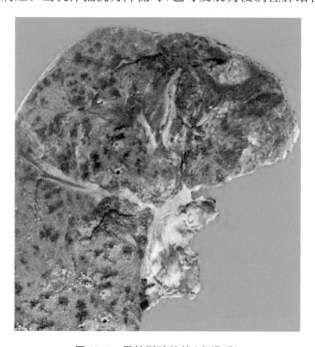

图 20-6　局灶型肺结核(肉眼观)
右肺尖部可见一个直径约 1 cm 大小的病灶,境界清楚

2. 浸润型肺结核　浸润型肺结核是临床上最常见的活动性、继发性肺结核。多见于青年,大多由局灶型肺结核发展而来,少数一开始即为浸润性肺结核。病灶常位于肺尖或锁骨下区域,右肺多见,病变以渗出为主,中央有干酪样坏死。X 线示锁骨下边缘模糊的云絮状阴影,故又称锁骨下浸润。患者常有低热、乏力、盗汗、咳嗽等症状,痰中可查出结核杆菌。若及早发现,合理治疗,渗出性病变可吸收(吸收好转期);增生、坏死性病变可通过纤维化、钙化而愈合(硬结钙化期);若患者抵抗力降低或未经及时治疗,病变继续发展,干酪样坏死扩大(浸润进展期),坏死物液化后经支气管排出,局部形成急性薄壁空洞,洞壁坏死层内含大量结核杆菌,经支气管播散,可引起干酪性肺炎(溶解播散期)。急性空洞经适当治疗后,洞壁肉芽组织增生,洞腔逐渐缩小、闭合,最后形成瘢痕组织而愈合;也可通过空洞塌陷,形成条索状瘢痕而愈合。如果急性空洞经久不愈,则可发展为慢性纤维空洞型肺结核。

3. 慢性纤维空洞型肺结核　慢性纤维空洞型肺结核是成人慢性肺结核的常见类型,多由浸润型肺结核形成空洞发展而来。其病变特点有:①肺内有一个或多个形状不规则的厚壁空洞,壁厚可达 1 cm 以上,大小不一,多位于肺上叶(图 20-7)。镜下洞壁分三层,由内向外依次为干酪样坏死物(内含大量结核杆菌)、结核性肉芽组织和纤维结缔组织。②同侧或对侧肺组织可见很多新旧不一、大小不等、病变类型不同的病灶,越往下越新鲜,是由于含菌的干酪样坏死物液化并经支气管播散而引起。③空洞附近肺组织常有明显纤维组织增生和肺膜增厚。病变空洞与支气管相通,经常排出含菌痰液,故此型又称开放性肺结核。如空洞壁的干酪样坏死侵蚀较大血管,可引起大咯血;空洞突破胸膜可引起气胸或脓气胸;④疾病后期,肺组织严重破坏,广泛纤维化,胸膜增厚并与胸壁粘连,肺体积缩小、变形、功能障碍,并由于肺动脉高压而导致肺源性心脏病。

较小的空洞一般可机化、收缩而闭塞;较大的空洞坏死组织脱落,肉芽组织增生并逐渐变成纤维瘢痕组织,由支气管上皮覆盖。此时空洞虽仍然存在,但已无菌,实际上已愈合,故又称开放性愈合。

4. 干酪样肺炎　干酪样肺炎是一种病情危重的结核病,可由浸润型肺结核恶化进展而来,也可由急、慢性空洞内的细菌经支气管播散所致。病变呈小叶或融合呈大叶分布,为渗出性病变,很快发生干酪样坏死,肺泡腔内有大量浆液纤维素性渗出物。根据病灶范围可分为小叶性干酪样肺炎和大叶性干酪样肺炎(图 20-8)。此型结核病病情发展迅猛,病死率高,故称"奔马痨"。

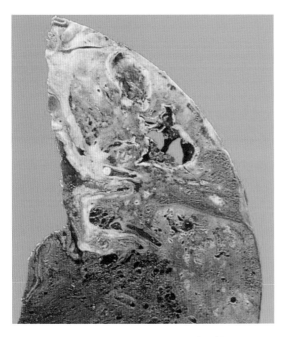

图 20-7 慢性纤维空洞型肺结核
左肺上叶可见较大的形状不规则的厚壁空洞

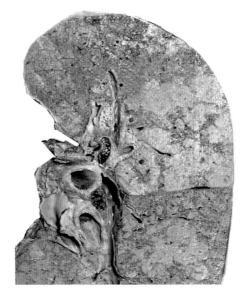

图 20-8 干酪样肺炎(肉眼观)
左肺广泛干酪化,肿大实变,为大叶性

5. 结核球 结核球是指肺内孤立的、境界清楚的、有纤维包裹的干酪样坏死灶(图 20-9),又称结核瘤 (tuberculoma)。病灶多为单个,也可多个,直径 2～5 cm,常位于肺上叶。切面灰白色,质松软,常呈同心 圆状结构,并可见点状钙化。结核球可由浸润型肺结核的干酪样坏死灶发生纤维包裹而来,也可由结核空 洞引流支气管阻塞,空洞由干酪样坏死物填充而来,或由多个结核病灶融合而成。结核球是相对静止的病 灶,但机体抵抗力下降时也可恶化进展。结核球由于其纤维包膜的存在,抗结核药不易渗入发挥作用,因 此临床上多采取手术切除治疗。X 片上结核球有时很难与周围型肺癌相鉴别。

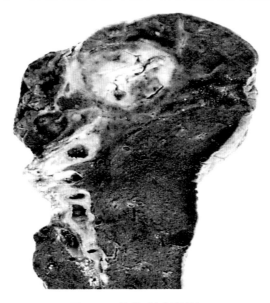

图 20-9 结核球(肉眼观)
左肺上叶可见一个纤维包裹的干酪样坏死病灶,切面呈灰白色

6. 结核性胸膜炎 可发生在原发性和继发性肺结核的各个时期,根据病变性质可分干性和湿性两种。

(1)湿性结核性胸膜炎:较常见,多由结核杆菌播散至胸膜所致,病变主要为浆液纤维素性炎,多见于 年轻人。经适当治疗,一般可完全吸收痊愈。如渗出物中纤维素较多,不易吸收,则可发生机化,而致胸膜 增厚粘连。

(2)干性结核性胸膜炎:是由肺膜下结核病灶直接蔓延到胸膜所致。病变多为局限性,以增生性改变为主。一般通过纤维化而愈合。

五、肺外器官结核病

原发性肺结核可经血道和淋巴道播散到肺外器官,引起肺外器官结核病,以肠、肾、骨及关节、淋巴结、脑膜、生殖器官较常见。

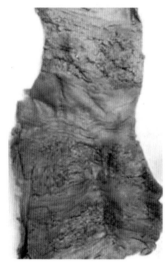

图 20-10　肠结核病

黏膜处可见环带状溃疡,累及肠壁全层,其长径与肠的长轴垂直

(一)肠结核病

肠结核病分原发性和继发性两种。原发性很少见,常发生于儿童,多因饮用被结核杆菌感染的牛奶或乳制品而致病,可形成与原发性肺结核时原发综合征相似的肠原发综合征(肠的原发性结核性溃疡、结核性淋巴管炎和肠系膜淋巴结结核)。继发性多见,常继发于活动性空洞型肺结核病,因反复咽下含结核杆菌的痰液所致。病变好发于回盲部,按病变特点不同分为两型:

1. 溃疡型　此型多见。结核杆菌侵入肠壁淋巴组织,形成结核结节,结节逐渐融合并发生干酪样坏死,病变处黏膜层破溃后形成溃疡。因肠壁淋巴管环肠管行走,病变沿淋巴管扩散,故典型的肠结核溃疡多呈环形,其长轴与肠腔长轴垂直。溃疡常有多个,边缘参差不齐,一般较浅,底部有干酪样坏死物和结核性肉芽组织(图 20-10)。溃疡愈合后由于瘢痕形成和纤维收缩而致肠腔狭窄。患者常有腹痛、腹泻、营养障碍及结核中毒症状等。

2. 增生型　此型较少见,以回盲部肠壁内大量结核性肉芽组织形成和纤维组织增生为其病变特征。肠壁增厚、变硬、肠腔狭窄。黏膜面可有浅溃疡及息肉形成。临床常有慢性不完全低位肠梗阻的表现。右下腹可触及包块,需与肠道肿瘤相鉴别。

(二)肾结核病

最常见于男性青壮年,病变多为单侧性。结核杆菌由肺结核病血道播散而来,病变大多起始于肾皮、髓质交界处或肾锥体乳头。最初为局灶性结核病变,继而发生干酪样坏死,然后破坏肾乳头而破入肾盂成为结核性空洞(图 20-11)。带菌的干酪样坏死物随尿下行,导致输尿管和膀胱感染。临床上常有血尿、脓尿、尿频、尿急、尿痛等表现。

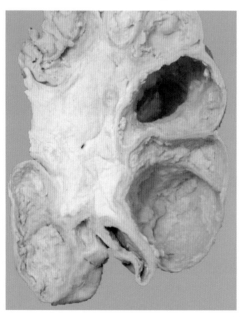

图 20-11　肾结核(肉眼观)

肾脏切面可见多个结核空洞

（三）骨与关节结核病

骨与关节结核病多见于儿童及青少年，多由血源播散所致。

1.骨结核 多见于脊椎骨、指骨及长骨骨骺（股骨下端和胫骨上端）等处，可分为干酪样坏死型和增生型。①干酪样坏死型：较多见，以骨质发生干酪样坏死和死骨形成为特征。坏死物液化后在骨旁形成结核性"脓肿"，由于局部无红、肿、热、痛等表现，故又有"冷脓肿"之称。病变如穿破皮肤可形成经久不愈的窦道或瘘管。②增生型：较少见，主要病变为形成结核性肉芽组织，病灶内骨小梁渐被侵蚀、吸收和消失，常无明显的干酪样坏死和死骨形成。

脊椎结核是骨结核中最常见的一种，常累及第 10 胸椎至第 2 腰椎。病变椎体发生干酪样坏死，逐步破坏椎间盘和邻近椎体。由于病变椎体不能负重而发生塌陷，引起脊椎后突畸形。脊柱塌陷、弯曲或椎旁结核病变压迫脊髓，可致下肢截瘫。如病变穿破骨皮质，坏死物可在脊柱两侧或沿筋膜间隙下流，在远隔部位形成"冷脓肿"。

2.关节结核 多继发于骨结核，以髋、膝、踝、肘等关节多见。病变常开始于骨骺或干骺端，再进一步侵入关节软骨和滑膜，形成关节结核。病变处软骨破坏，肉芽组织增生，骨膜增厚，结核结节形成。炎症波及周围软组织可使关节明显肿胀。病变穿破软组织和皮肤时形成窦道，经久不愈。病变痊愈时，大量纤维组织充填关节腔，导致关节强直、畸形，失去运动功能。

（四）淋巴结结核病

淋巴结结核病多见于儿童和青年人，以颈部淋巴结结核最为常见，其次是支气管和肠系膜淋巴结核。结核杆菌可来自肺门淋巴结结核的播散，也可来自口腔和咽喉部的结核病灶。淋巴结常成群受累，其内有结核结节形成和干酪样坏死。淋巴结逐渐肿大，最初各淋巴结尚能分离，当炎症累及淋巴结周围组织时，淋巴结彼此粘连，形成较大的包块。颈部淋巴结结核坏死物液化后可穿破皮肤，形成经久不愈的窦道。

（五）结核性脑膜炎

结核性脑膜炎多见于儿童，主要由于结核杆菌经血道播散所致，常为全身粟粒性结核病的一部分。在成人，可来自肺外结核病的血道播散，也可因脑实质内的结核球液化溃破，大量结核杆菌进入蛛网膜下腔所致。病变主要为渗出性改变，以脑底（脑桥、脚间池、视神经交叉）最明显，在蛛网膜下腔内可见多量灰黄色混浊的胶冻样渗出物积聚。脑室脉络丛及室管膜有时也可有结核结节形成。严重者病变可累及脑皮质而引起脑膜脑炎，病程较长者可发生多发性脑软化。未经适当治疗而致病程迁延者可因脑脊液循环障碍而致脑积水。

第二节　伤　　寒

伤寒（typhoid fever）是由伤寒杆菌引起的以全身单核-巨噬细胞系统增生为特征的急性传染病，尤以回肠末端淋巴组织的病变最为明显，故又称肠伤寒。临床主要表现为持续高热、相对缓脉、脾肿大、皮肤玫瑰疹及中性粒细胞减少等。全年均可发病，以夏、秋两季最多，多见于儿童和青少年。

一、病因及发病机制

伤寒杆菌属沙门氏菌属中的 D 族，革兰阴性菌。菌体裂解时所释放的内毒素是主要致病因素。其菌体"O"抗原、鞭毛"H"抗原及表面"Vi"抗原都能使人体产生相应抗体，尤以"O"及"H"抗原性较强，故可用血清凝集试验（肥达反应）来测定血清中的抗体，以辅助临床诊断。

伤寒患者或带菌者是本病的传染源。细菌随粪、尿排出，污染食品、水源等或以苍蝇为媒介经口入消化道而感染。病后可获得比较稳固的免疫力，很少再感染。

伤寒杆菌在胃内大部分被胃酸杀灭。若细菌侵入量较大时，则得以进入小肠，穿过小肠黏膜上皮细胞而侵入肠壁淋巴组织，尤其是回肠末端的集合淋巴小结或孤立淋巴小结，并沿淋巴管到达肠系膜淋巴结。部分伤寒杆菌可经胸导管入血液，引起菌血症。血液中的细菌很快被全身单核-巨噬细胞系统的细胞所吞噬,并在其中大量繁殖,致肝、脾、淋巴结肿大。此时患者多无明显症状,称为潜伏期,持续10天左右。之后,随着细菌的繁殖及内毒素再次释放入血,引起毒血症和败血症,出现全身中毒及单核-巨噬细胞系统增生的症状。

二、病理变化及病理临床联系

病变主要累及肠道淋巴组织、肝、脾和骨髓等处,以全身单核-巨噬细胞系统增生为特征。增生活跃的巨噬细胞可吞噬伤寒杆菌、红细胞、淋巴细胞及细胞碎片,吞有以上物质的巨噬细胞称为"伤寒细胞"。伤寒细胞常聚集成团,形成小结节,称为伤寒肉芽肿或伤寒小结(图20-12),是伤寒的特征性病变,具有重要的病理诊断价值。

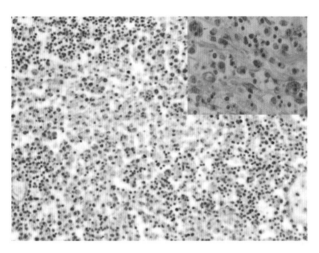

图 20-12　伤寒肉芽肿(镜下观)
淋巴组织内可见大量伤寒细胞

(一)肠道病变

肠道病变以回肠下段集合淋巴小结和孤立淋巴小结的病变最为显著。按病变发展过程分四期,每期约持续1周。

1. 髓样肿胀期　起病第1周。肉眼观,肠壁充血水肿,回肠下段淋巴组织增生肿胀,隆起于黏膜表面,呈圆形或椭圆形,质软,色灰红,表面凹凸不平,状似脑回,故称髓样肿胀期。镜下观,肠壁淋巴组织中大量巨噬细胞增生及伤寒肉芽肿形成,病变周围肠壁组织充血、水肿,伴淋巴细胞、浆细胞浸润。

此期由于菌血症、毒血症逐渐加重,患者体温呈梯形上升,伴头痛、乏力及右下腹轻压痛。如经适当的治疗,细菌可被杀灭,病变逐渐愈合。反之,病变将继续发展而进入坏死期。

2. 坏死期　起病第2周。由于肠壁淋巴组织明显增生,压迫周围血管导致局部组织缺血,以及细菌内毒素的作用,导致肿胀的淋巴组织中心部位发生多数小灶状坏死,并逐渐扩大融合,累及黏膜表层。肉眼观,坏死区凹陷,表面粗糙,呈灰白色或被胆汁染成灰绿色,无光泽。镜下观,坏死组织呈一片红染无结构的物质,其周边和底部仍可见伤寒肉芽肿。

此期细菌被杀灭,释放出大量的内毒素,中毒症状更为明显。患者出现持续高热、神志不清、相对缓脉、肝脾肿大、皮肤玫瑰疹等。玫瑰疹分布于胸、腹壁皮肤,直径2~4 mm,压之褪色,一般在数日内消退,是由于伤寒杆菌形成的细菌栓子栓塞了皮肤的毛细血管,或伤寒杆菌及其毒素刺激皮肤毛细血管,使之扩张、充血而形成。此期血中抗体滴度升高,肥达反应呈阳性。

3. 溃疡期　起病第3周。肠黏膜坏死脱落后形成溃疡,边缘隆起,底部高低不平。孤立淋巴小结处的溃疡小而圆,集合淋巴小结处的溃疡呈椭圆形,其长轴与肠的长轴平行(图20-13)。溃疡一般深达黏膜下层,严重者可达肌层或浆膜层,甚至穿孔,如侵及小动脉,可引起严重出血。

此期由于机体的抵抗力开始占优势,特异性抗体不断产生,肥达反应效价显著增高,菌血症消失,全身中毒症状逐步减轻。

4. 愈合期　起病第4周。溃疡处肉芽组织增生将其填平,溃疡边缘上皮再生覆盖而愈合。因溃疡的

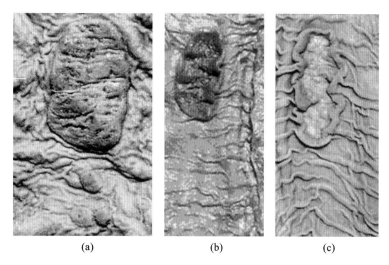

图 20-13　伤寒时的肠道病变

(a)髓样肿胀期,圆形或椭圆形肿胀的淋巴组织隆起于黏膜表面;

(b)坏死期,坏死区凹陷,表面粗糙;

(c)溃疡期,溃疡边缘隆起,底部高低不平,其长轴与肠的长轴平行

长轴与肠管长轴平行,所以不会引起肠腔狭窄。此期患者体温呈梯形下降至正常,食欲、体力逐渐得以恢复。

(二)其他病变

肝、脾、骨髓及肠系膜淋巴结均有巨噬细胞增生、伤寒肉芽肿形成和灶性坏死等改变,导致相应组织、器官肿大。由于增生的巨噬细胞的挤压和细菌内毒素的作用,骨髓造血功能下降,血中白细胞减少;心肌纤维可出现变性、坏死,严重者可发生中毒性心肌炎,致心肌收缩力减弱,加之迷走神经兴奋性增高,临床上出现相对缓脉;皮肤出现淡红色小丘疹(玫瑰疹);膈肌、腹直肌和股内收肌常发生凝固性坏死(亦称蜡样变性),临床上出现肌痛和皮肤知觉过敏等表现。大多数伤寒患者胆囊病变不明显,但胆汁是伤寒杆菌良好的培养基,即使患者临床痊愈后,细菌仍可在胆汁中生存并大量繁殖,并随胆汁排入肠道,成为带菌者,是伤寒的主要传染源。

伤寒患者少数可发生肠出血、肠穿孔、支气管肺炎等并发症。如无并发症,一般经 4～5 周痊愈,并可获得持久免疫力。

第三节　细菌性痢疾

细菌性痢疾(bacillary dysentery)是一种由痢疾杆菌引起的以结肠黏膜大量纤维素渗出形成假膜为特征的肠道传染病,简称菌痢。全年均有发病,但以夏、秋两季多见,儿童发病率较高,其次是青壮年,老年患者较少。主要临床表现有发热、腹痛、腹泻、里急后重、黏液脓血便等。

一、病因及发病机制

痢疾杆菌是革兰阴性杆菌,依据其抗原结构不同可分为福氏、宋内氏、鲍氏和志贺氏菌四群。在我国引起痢疾的主要病原菌为福氏和宋内氏痢疾杆菌。四群均能产生内毒素,志贺氏菌还可产生强烈外毒素。

带菌者和患者是本病的传染源。痢疾杆菌随粪便排出,直接或间接(苍蝇为媒介)污染饮水、食物、手或日常生活用品等,再经口传染给健康人群。痢疾杆菌经口入胃后大部分被胃酸杀死,仅少部分进入肠道。是否致病还取决于机体抵抗力的强弱、侵入细菌数量的多少及毒力的大小等多种因素。痢疾杆菌进入肠道,先从上皮细胞直接侵入肠黏膜,并在黏膜固有层内增殖。随之细菌释放内毒素,内毒素吸收入血,引起全身中毒症状和肠黏膜炎症反应及溃疡形成。志贺氏杆菌释放的外毒素,是导致水样腹泻的主要原因。

二、病理变化及病理临床联系

病变主要累及大肠,尤以乙状结肠和直肠最重。根据肠道病变特征、临床经过及表现不同,可分为以下三种:

1. 急性细菌性痢疾 病变初期为肠黏膜的急性卡他性炎,黏液分泌亢进,黏膜充血、水肿、中性粒细胞和巨噬细胞浸润,可见点状出血。病变进一步发展,黏膜浅表坏死,渗出大量纤维蛋白,与坏死组织、炎性细胞、红细胞及细菌一起形成特征性的假膜(图20-14)。假膜首先出现于黏膜皱襞的顶部,呈糠皮状,随着病变的扩大可融合成片,呈灰白色,如有出血则呈暗红色,如受胆色素浸染则呈灰绿色。发病后一周左右假膜开始脱落,形成大小不等、形状不一、浅表的"地图状"溃疡(图20-15),数量较多。炎症消退后,溃疡由周围正常组织再生修复达到愈合。因溃疡一般较浅,故不容易留下明显瘢痕,一般不引起肠腔狭窄。

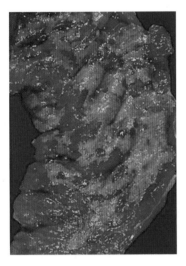

图20-14 急性细菌性痢疾(肉眼观)
结肠黏膜表面形成假膜

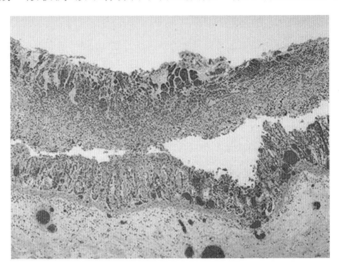

图20-15 急性细菌性痢疾(镜下观)
结肠黏膜表层坏死,有白细胞和纤维素渗出

临床上,患者因毒血症而出现发热、全身不适、白细胞增多等全身中毒症状。早期因肠管蠕动亢进并有痉挛,引起阵发性腹痛、腹泻等症状。由于炎症刺激直肠壁内的神经末梢及肛门括约肌,导致排便次数增多和里急后重感。最初因肠黏膜卡他性炎,排便为稀便混有黏液,后因假膜脱落形成溃疡转为黏液脓血便,偶尔排出片状假膜。

急性细菌性痢疾的病程一般为1～2周,经适当治疗大多可痊愈,很少引起肠出血、肠穿孔等并发症,少数病例也可转为慢性细菌性痢疾。

2. 慢性细菌性痢疾 细菌性痢疾病程超过2个月以上者称为慢性细菌性痢疾。多由急性细菌性痢疾转变而来,以福氏菌感染者居多。肠道病变此起彼伏,原有溃疡尚未愈合,又形成新的溃疡,新旧病灶同时存在。肠壁溃疡可深达肌层,边缘不规则,肠壁纤维组织增生形成瘢痕,黏膜过度增生而形成息肉。由于肠壁组织的损伤、修复反复进行,从而使其不规则增厚、变硬,严重者可致肠腔狭窄。

由于慢性细菌性痢疾肠道病变此起彼伏,临床上可出现不同程度的肠道症状,如腹痛、腹泻、腹胀等,有时便秘与腹泻交替出现。慢性细菌性痢疾可因炎症的加剧而急性发作,出现急性细菌性痢疾的症状。少数慢性细菌性痢疾患者可无明显的症状和体征,但大便培养持续阳性,成为慢性带菌者及传染源。

3. 中毒性细菌性痢疾 本型多见于2～7岁儿童,起病急骤,早期出现严重的全身中毒症状,可因中毒性休克或呼吸衰竭而死亡,但肠道病变和症状不明显。病原菌常为毒力较低的福氏或宋内氏痢疾杆菌,肠道病变一般为轻度的卡他性炎或滤泡性肠炎。

第四节 阿米巴病

阿米巴病(amoebiasis)是由溶组织内阿米巴原虫感染引起的一种寄生虫性传染病。病变主要累及结肠,引起肠阿米巴病,临床上常出现腹痛、腹泻和里急后重等痢疾症状,故又称为阿米巴痢疾。阿米巴原虫亦可经血流运行或偶以直接侵袭到达肝、肺、脑、皮肤、泌尿、生殖器官等处,引起相应部位的阿米巴溃疡或阿米巴脓肿,称为肠外阿米巴病。本病多发生在热带及亚热带地区,在我国发病率农村高于城市,男性多于女性,儿童多于成人。

一、肠阿米巴病

(一)病因及发病机制

溶组织内阿米巴生活史一般分包囊期和滋养体期。慢性阿米巴病患者或包囊携带者是本病的传染源,健康者食入被成熟包囊污染的食物和水而引起感染。包囊进入消化道后,由于囊壁具有抗胃酸作用,能安全地通过胃而到达回盲部,在碱性肠液的消化作用下脱囊而出,发育成为小滋养体,并以肠黏液和细菌等为营养来源,不断增殖。当机体抵抗力降低时,小滋养体便可侵入肠壁,大量增殖,并吞噬红细胞转变为大滋养体,引起肠黏膜坏死及溃疡形成。但在横结肠以下肠腔环境下,小滋养体不会繁殖,逐渐发育为成熟包囊,随粪便排出可污染环境,传播该病。小滋养体和大滋养体随粪便排出后很快死亡,不会引起疾病传播。

溶组织内阿米巴的致病机制目前尚不完全清楚,其毒力和侵袭力主要表现在对宿主组织的溶解破坏作用,可能与机械性损伤、细胞毒素作用、接触溶解作用等有关。

(二)病理变化及病理临床联系

基本病变为组织溶解液化为主的变质性炎,本病的特征性病变为形成口小底大的烧瓶状溃疡。病变部位主要在盲肠、升结肠,其次为乙状结肠和直肠,严重者整个结肠和小肠下段均可受累。可分为急性期和慢性期:

1.急性期病变 肉眼观,病变早期肠黏膜表面可见许多隆起的点状坏死或浅溃疡(图20-16),呈灰黄色,针头大小。随着病变进展,坏死灶不断增大为圆形纽扣状。滋养体在肠黏膜层内不断繁殖,溶解组织并突破黏膜肌层进入黏膜下层,在此出现广泛的组织坏死,坏死组织液化脱落后,形成口小底大、边缘呈潜行性的烧瓶状溃疡(图20-17),具有病理诊断意义。溃疡呈暗红色,坏死组织呈棉絮状、果酱色,溃疡间黏膜正常。如病灶继续扩大,邻近溃疡可在黏膜下层互相沟通形成隧道,表面黏膜大块坏死脱落,形成边缘潜行的巨大溃疡。严重者可深达肠壁肌层、浆膜层,造成肠穿孔,引起腹膜炎。

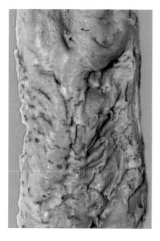

图 20-16 肠阿米巴病(肉眼观)
肠黏膜表面可见多数隆起的灰黄色针头大小的点状坏死

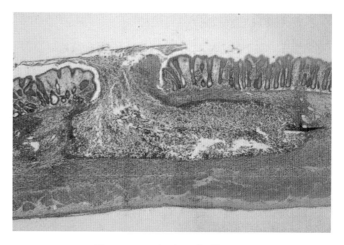

图 20-17 肠阿米巴病(镜下观)
口小底大的烧瓶状溃疡

镜下观,肠壁组织因坏死、溶解、液化,呈淡红色,无结构,病灶周围炎症反应轻微,仅少量淋巴细胞、浆细胞和巨噬细胞浸润。在坏死组织与正常组织交界处及肠壁的小静脉腔内可找到阿米巴滋养体(图20-18)。滋养体一般呈圆形,体积较大,核小而圆,胞质内可见被吞噬的红细胞、淋巴细胞和组织碎片等。在滋养体周围常有一环形空隙,可能由组织被溶解所致。

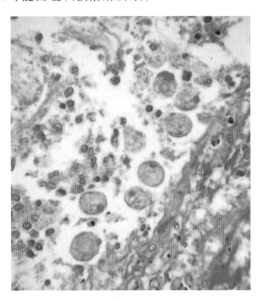

图 20-18　肠阿米巴病

坏死组织与正常组织交界处可找到阿米巴滋养体

典型临床表现为腹痛(以右下腹为主)、腹泻、大便量及次数增多,因肠壁病变刺激,肠蠕动增强,黏液分泌增多所致,大便中因混有坏死溶解的肠壁组织及大量的血液和黏液,故量多,色暗红,像果酱一样,且伴腥臭。由于本病的直肠及肛门病变较轻,故里急后重症状不明显,全身中毒表现也较轻微。粪检时可找到阿米巴滋养体。急性期多数可治愈,少数也可出现肠出血、肠穿孔等并发症,或因治疗不及时、不彻底而转入慢性期。

2. 慢性期病变　病变较为复杂,以增生性病变为主。本病以坏死、溃疡形成、肉芽组织增生及瘢痕形成反复发生、新旧病变共存为特点。最终可使肠黏膜完全失去正常形态,肠壁增厚变硬引起肠腔狭窄。有时可因肉芽组织增生过多而形成局限性包块,称为阿米巴肿,多见于盲肠,临床上易误诊为结肠癌。

慢性期患者病情反复发作,可出现轻度腹痛、腹胀、腹泻及腹泻和便秘交替出现等症状,也可有肠梗阻的表现。久病不愈者则会有贫血、乏力、消瘦等营养不良的表现。

二、肠外阿米巴病

肠外阿米巴病(extraintestinal amoebiasis)可见于多个器官,以肝、肺及脑多见,其中以阿米巴肝脓肿最为常见。

1. 阿米巴肝脓肿　多发生于阿米巴痢疾发病后1~3个月内,也可发生于痢疾症状消失数年之后。肠黏膜下或肌层的阿米巴滋养体侵入肠壁小静脉,经门静脉到达肝,在肝内繁殖导致阿米巴肝病,又称阿米巴肝脓肿(图20-19)。脓肿多单发,也可多发,80%位于肝右叶。肉眼观,脓肿大小不等,小者如针头大小,大者可如儿头大。脓肿内容物呈棕褐色果酱样,由陈旧性血液和液化性坏死物质混合而成。脓肿壁上附有坏死组织,呈破絮状外观。镜下观,脓腔内为液化性坏死的淡红色无结构物质,脓肿壁有少量炎性细胞浸润,在脓腔边缘可查见阿米巴滋养体。

阿米巴肝脓肿的临床表现与脓肿的位置、大小以及是否伴有感染有关。主要有长期不规则发热,伴右上腹痛、肝肿大和压痛及全身消耗等症状。阿米巴性肝脓肿若治疗不及时,也可向周围组织穿破并引起相应部位的病变,如膈下脓肿、肺脓肿、脓胸、胸膜-肺-支气管瘘、腹膜炎和心包炎等。慢性阿米巴性脓肿常继发细菌感染,使病情不断恶化。

2. 阿米巴肺脓肿　少见,多由阿米巴肝脓肿穿过横膈直接蔓延而来,少数为阿米巴滋养体经血流到

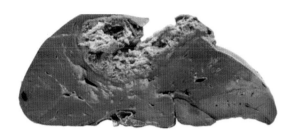

图 20-19　阿米巴肝脓肿（肉眼观）

肝右叶可见一大脓肿，脓肿内容物呈棕褐色果酱样，脓肿壁上附有呈破絮状外观的坏死组织

肺。脓肿多位于右肺下叶，常单发，可与肝脓肿互相连通。脓肿腔内含有咖啡色坏死液化物质，如破入支气管，患者可咳出褐色脓样痰，痰液中可检出阿米巴滋养体。

3. 阿米巴脑脓肿　极少见，常由肝或肺脓肿内的阿米巴滋养体经血道进入脑所致。

阿米巴痢疾与细菌性痢疾的鉴别见表 20-2。

表 20-2　阿米巴痢疾与细菌性痢疾的鉴别

	阿米巴痢疾	细菌性痢疾
病原体	溶组织内阿米巴	痢疾杆菌
病变性质	变质性炎	假膜性炎
好发部位	盲肠、升结肠	乙状结肠、直肠
溃疡特点	较深，烧瓶状	较浅，"V"形
临床特点	右下腹痛，里急后重不明显	左下腹痛，里急后重明显
粪便检查	量多，果酱状，腥臭，可找到阿米巴滋养体	量少，黏液脓血便，可见巨噬细胞

第五节　血 吸 虫 病

血吸虫病（schistosomiasis）是由血吸虫寄生于人体而引起的一种寄生虫性传染病。主要病变是由虫卵引起肝与肠的肉芽肿形成。在我国只有日本血吸虫病流行，主要见于长江流域及其以南的广大地区，人常通过皮肤接触含尾蚴的疫水而感染，夏、秋季高发。

一、病因及感染途径

日本血吸虫的生活史可分为虫卵、毛蚴、尾蚴、童虫及成虫四个阶段。患者和病畜为主要传染源。虫卵随粪便排入水中孵出毛蚴；毛蚴在中间宿主钉螺体内发育成尾蚴；尾蚴离开钉螺再次进入水（疫水）中，人、马、羊、猪等终宿主接触疫水时，尾蚴可借其头腺分泌的溶组织酶和机械性运动钻入其皮肤和黏膜，脱去尾部变为童虫；童虫穿入小静脉和淋巴管内到达右心，再经肺循环、体循环到达全身各处。只有到达肠系膜静脉的童虫才能发育为成虫并产卵，虫卵随血流入肝，或逆流到肠壁沉积，引起肝与肠的肉芽肿形成。肠壁内的虫卵成熟后可破坏肠黏膜而进入肠腔，并随粪便排出体外，再重演生活周期。

二、基本病理变化及发病机制

血吸虫的尾蚴、童虫、成虫及虫卵等均可通过诱发宿主的免疫反应来造成损害，尤以虫卵引起的病变最严重，对机体的危害也最大。

1. 尾蚴引起的损害　尾蚴侵入皮肤后，可引起局部皮肤出现瘙痒的红色小丘疹，数日后可自然消退，称为尾蚴性皮炎。镜下可见真皮毛细血管充血、水肿及出血，并伴中性粒细胞、嗜酸性粒细胞及单核细胞浸润。目前认为主要与 I 及 IV 型变态反应有关。

2. 童虫引起的损害　童虫在体内移行可引起轻度的血管炎和血管周围炎，以肺组织病变最为明显。

表现为肺组织充血、水肿、点状出血及白细胞浸润,临床上可有轻度咳嗽,偶见痰中带血。童虫所引起的器官病变与童虫的机械性损伤及其代谢产物或虫体死亡后蛋白分解产物所致组织的变态反应有关。

3. 成虫引起的损害 成虫的代谢产物可引起机体贫血、嗜酸性粒细胞增多、脾肿大、静脉内膜炎及静脉周围炎等。肝、脾内的单核-巨噬细胞增生,并常吞噬有黑褐色血吸虫色素。死亡虫体周围组织坏死,大量嗜酸性粒细胞浸润,形成嗜酸性脓肿。

4. 虫卵引起的损害 虫卵引起的损害是本病最主要的病变。虫卵主要沉着于乙状结肠壁、直肠壁和肝,也可见于回肠末段和阑尾等处。按其发育过程可将沉着的虫卵分为未成熟卵和成熟卵两种,成熟虫卵含成熟毛蚴,卵内毛蚴分泌可溶性虫卵抗原,从而引起特征性虫卵结节(血吸虫性肉芽肿)形成,未成熟卵因毛蚴不成熟,无毒液分泌,所引起的病变较轻微。

(1)急性虫卵结节:肉眼观,为颗粒状、灰黄色结节,直径 0.5～4 mm,是虫卵内毛蚴释放的可溶性虫卵抗原刺激 B 细胞系统产生相应的抗体而形成的抗原抗体复合物。镜下观,结节中央常有多个成熟虫卵,虫卵表面附有放射状嗜酸性小棒,其周围有颗粒状坏死物质并浸润着大量的嗜酸性粒细胞,也称为嗜酸性脓肿(图 20-20)。其内可见菱形或多面形屈光性蛋白质晶体。随着病程的发展,虫卵周围肉芽组织增生,并伴以嗜酸性粒细胞为主的炎性细胞浸润。

(2)慢性虫卵结节:急性虫卵结节晚期,虫卵内毛蚴死亡,病灶内坏死物质逐渐被巨噬细胞清除,虫卵破裂或钙化。之后病灶内巨噬细胞变为类上皮细胞和异物巨细胞,病灶周围有肉芽组织增生和淋巴细胞浸润,状似结核样肉芽肿,故称为假结核结节(pseudotubercle),即慢性虫卵结节(图 20-21)。最后结节内成纤维细胞增生并纤维化,其内的卵壳碎片及钙化的死卵可长期残存。

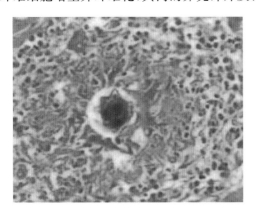

图 20-20 血吸虫病之急性虫卵结节

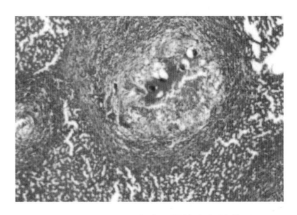

图 20-21 血吸虫病之慢性虫卵结节

三、主要器官的病变及病理临床联系

1. 结肠 病变主要累及直肠和乙状结肠。这与成虫多寄生于肠系膜下静脉和痔上静脉有关。早期,黏膜及黏膜下层形成急性虫卵结节,肉眼观,肠黏膜充血、水肿,表面出现灰黄色细颗粒状物及边缘不规则的浅表溃疡。虫卵可随坏死组织脱落进入肠腔,在粪便中可查见虫卵。临床上可出现腹痛、腹泻、便血等痢疾样症状。晚期,由于虫卵的反复沉着,肠黏膜反复发生溃疡,形成假结核结节并纤维化,最终导致肠壁增厚变硬,甚至肠腔狭窄和肠梗阻。由于肠壁结缔组织增生,虫卵难以排入肠腔,故晚期患者粪便中不易查见虫卵。

2. 肝脏 病变主要在汇管区,以肝左叶最为明显,是由于虫卵直径大于门静脉末梢分支口径,故不能进入肝窦。早期,肉眼观,肝脏轻度肿大,表面及切面可见多个不等的灰白或灰黄色、粟粒或绿豆大小的小结节;镜下观,汇管区附近肝窦扩张充血,枯否细胞增生,并吞噬血吸虫色素,可见较多急性虫卵结节。晚期,汇管区可见慢性虫卵结节和纤维化,长期感染严重者可致血吸虫性肝硬化。肉眼观,肝脏体积缩小,变形、变硬,表面凹凸不平,有散在的浅沟纹分割肝脏,形成若干大小不等稍隆起的区域,严重时形成粗大结节。切面可见增生的结缔组织沿门静脉分支呈树枝状分布,故称为干线型或管道型肝硬化。镜下观,汇管区内有许多慢性虫卵结节,并因大量纤维组织增生而使汇管区增宽,肝小叶结构一般不遭受破坏,故不形成明显假小叶。由于虫卵阻塞、纤维组织增生或门静脉内血栓形成等原因,使肝内门静脉分支阻塞和受压,引起门静脉高压。临床上常有食管静脉曲张、脾肿大、腹腔积液等表现。

3.脾脏 早期,因成虫的代谢产物刺激单核-巨噬细胞增生,致脾轻度肿大;晚期,由于门静脉高压引起脾淤血,脾进行性肿大,可形成巨脾,重量可达 4000g。肉眼观,颜色青紫,包膜增厚,质地坚韧,切面暗红,可见棕黄色的含铁小结及陈旧性梗死灶。镜下观,脾窦高度扩张充血,窦壁纤维组织增生变宽。临床上可出现脾功能亢进等表现。

第六节 流行性脑脊髓膜炎

流行性脑脊髓膜炎(epidemic cerebrospinal meningitis)是由脑膜炎双球菌感染引起的脑脊髓膜的急性化脓性炎症,简称流脑。临床上可出现高热、头痛、呕吐、皮肤淤点(斑)和脑膜刺激征等。本病冬、春季节高发,儿童和青少年多见。

一、病因及发病机制

脑膜炎双球菌存在于患者或带菌者的鼻咽部,通过咳嗽、打喷嚏等借飞沫传播,经呼吸道侵入人体。但大多数感染者不发病,或仅有局部轻度卡他性炎,成为带菌者。当机体抵抗力低下时,细菌可入血并在局部大量繁殖,产生内毒素,引起菌血症或败血症。少数患者脑膜炎双球菌可突破血脑屏障,进一步引起脑脊髓膜的化脓性炎症。

二、病理变化

病变主要累及软脑膜和蛛网膜,引起急性化脓性炎症。肉眼观,软脑膜血管显著扩张充血,蛛网膜下腔有大量灰白色或灰黄色脓性渗出物(图 20-22),尤以大脑额叶、顶叶和脑底最明显,脑室也可积脓,致脑积液循环障碍,脑室出现不同程度扩张。镜下观,软脑膜血管显著扩张充血,蛛网膜下腔增宽,其内浸润着大量的中性粒细胞、少量淋巴细胞和巨噬细胞以及纤维蛋白(图 20-23)。严重者临近脑膜的脑实质也会出现炎症反应,称为脑膜脑炎。

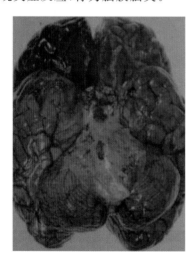

图 20-22 流行性脑脊髓膜炎(肉眼观)
脑膜表面有大量灰黄色脓性渗出物

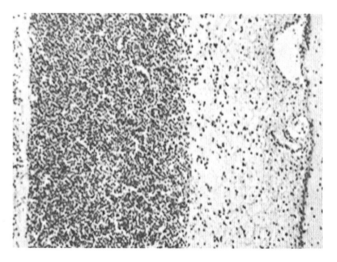

图 20-23 流行性脑脊髓膜炎(镜下观)
蛛网膜下腔渗出大量的中性粒细胞

三、病理临床联系

1.脑膜刺激症状 当炎症累及脊髓神经根周围的蛛网膜和软脑膜时,使神经根在通过椎间孔处受压,当颈部或背部肌肉运动时,牵引受压的神经根而产生颈部及腰背部肌肉疼痛和反射性痉挛,即颈项强直。

在婴幼儿时期也可因腰背部肌肉发生保护性痉挛,而出现角弓反张。当屈髋伸膝试验时,坐骨神经因受到牵引而发生疼痛,称为 Kernig 征阳性。

2. 颅内压升高症状 由于脑膜血管充血,蛛网膜下腔渗出物积聚,脓性渗出物阻塞蛛网膜颗粒而致脑脊液吸收障碍等原因,使颅内压升高。表现为昏迷、抽搐、剧烈头痛、喷射性呕吐、小儿前囟饱满等颅内高压症状。

3. 脑脊液改变 脑脊液压力增高,混浊脓性,中性粒细胞数、脓细胞数及蛋白含量增多,糖和氯化物减少。脑脊液涂片及培养均可找到脑膜炎双球菌。

4. 败血症表现 脑膜炎双球菌入血引起败血症。患者变现为寒战、高热、皮肤黏膜淤点或淤斑。皮肤黏膜淤点是由于细菌栓塞末梢血管及毒素对血管壁的直接损伤所致。用淤点的血液直接涂片,常可找到脑膜炎双球菌。

由于抗生素及时有效的应用,目前本病的病死率已大大下降,大多数患者可痊愈。只有极少数患者可并发以下后遗症,如脑积水、耳聋、视力障碍、面神经麻痹以及脑梗死等。

第七节　流行性乙型脑炎

流行性乙型脑炎(epidemic encephalitis B)是由乙型脑炎病毒感染引起的急性传染病,简称乙脑。病变主要累及脑实质,病理特点是以脑神经细胞变性、坏死为主的炎症。本病起病急,病情重,死亡率高。临床表现有高热、头痛、嗜睡、抽搐、昏迷等。本病夏、秋季节多发,儿童发病率高,尤以 10 岁以下儿童多见。

一、病因及发病机制

病原体是乙型脑炎病毒,传染源为乙型脑炎患者和中间宿主家畜、家禽。其传播媒介为库蚊、伊蚊和按蚊,在我国主要为三节吻库蚊,故本病多在 7、8、9 月蚊虫孳生繁殖季节流行。蚊虫叮咬带病毒的患者或家畜、家禽后,再叮咬健康人,健康人即可引起感染。病毒进入人体后,先在局部血管内皮细胞及全身单核-巨噬细胞系统中繁殖,然后入血引起短暂性的病毒血症。当机体免疫力强、血脑屏障功能正常时,病毒不能进入脑组织致病,成为隐性感染。当机体免疫功能低下、血脑屏障不健全时,病毒可侵入中枢神经系统而致病。

二、病理变化

病变累及脑和脊髓的实质,引起神经细胞变性、坏死。病变范围较广,以大脑皮质、基底核和视丘最为严重;小脑、延髓及脑桥次之;脊髓病变最轻,常仅限于颈段脊髓。

肉眼观,软脑膜充血、水肿,脑回变宽,脑沟变窄。严重者可见粟粒或针尖大小的半透明软化灶,其境界清楚,呈弥散或聚集分布。

镜下观:

(1)神经细胞变性、坏死:病毒在神经细胞内增殖,引起神经细胞肿胀,尼氏小体消失,胞质内出现空泡,核偏位等。严重者神经细胞可发生变性、坏死。在变性、坏死的神经细胞周围常有增生的少突胶质细胞围绕,称为神经细胞卫星现象(图 20-24)。有时可见小胶质细胞及中性粒细胞侵入神经细胞内,称为嗜神经细胞现象。

(2)淋巴细胞套:炎症致脑血管高度扩张充血,血管周围间隙增宽。以淋巴细胞、单核细胞和浆细胞为主的炎性细胞,围绕在血管周围形成袖套状浸润,称为血管套或淋巴细胞套(图 20-25)。

(3)软化灶形成:病变严重时,神经组织可发生局灶性液化性坏死,形成质地疏松、染色较淡的筛网状病灶,称为筛状软化灶(图 20-26),对本病的诊断具有特征性意义。

(4)胶质细胞增生:小胶质细胞弥漫性或灶性增生,若增生的胶质细胞聚集成群则形成胶质细胞结节(图 20-27)。增生的胶质细胞也可取代软化灶而形成胶质瘢痕。

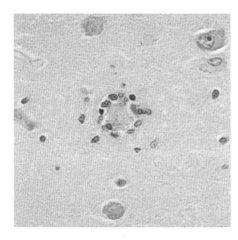

图 20-24 乙脑神经细胞卫星现象（镜下观）

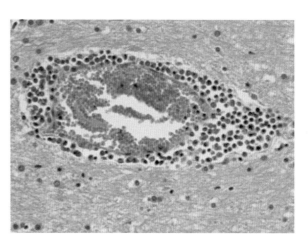

图 20-25 乙脑淋巴细胞套（镜下观）

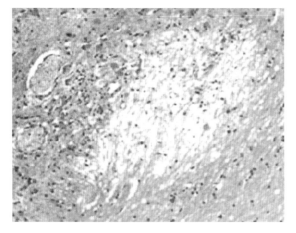

图 20-26 乙脑筛状软化灶（镜下观）

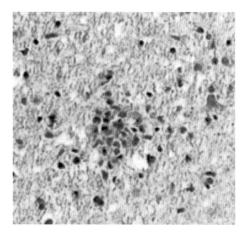

图 20-27 乙脑胶质细胞结节（镜下观）

三、病理临床联系

因病毒血症，患者早期可出现高热、全身不适等症状，加之神经细胞广泛受损，患者常出现嗜睡、昏迷、抽搐、痉挛等表现。由于脑内血管显著扩张充血，血管壁通透性增高，导致脑水肿及颅内压增高，患者常出现头痛、呕吐，甚或形成脑疝，压迫延髓呼吸中枢，因呼吸衰竭而死亡。当脑膜有炎症时，患者常表现为脑膜刺激征阳性，另外，患者脑脊液检查示细胞数增多。

多数患者经恰当的治疗后，脑部病变逐渐消失。重症患者可出现语言障碍、肢体瘫痪、吞咽困难等症状，数月后多可恢复。少数患者则会留下后遗症。

流行性脑脊髓膜炎和流行性乙型脑炎的鉴别见表 20-3。

表 20-3 流行性脑脊髓膜炎和流行性乙型脑炎的鉴别

	流行性脑脊髓膜炎	流行性乙型脑炎
病原体	脑膜炎双球菌	乙脑病毒
传播途径	呼吸道飞沫传播	以蚊虫为媒介经血传播
流行季节	冬、春季	夏、秋季
炎症性质	化脓性炎	变质性炎
病变部位	脑膜、脊髓膜	脑实质神经细胞
临床特点	颅内高压和脑膜刺激征	嗜睡、昏迷、抽搐等脑实质损害症状

续表

	流行性脑脊髓膜炎	流行性乙型脑炎
脑脊液检查	浑浊,细胞数增多(以中性粒细胞为主),蛋白质显著增多,糖、氯化物减少,可找到细菌	透明或微浑浊,细胞数轻度增多(以淋巴细胞为主),蛋白质轻度增多,糖、氯化物正常,无细菌
结局	预后好,死亡率低	较重病例常留下后遗症

第八节　肾综合征出血热

肾综合征出血热(hemorrhagic fever with renal syndrome,HFRS)是一种由汉坦病毒引起的自然疫源性急性传染病,亦称流行性出血热。本病广泛流行于欧、亚等地区国家,我国是本病的高发区,因此我国将本病列为重点防治的传染病之一。临床以发热、充血、出血、休克和肾功能衰竭为主要表现。

一、病因及发病机制

肾综合征出血热的病原体是汉坦病毒,鼠类是主要的自然宿主和传染源。病毒可经呼吸道、消化道、直接接触、虫媒或胎盘母婴垂直传播等途径导致人类感染。冬季常为此病的高发季节,其他季节多为散发。

肾综合征出血热的发病机制目前尚不完全清楚,目前认为与感染病毒的数量、类型、毒力以及机体的免疫状态有关。研究结果显示,汉坦病毒感染细胞可引起细胞结构和功能的损害,同时病毒感染诱发的免疫应答和各种细胞因子的释放,既能清除病毒保护机体,又会引起组织的损伤。由于汉坦病毒对机体组织呈广泛性感染,因而能引起多器官损害,造成充血、水肿、出血、组织变性、坏死等一系列病变。

二、病理变化

肾综合征出血热的基本病变是小血管(包括小动脉、小静脉和毛细血管)的广泛性损害,尤以毛细血管的病变最为突出,主要表现为小血管扩张、充血、淤血、出血、弥散性血管内凝血,同时血管内皮细胞肿胀、管壁纤维素样坏死等。

其病变在肾、心、脑垂体及肾上腺等器官最为明显。本病最典型的病理变化为肾髓质、垂体前叶及肾上腺严重充血、出血、坏死以及心房内膜下弥散性出血,出血通常恒定出现,具有病理诊断意义。肉眼观,肾体积增大,髓质呈暗红色,皮质因缺血呈苍白色,皮髓质分界明显。心重量明显增加,各层组织间可见点状出血,尤以右心房和右心耳内膜下的大片出血为特点。镜下观,肾髓质明显充血、出血,肾小管肿胀、受压变形,肾小管上皮细胞变性、坏死。心肌纤维不同程度变性、坏死,间质水肿及炎性细胞浸润,小血管内微血栓形成等改变。

三、病理临床联系

肾综合征出血热的临床表现可分发热期、休克期、少尿期、多尿期和恢复期。轻症患者主要表现为发热和上呼吸道感染症状,肾脏损害很轻。重症患者发热急骤,常伴有结膜充血和水肿、皮肤和黏膜进行性出血等。由于病毒血症而致发热,开始为持续性高热,发病后1～2天到达高峰,一般持续5～6天,并伴有头痛、头晕、腰痛、眼眶痛以及酒醉貌;常见出血的原因除血管壁损害外,DIC消耗凝血因子、血小板减少及抗凝物质的增加均参与其中,表现为皮肤、黏膜及多器官出血,呕血、咯血、尿血、便血等;休克主要是由于中毒和低血容量引起,出现面色苍白、脉搏细速、心慌、多汗等表现;肾脏自身病变和休克均可引起急性肾功能衰竭,出现少尿、无尿、氮质血症等表现。

随着诊疗水平的提高,目前肾综合征出血热的病死率已大大降低。常见的死亡原因有大出血、休克、急性肾功能衰竭、心力衰竭、肺水肿及继发感染等。

第九节 性传播疾病

性传播疾病(sexually transmitted diseases,STD)是指通过性接触而传播的一类疾病。近年来 STD 已多达 20 余种。本节仅叙述尖锐湿疣、淋病、梅毒和艾滋病。

一、尖锐湿疣

尖锐湿疣(condyloma acuminatum)是由人乳头状瘤病毒(HPV)感染引起的以局部组织增生为主要病变的 STD。尖锐湿疣主要通过性接触传播,但也可以通过非性接触的间接感染而致病。最常发生于 20～40 岁。

本病的潜伏期长短不一,通常为 3 个月。好发于潮湿、温暖的黏膜和皮肤交界的部位。男性常见于阴茎冠状沟、龟头、系带、尿道口或肛门附近。女性多见于阴蒂、阴唇、会阴部及肛周。亦可发生于身体的其他部位,如口腔、腋窝等处。肉眼观,初起为小而尖的突起,逐渐增大、增多。色淡红或暗红,质软,表面凹凸不平,呈疣状颗粒,有时融合呈菜花状。镜下观,上皮增生呈乳头状结构,典型为细长的乳头,表面覆盖鳞状上皮,呈不完全角化,棘细胞明显增生,伴上皮钉突增厚延长。在棘细胞层或上部可见多少不等的挖空细胞。挖空细胞较正常细胞大,胞质空泡状,细胞边缘常残存带状胞质。核增大居中,圆形、椭圆形或不规则形,染色深,可见双核或多核。真皮层可见毛细血管及淋巴管扩张,大量慢性炎性细胞浸润(图 20-28)。电镜下,常可见核内病毒颗粒,真皮层可见毛细血管及淋巴管扩张,大量慢性炎性细胞浸润。

本病多持续存在或反复发作,约 1/3 病例可自行消退,但也有报道尖锐湿疣癌变的病例。

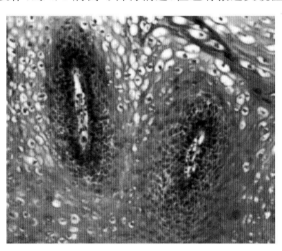

图 20-28 尖锐湿疣(镜下观)
上皮增生呈乳头状结构,表面覆盖鳞状上皮,在棘细胞层可见多少不等的挖空细胞

二、淋病

淋病(gonorrhea)是由淋球菌引起的急性化脓性炎,是最常见的 STD。本病多发生于 15～30 岁年龄段,以 20～24 岁最常见。成人泌尿生殖系统淋病几乎全部通过性交而传染,儿童可通过接触患者用过的衣物等传染。分娩时胎儿受母亲产道分泌物污染,可引起新生儿的淋球菌性眼结膜炎。

淋球菌主要侵犯泌尿生殖系统的柱状上皮和移行上皮。男性淋病病变从前尿道开始,可逆行蔓延到后尿道,并可波及前列腺、精囊和附睾。女性淋病病变可累及尿道、外阴和阴道腺体、子宫颈内膜及输卵管等处。少数病例也可经血行播散至身体其他部位而引起病变。患者有尿频、尿急、尿痛等急性尿道炎的症状,局部有疼痛及烧灼感。若感染后未及时治疗或治疗不彻底,可逐渐转为慢性淋病,表现为慢性尿道炎、前列腺炎、宫颈炎、输卵管炎等。慢性淋病也可反复引起急性发作。

三、梅毒

梅毒（syphilis）是由梅毒螺旋体引起的慢性传染病。梅毒螺旋体是梅毒的病原体，体外活力低，不易生存，对理化因素的抵抗力极弱，对四环素，青霉素，汞、砷、铋剂敏感。梅毒患者为唯一的传染源。梅毒分先天性和后天性两种。95％以上通过性交传播，少数可因输血、接吻、医务人员不慎受染等直接接触传播（后天性梅毒）。梅毒螺旋体还可经胎盘感染胎儿（先天性梅毒）。

机体在感染梅毒后第6周血清中即可出现梅毒螺旋体特异性抗体，具有诊断意义。抗体产生后，机体对螺旋体的免疫力增强，病变部位的螺旋体数量减少，早期梅毒病变可因体液免疫的增强而趋于痊愈。若不能及时、彻底消除螺旋体则会导致复发梅毒或晚期梅毒的发生。少数人也可表现为梅毒螺旋体在体内终身隐伏，称为隐性梅毒。

梅毒的基本病变：①树胶样肿：树胶样肿又称梅毒瘤。梅毒树胶样肿可发生于任何器官，最常见于皮肤、黏膜、肝、骨和睾丸。肉眼观，呈大小不一的灰白色结节状；镜下观，似结核结节，中央为凝固性坏死，但坏死不如干酪样坏死彻底，弹力纤维尚保存。坏死灶周围肉芽组织中富含淋巴细胞和浆细胞，而上皮样细胞和朗格汉斯巨细胞较少，树胶样肿后期可被吸收、纤维化，最后使器官变形。树胶样肿仅见于第三期梅毒。②闭塞性动脉内膜炎和小血管周围炎：前者指小动脉内皮细胞及纤维细胞增生，使管壁增厚、血管腔狭窄闭塞。后者指小动脉周围有大量的单核细胞、淋巴细胞和浆细胞浸润。浆细胞出现是本病的特点之一。血管炎病变可见于各期梅毒。

（一）后天性梅毒

后天性梅毒按病程经过分为三期。第一、二期梅毒称为早期梅毒，有传染性。第三期梅毒称为晚期梅毒，无传染性，但因常累及内脏，故又称内脏梅毒。

1. 第一期梅毒　第一期梅毒又称硬性下疳，为梅毒螺旋体侵入人体后3周左右在侵入处发生的最初病变。病变多见于阴茎冠状沟、龟头、子宫颈、阴唇、阴道后穹隆等处，亦可发生于口唇、舌、肛周等处。肉眼观，病变初期患处出现充血质硬的丘疹，继而出现水疱，水疱破溃，上皮坏死脱落后形成底部平坦、边缘整齐的圆形溃疡，直径1~2 cm，与周围组织分界清楚，质硬，故称为硬性下疳（图20-29）。镜下观，溃疡底部可见闭塞性小动脉内膜炎和动脉周围炎。下疳出现1~2周后，局部淋巴结肿大，硬而无痛感，呈非化脓性增生性反应。下疳经1个月左右多自然消退，仅留浅表的瘢痕，局部肿大的淋巴结也消退。但有相当一部分患者可发展为第二期梅毒。

2. 第二期梅毒　下疳发生3~4周后，以形成梅毒疹为特征（图20-30）。体内螺旋体又大量繁殖，引起全身皮肤、黏膜广泛的梅毒疹和全身性非特异性淋巴结肿大。梅毒疹为本期的病变特点，常发生于会阴、肛门、腹股沟内侧、躯干和四肢等处。镜下观，呈典型的闭塞性动脉内膜炎和小血管周围炎改变。病灶内可找到螺旋体。此期梅毒传染性大。梅毒疹可自行消退。

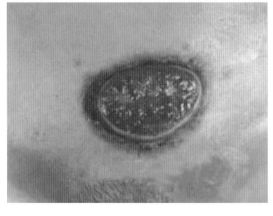

图20-29　第一期梅毒——硬性下疳

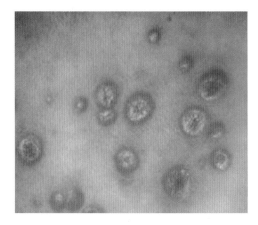

图20-30　第二期梅毒——梅毒疹

3. 第三期梅毒　第三期梅毒又称晚期梅毒，常发生于感染后4~5年，以形成树胶样肿为特征。病变累及内脏,特别是心血管和中枢神经系统。由于树胶样肿纤维化、瘢痕收缩引起严重的组织破坏、变形和功能障碍。①心血管梅毒:男性多于女性,病变常侵犯主动脉,可引起梅毒性主动脉炎、主动脉瘤和主动脉瓣关闭不全等。梅毒性主动脉瘤破裂常导致患者猝死,主动脉瓣关闭不全可致左心肥大,患者多死于心衰。②神经系统梅毒:病变主要累及中枢神经和脑脊髓膜,可导致麻痹性痴呆和脊髓痨。③其他器官梅毒:病变常见于肝、骨睾丸等处,以形成树胶肿为特征。肝脏树胶肿形成可使肝呈结节性肿大,继发纤维化或瘢痕收缩而使肝呈分叶状。鼻骨受累时可因骨质破坏形成马鞍鼻。睾丸树胶肿在临床上常被误诊,需与睾丸癌相鉴别。

(二)先天性梅毒

先天性梅毒是因孕妇患有梅毒,梅毒螺旋体由血液经胎盘传染给胎儿所致,根据被感染胎儿发病的早晚有早发性和晚发性之分。

1.早发性先天性梅毒 胎儿或婴幼儿期发病的先天性梅毒。突出病变为皮肤、黏膜广泛的梅毒疹、大疱形成和大片的剥脱性皮炎,严重者全身表皮溃烂、脱落。

2.晚发性先天性梅毒 为2岁以后发病的梅毒,一般在5～7岁至青春期出现损害。患儿发育不良,智力低下。间质性角膜炎、神经性耳聋及楔形门齿为晚发性先天性梅毒的三大特征,具有诊断意义。

四、艾滋病

艾滋病是由人类免疫缺陷病毒(human immunodeficiency virus,HIV)感染引起的获得性免疫缺陷综合征(acquired immunodeficiency syndrome,AIDS)。AIDS是一种致命性的STD,现已进入流行期,因此应高度重视艾滋病的防治工作。

(一)病因和发病机制

AIDS由HIV感染所引起,HIV属逆转录病毒科,为RNA病毒。无症状病毒携带者和患者为本病的传染源。本病潜伏期较长,一般认为经数月至10年或更长时间才发展为AIDS。HIV主要存在于宿主血液、精液、乳汁、子宫及阴道分泌物中,无症状感染者是本病难以控制其流行的重要原因。WHO公布的AIDS的传播途径包括:①性接触传播,是最主要的传播途径,同性恋或双性恋男性是高危人群;②血液传播,通过输血、血制品的应用、用污染的针头作静脉注射以及医用器械等引起传播。③母婴传播,母体病毒经胎盘感染胎儿或通过哺乳、黏膜接触等方式感染婴儿;AIDS并不通过水、食物、蚊虫叮咬等传播,所以一般生活接触及社会接触不会引起感染。

HIV是嗜T细胞和神经细胞的病毒,进入人体血液后,主要攻击和破坏辅助性T细胞和神经细胞。CD4因子是HIV的主要受体,故$CD4^+$T细胞可被HIV感染,引起$CD4^+$T细胞破坏、溶解,导致细胞免疫缺陷。故患者易发生机会性感染及恶性肿瘤。此外,HIV还可以通过感染单核-巨噬细胞,入侵脑和脊髓,损害神经系统。

(二)病理变化及病理临床联系

病变包括淋巴组织的变化、机会性感染和恶性肿瘤三个方面。

1.淋巴组织的变化 早期,淋巴结肿大。镜下观,最初有淋巴滤泡明显增生,生发中心活跃,髓质内出现较多浆细胞浸润。晚期,淋巴结呈现一片荒芜,淋巴细胞几乎消失殆尽,仅有一些巨噬细胞和浆细胞残留。脾、胸腺也表现为淋巴细胞减少。最后,淋巴结结构完全消失。

2.机会性感染 表现为多发机会性感染,是本病的特点之一,感染范围广泛,可累及多个器官,以中枢神经系统、肺、消化道最易受累。常见的病原体有肺孢子虫、弓形虫、白色念珠菌、新型隐球菌等,一般常有两种以上病原体同时感染。由于严重的免疫缺陷,炎症反应往往轻而不典型。如肺结核很少形成典型的结核结节,但病灶中的结核杆菌却很多。

3.恶性肿瘤 患者常伴发Kaposi肉瘤,其他常见的伴发肿瘤为脑原发淋巴瘤和霍奇金病。

要点总结与考点提示

1. 结核病的基本病变及其之间的相互转化关系。
2. 原发性肺结核和继发性肺结核的比较。
3. 流行性脑脊髓膜炎与流行性乙型脑炎的鉴别。
4. 肠结核、肠伤寒、细菌性痢疾、肠阿米巴的溃疡病变特点。

案例分析

患者,男,42岁,工人。咳嗽、消瘦1年多,加重1个月入院。1年前患者出现咳嗽、痰多,数月后咳嗽加剧,并伴有大量咯血,症状日渐加重。之后反复出现畏寒、低热及胸痛,至2个月前痰量明显增多,精神萎靡,体质明显减弱。入院检查:X线胸片可见肺部有大小不等的透亮区及结节状阴影,痰液检出抗酸杆菌。5年前其父因结核性脑膜炎死亡,患病期间同其父密切接触。

思考题:
(1)请为该患者作出诊断并说明诊断依据。
(2)请用所学病理知识解释相应临床症状。

 思考题

1. 简述原发性肺结核病的病变发展及结局。
2. 列表比较原发性肺结核和继发性肺结核的区别。
3. 简述流行性脑脊髓膜炎和流行性乙型脑炎的鉴别。
4. 根据所学的病理知识,哪些常见疾病可引起肠道溃疡病变,其典型病变特征分别是什么?

(郭红丽)

参 考 文 献

[1]　李玉林.病理学[M].8 版.北京:人民卫生出版社,2013.

[2]　李玉林.病理学[M].6 版.北京:人民卫生出版社,2004.

[3]　王恩华.病理学[M].2 版.北京:高等教育出版社,2008.

[4]　郑美蓉,方义湖.病理学[M].北京:科学出版社,2014.

[5]　杨惠玲.高级病理生理学[M].2 版.北京:科学出版社,2006.

[6]　金惠铭.病理生理学[M].7 版.北京:人民卫生出版社,2008.

[7]　吴立玲.病理生理学[M].3 版.北京:北京大学医学出版社,2010.

[8]　唐忠辉,周洁,杨少芬.病理学与病理生理学[M].武汉:华中科技大学出版社,2012.